国家社科基金重大项目
"中医药文化助推中华优秀传统文化复兴研究"成果之一

黄帝内经 张其成讲

活出中国人的精气神

张其成 — 著

天地出版社 | TIANDI PRESS

四川科学技术出版社

图书在版编目（CIP）数据

张其成讲黄帝内经 . 活出中国人的精气神 / 张其成著 . —成都：天地
出版社：四川科学技术出版社，2021.10
ISBN 978-7-5455-6481-5

Ⅰ. ①张… Ⅱ. ①张… Ⅲ. ①《内经》—通俗读物
Ⅳ. ①R221-49

中国版本图书馆CIP数据核字（2021）第145178号

ZHANG QICHENG JIANG HUANGDI NEIJING：HUO CHU ZHONGGUOREN DE JINGQISHEN

张其成讲黄帝内经：活出中国人的精气神

出 品 人	陈小雨　杨　政
作　　者	张其成
责任编辑	王业云
特约编辑	税萌成
装帧设计	书心瞬意
责任印制	王学锋

出版发行	天地出版社
	（成都市锦江区三色路238号　邮政编码：610023）
	（北京市方庄芳群园3区3号　邮政编码：100078）
	四川科学技术出版社
	（成都市锦江区三色路238号　邮政编码：610023）
网　　址	http://www.tiandiph.com
电子邮箱	tianditg@163.com
经　　销	新华文轩出版传媒股份有限公司

印　　刷	德富泰（唐山）印务有限公司
版　　次	2021年10月第1版
印　　次	2024年9月第6次印刷
开　　本	710mm×1000mm　1/16
印　　张	20
字　　数	253千字
定　　价	58.00元
书　　号	ISBN 978-7-5455-6481-5

目录

第二章 《黄帝内经》防百病

第三章 《黄帝内经》治百病

《黄帝内经》里藏着养生的大智慧

一、我与《黄帝内经》的缘分

《黄帝内经》和《易经》一样，也是一部对中华民族产生巨大影响而又充满神秘色彩的经典。也许你会问：《黄帝内经》不就是一部医书吗？为什么要把它和《易经》联系在一起？它在当代社会有什么用？它能解决当代人什么问题呢？不要着急，请允许我先说一说我与《黄帝内经》的缘分，也许你就可以从其中找到答案了。

我出生在"张一帖"中医世家。"张一帖"之名始于明嘉靖年间，已传承460余年，"张一帖内科疗法"入选"国家级非物质文化遗产名录"。我父亲李济仁是首届"国医大师"，是全国第一批七个《黄帝内经》硕士点研究生导师之一，一直以《黄帝内经》指导中医临床。在我小的时候，父亲就让我背《黄帝内经》的一些精彩原文，渐渐地我喜欢上了《黄帝内经》。我发现《黄帝内经》太博大了，不单纯是讲治病的，它还讲了天文、地理、历法、音律、哲学、心理、五运六气。比如第三篇《生气通天论》，讲人是可以和天相通的，人的九窍、脏腑、十二节都可以和天地之气一一相通。太神妙了！我经常向父亲请教问题，父亲说，要真正搞懂《黄帝内经》，必须要先学习《易经》，药王孙思邈说："不知易，不足以言大医。"当然，还要学习《道德经》《论语》，不懂这些国学经典，也就读不懂《黄帝内经》。父亲常跟我说："秀才学医，笼中捉鸡。"只要打好了文科基础，再学中医就太容易了。

父亲对我的影响是巨大的。1977年恢复高考，我就选择了中文系，先打好中国传统文化的底子。1985年我考取了北京中医学院医古文专业的研究生，在我的导师钱超尘教授指导下，研究《黄帝内经》的语言文字，我的硕士论文就是日本丹波父子有关《黄帝内经》的训诂研究。1994年我在前后工作十年以后，考取了北京大学哲学系博士研究生，师从朱伯崑教授，虽然我的博士论文是《易经》象数哲学，但涉及大量的《黄帝内经》象数内容。所以1997年北大毕业后，我继续报考北京中医药大学博士后流动站，有幸成为全国第一个研究《黄帝内经》的博士后，师从《黄帝内经》泰斗王洪图教授。王教授和我的父亲曾经是1965年全国《黄帝内经》师资班的同学，私交很好。王教授主编的《黄帝内经研究大成》是一部里程碑式的著作，有幸我也参与了其中的写作。在做博士后的两年中，在王教授倾心指导下，我专注于从《易经》出发研究《黄帝内经》的五行生命观。我博士后出站后，留在北京中医药大学一直从事以《黄帝内经》为代表的中医文化的教学科研工作。

另外我还要提一件事，2016年，我有幸获得一个国家社科基金重大项目"以中医药文化助推中华优秀传统文化复兴研究"。作为首席专家，我决定从中华文化的大背景上探讨《黄帝内经》，因为《黄帝内经》不仅能护佑人体生命的健康长寿，而且能够助推中华优秀传统文化的伟大复兴。

讲完了我和《黄帝内经》的缘分，就可以回答大家的问题了。首先，《黄帝内经》和《易经》有什么关系？借用明代医学家张景岳（介宾）的说法：《易经》为外易，《黄帝内经》为内易。意思就是，《易经》讲天地宇宙外在变化的大规律，《黄帝内经》讲人体生命内在变化的大规律。这两种规律是什么关系？其实是一回事，是统一关系。《易经》是起源，《黄帝内经》是落地，《黄帝内经》说的人体生命规律其实就是《易经》天道规律的反映。第二，《黄帝内经》究竟是一本什么书？当然是本医学书，但又千万不能把它仅仅看成一部医学书，它还是一部教我们怎么养生、怎么生活、怎么看待生命、怎么看待天地万物的养生书、哲学书，是一部教我们健康快乐生活的大百科全书。第三，《黄帝内经》在当代社会有什么用？当代社会节奏加快，人们工作压力加大，抑郁情绪蔓延，年轻时以命换钱，年老时以钱换命。年轻人瞧不起养生，更不懂养生，觉得养生就是要吃什么补品、补药，以为健康、美丽就在于吃什么东西或者用一种什么美容方法。其实这一切都是外求。《黄帝内经》告诉我们，健康、美丽不在外求而在内求，治病最主要的方法其实不是吃药，"治未病"比"治已病"更重要。

看到这里，你一定明白了我讲《黄帝内经》和其他人不一样的地方了吧？概括一下，我讲《黄帝内经》主要有三个特点。第一，我是在中华文化的大背景、大视野下解读《黄帝内经》，揭示《黄帝内经》与《易经》、与老庄孔孟等诸子百家以及与天文、历法、地理的关系，展现《黄帝内经》作为一部国学经典的文化魅力。第二，忠实于《黄帝内经》原典。我会按照经典对原文一一进行讲解。不过有的是精讲，有的是略讲；有的是分开讲，有的是合起来讲。我会尽量把每篇的精华都提炼出来，努力还原《黄帝内经》的真相。

第三，我会结合当代人在养生、健康方面的困惑和误区，把我自己习练《黄帝内经》"治未病"的方法和儒释道的养生功法介绍给大家。另外，我还会把"张一帖"家族尤其是我父母亲的临床经验，分享给各位朋友，希望大家要身体力行、知行合一，找到并养成一种适合自己的、健康快乐的生活方式，最终能够不得病、少得病。

日出日落时，人生天地间。

让我们一起走入《黄帝内经》，走入自己的生命世界吧！

二、《黄帝内经》是养生宝典

我想从三个方面简要介绍一下《黄帝内经》这本书，然后再解开它的奥秘。

先介绍一下《黄帝内经》究竟是一本什么书。我在前面已经说了，它既是一本医学书，又不能被简单看成一部医学书。我想用三个"第一"、两把"钥匙"来做一下概括。三个"第一"是指，《黄帝内经》是第一部中医学的经典，是第一部养生学的宝典，是第一部生命的百科全书。这是我在2008年出版的《黄帝内经养生大道》一书中首次提出来的。下面我就简单做一下说明。

其实《黄帝内经》并不是最早的医书，因为在它以前就已经有医书了，比如1973年湖南长沙马王堆出土的十四种医书，2013年成都老官山出土的九种医书，这些都比《黄帝内经》早。但这些书都是讲治法和药方的，还没有形成一个医学的学术体系。中医作为一个学术体系是从《黄帝内经》开始的，所以《黄帝内经》被公认为是中医理论体系也就是中医学的奠基之作，排在中医四大经典的首位。这部著作第一次系统讲述了人的生理、病理、疾病、治疗的原则和方法，几千年来护佑着我们中华儿女战胜疾病、灾难，一直绵延至今，还在发挥重要作用。

当然它也并不是最早讲养生的，在它以前的先秦诸子百家中就有很多养生的论述，比如孔子提出"智者乐，仁者寿""食不语，寝不言"，还有"八不食"的饮食方法；老子提出"长生久视""涤除玄览""致虚守静"的养生之道。但这些都还不够系统。《黄帝内经》第一次系统地阐述了养生理论与方法。《黄帝内经》了不起的地方是，不仅讲了怎样治病，而且讲了怎样不得病，这就是——"治未病"，即在没有得病的时候就预防它，最终能够不得病。"治未病"不仅是一种非常重要的思想，而且还有具体的原则和方法。如果能做到"治未病"，那么我们就可以在不吃药的情况下，轻轻松松活到一百岁。《黄帝内经》第一次全方位地提出了养生攻略，直击当代人的养生痛点。

千万不要把《黄帝内经》简单看成是一部医学书。其实它里面除了医学，还有天文学、地理学、历法学、音律学、物候学、气象学、哲学、心理学、社会学等，是一部百科全书。你可能会问："怎么这么庞杂啊？难道没有一个中心吗？"不错，虽然《黄帝内经》内容很庞杂，但杂而不乱，多而不散。它有一个中心，那就是"生命"。它不是为了讲天文而讲天文，也不是为了讲地理而讲地理，而是为了讲人的生命。它是一部围绕"生命"而展开的百科全书，是一部教人快快乐乐不得病的人生大百科！

关于《黄帝内经》的价值和文化地位，我还要用两把"钥匙"进一步来说明一下。

世界上有一样东西是最公平也是最不公平的，是所有人最珍惜也是最不珍惜的，那就是人的生命！生命对所有人来说都只有一次，无论贫富、贵贱、美丑，所有人这辈子都只有一次生命，多么公平！可是有的人生命的质量很高，有的人很低；有的人生命的长度很长，有的人很短。你看这又是多么不公平！所有的人都觉得生命最重要、最珍贵；可是一忙起来，第一个忘掉的就是生命，好像什么东西都比生命重要。

那么我们究竟应该怎么对待生命？应该怎样提高生命的质量、延长生命的长度呢？《黄帝内经》为我们提供了一把解开生命密码的钥匙。生命是复杂而神秘的，有了这把钥匙，你会觉得生命原本并不复杂，也不神秘。这把钥匙是什么呢？我认为就是"气—阴阳—五行"！《黄帝内经》用"气—阴阳—五行"建构了人的生命系统，将复杂的生命简单化、功能化，人体那么复杂的结构就被分为"五脏"这五大功能系统。实践证明，"气—阴阳—五行"是天人合一的功能结构模型，这个模型将人体的生理、病理，与天文、地理有序地联系在一起，遵循这个模型，掌握了这把钥匙，生命就得以修复，得以健康、长寿，我们就可以做一个健健康康、快快乐乐的正常人！

我曾说过："中医是中华文化伟大复兴的先行者。"中医学不仅是中华传统文化的重要组成部分，而且是中华优秀传统文化的杰出代表，中医文化一直传承到今天，仍然活在人们的日常生活中，是一种最落地、与现代人的生命生活最为接近的文化形态。虽然现在很多国人已经不了解《易经》，不了解儒释道，但中医总听说过，或者一生中总去看过中医吧？如果你了解了中医，实际上就了解了中国传统文化，中医的价值观就是中华文化的价值观，中医的命运就是中华文化的命运。所以，用中医这把钥匙就可以打开中华文明宝库的大门！

那么这把钥匙是什么呢？就是中医神奇技术背后的文化，就是中医的价值观念和思维方式，这当然是《黄帝内经》奠定的。《黄帝内经》很好地继承了由《易经》开创的"阴阳中和、天人合一"的价值观和思维方式。"中和"正是中华文化的本质，正是中华文明的核心价值。儒释道都讲"中和"，儒家叫"中庸""仁和"，道家叫"中道""柔和"，佛家叫"中观""圆和"。

只是从"阴阳"角度看，儒家偏于阳，道家偏于阴。儒家崇尚阳刚精神，自强不息、刚健坚毅、奋发有为；道家崇尚阴柔精神，厚德载物、柔弱虚静、自然无为。而《黄帝内经》开创的中医则主张阴阳不能偏颇。现在有人攻击我们中医，说中医除了"阴阳"什么都没有，说一个人为什么有病？叫"阴阳失调"；怎么治病？"调和阴阳"；病治好了呢？叫"阴阳调和"了。太简单、太原始了！我说：对了。因为越简单、越原始的东西，往往越接近事物的本质！

所以掌握《黄帝内经》这把钥匙，打开了中华文明宝库，你不仅会看到《易经》的价值观和思维方式，还会看到先秦儒家、道家还有其他各家的思想精髓，你会发现中华文明原来是这么"美"！

三、《黄帝内经》被列入联合国《世界记忆名录》

上面我讲了《黄帝内经》是一本什么书，我用三个"第一"、两把"钥匙"做了概括：《黄帝内经》是第一部中医学的经典，是第一部养生学的宝典，是第一部生命的百科全书；《黄帝内经》是打开生命密码的钥匙，是打开中华文明宝库的钥匙。下面，我来说一说《黄帝内经》这本书是谁写的，是怎么形成的，又是怎么流传的。说起来，这里面还有一段充满传奇色彩的经历。

首先我们来看一看《黄帝内经》是谁写的。是不是轩辕黄帝写的？当然不是！黄帝距今已将近五千年了。司马迁写的《史记》第一篇《五帝本纪》，记载了五帝的事迹。哪五个帝王？就是黄帝、颛项、帝喾、尧、舜。其中的第一个帝就是黄帝，我们现在说的中华文明有五千年的历史，就是从黄帝算起的，目前还没有发现五千年前有文字，那时候的黄帝是不可能亲自写下这部洋洋洒洒十几万字的巨著的。显然《黄帝内经》是后人写的。但也不能说这本书和轩辕黄帝一点关系都没有，我的猜想，可能是后人把从黄帝开始的有关思想，先是口耳相传，一代一代传下来，然后慢慢丰富，最后汇集成书的。什么时候汇集成书的呢？我的师爷、中医泰斗任应秋先生认为，是战国时期成书的。不过根据我的考证，《黄帝内经》虽然有一些内容形成于战国时期，但其主体部分最后汇编成书是在西汉中期，也就是汉武帝之后，距今两千多年。当然这还不包括《素问》的七篇大论，七篇大论是唐代加上去的。我的导师钱超尘先生曾考证过《黄帝内经》的用字，发现一些字用的不是战国时的字义，而是汉代人的字义，如大豆、小豆的"豆"这个字，在《黄帝内经》就是作植物的豆子讲，而并没有从甲骨文一直到战国时期所指的盛食物的高脚器皿的意思。我曾考证过《黄帝内经》中引用司马迁《史记》的话，发现其受到了《淮南子》和董仲舒《春秋繁露》的巨大影响，而这几本书都是在西汉中期写成的，所以《黄帝内经》成书不可能早于西汉中期。

《黄帝内经》这本书的书名在现存最早一部目录文献《汉书·艺文志》中就有记载，《汉书·艺文志》将所有图书分为六类，其中第六类书叫《方技略》，就是中医图书。中医图书分了四类，其中第一类叫"医经"，共有七种书：《黄帝内经》《黄帝外经》《扁鹊内经》《扁鹊外经》《白氏内经》《白氏外经》《旁篇》。遗憾的是，除了《黄帝内经》，其他六种都失传了，只剩下《黄帝内经》十八卷，究竟是哪十八卷呢？《汉书·艺文志》中并没有记载。东汉医圣张仲景没有提到《黄帝内经》这一书名，但提到了《素问》和《九卷》的名称，到西晋皇甫谧才第一次提出《黄帝内经》就是《素问》和《针经》两个部分。《针经》也就是《九卷》，后来改名为《灵枢》。两部分各为九卷，加起来就是《黄帝内经》的十八卷。

晋代以后，《素问》和《灵枢》的流传命运实在是太坎坷了。先看《素问》，从汉代一直到南北朝时期，《素问》在民间还是流行的，南北朝时期有一个叫全元起的医家还给《素问》做过注释，可惜这个注释版本后来消失了。到了唐代，《素问》这本书已经残缺不全了。幸亏在唐玄宗时出了一位喜好《易经》、老庄和医学的大学者，叫王冰，他从他的老师那里得到了一个秘本，于是用了十二年的时间，注成《素问》二十四卷，王冰对运气学说很有研究，特地把运气七篇大论补入《素问》中，合为八十一篇。这个版本经过了北宋官方设立的校正医书局的整理，就是我们今天看到的《素问》的通行版本。本书解读《素问》用的就是这个版本。

我们再来看一看《灵枢》。《灵枢》的命运就更不平顺了。到了北宋时期，这本书在中国已经失传了，所以校正医书局没有能够校正这本书。好在这本书被保存在高丽国（今朝鲜），当时高丽国提出，他们可以把这本书进献给我国，但必须和我国交换购买一本叫《册府元龟》的书和其他历代史书。《册府元龟》可是一部了不起的书，居宋代四部大书之首，记载了从上古到五代的君臣事迹，是一部政治历史百科全书。高丽国的这个条件太苛刻了，所以遭到大名鼎鼎的苏东坡的坚决反对。当时苏东坡是礼部尚书，他给皇帝宋哲宗写了一个奏本，陈述了换购的五大危害，但宋哲宗没有采纳苏东坡的意见，这样《灵枢》就被传回了中国。我们得感谢宋哲宗，否则有可能我们再也见不到《灵枢》了。我们还得感谢一个人，南宋初年的史崧，他家里秘藏了这个《灵枢》版本，他不仅下功夫进行校对整理，而且将其公布于世，只可惜后来史崧的原刻本也不存在了。

幸好元代和明代的一些刻书家根据史崧的版本重新翻刻了，这才保留下来。

除了《素问》和《灵枢》，我还要再说一个版本，叫《黄帝内经太素》，这是唐代初年杨上善编撰的，这是《黄帝内经》的早期传本之一，他将《素问》和《灵枢》两部分的内容按照不同的主题做了重新分类并加以注释。不过这本书后来在国内失传了。感谢唐代高僧鉴真和尚，他在六十六岁高龄且双目失明的情况下，在五次东渡失败后，终于第六次东渡到了日本，他随身带去的书籍中就有这本书。这本书一直藏在日本京都的皇家寺院——仁和寺里，直到十九世纪中叶才被发现。我们还要感谢一个叫杨守敬的中国人，是他花重金买了这本书的影印本，并带回了中国。

最后我要特别提到《黄帝内经》的另一个版本，这个版本在2011年5月在联合国教科文组织的专家投票中，成功列入了《世界记忆名录》，这是目前保存最完整、最早的版本，现藏于中国国家图书馆。请大家记住，这个版本就是元代胡氏古林书堂刻本，距今将近680年。

四、《黄帝内经》书名隐藏养生秘诀

现在我们来说一说《黄帝内经》这本书的书名蕴藏有什么秘密。

前面我们已经说过，《黄帝内经》不是黄帝写的，是西汉中期最终汇编成书的。那为什么书名中有"黄帝"二字呢？注意"黄帝"的黄是黄色的黄，不是"皇"。有一次我在一个地方讲《黄帝内经》，看到他们打出的宣传横幅上写着《皇帝内经》，把我吓一跳。我说我是老百姓，我哪懂皇帝是怎么养生的，应该是"黄帝"。因为汉代人最崇尚黄帝，尊奉黄帝为中华民族的人文始祖，所以托名"黄帝"显得这部书有最高的神圣性、权威性。当然这本书与轩辕黄帝也不是一点关系都没有，很可能是黄帝的思想经过口耳相传、不断补充、不断丰富，最终形成了这部伟大的经典。

再看这本书的内容和体例。这是一部问答式、对话体的著作，基本上是黄帝和其大臣之间的问答，大部分是黄帝问，大臣回答。他有六个医臣（掌管医药的大臣），如岐伯、伯高、雷公等，其中最重要的一位叫岐伯。黄帝在统一天下之后，就"问道于岐伯"。他把岐伯称为天师。黄帝是何等人物？是古代的帝王，但是他仍然很谦虚地询问比他地位低的人，还尊其为天师。这不仅说明黄帝胸怀博大，更说明生命问题的重要。为了搞清楚生命的秘密，黄帝甘愿屈尊，不耻下问。

《黄帝内经》大部分篇章都是黄帝问、岐伯答。所以后来人们就用岐伯和黄帝这两个名字的开头"岐黄"表示《黄帝内经》，将《黄帝内经》称为"岐黄之书"，中医也称为"岐黄之术""岐黄之道""岐黄之业"，以此纪念岐伯和黄帝这两位中医药学的开创者和奠基者。

很有意思的是，人类历史上那些伟大的原创著作，很多都是采用对话体的。比如说古希腊哲学家柏拉图的《理想国》，还有我国记录孔夫子和弟子们的对话集《论语》。《黄帝内经》也是黄帝和大臣的对话集。

说完了"黄帝"，再说说"内经"。有"内经"，那么有没有"外经"呢？有！《汉书·艺文志》记载：《黄帝内经》十八卷，《黄帝外经》三十七卷。有人就问了：《黄帝内经》是不是讲内科，《黄帝外经》是不是讲外科？不瞒你们说，我虽然是第一个研究《黄帝内经》的博士后，但我没见过《黄帝外经》，所以《黄帝外经》是不是讲外科，我也不知道。当然有人说不是，我同意你们的观点。为什么？因为当时的医学没有分科。我要告诉大家的是，现在所流传的《黄帝外经》，实际上是清代陈士铎传出来的，叫《外经微言》，应该不是原本的《黄帝外经》。

为什么要分内经和外经呢？按照古书的体例，同样一本书如果分内和外，比如《庄子》就分为内篇、外篇，还有杂篇，那么至少有两个意思：一是作者不同，"内"往往是作者自己写的，"外"往往是作者的弟子写的；二是重要性不同，"内"往往是主体部分，"外"往往是辅助部分。我想《黄帝内经》《黄帝外经》可能也有这样的意思。但我认为内经的"内"字还隐藏着一个秘密：那就是善待生命的方法，一定要"内求"。现在我们一提起养生或者治病，你第一个想到的是什么？是吃！吃什么营养品、吃什么药。这是外求！《黄帝内经》告诉我们：生命健康最重要的是"内求"，是要找内在的原因、内在的方法。《黄帝内经》有一篇虽然叫《外揣》，就是通过揣测体外的声音和颜色的变化，去了解内脏的病变，但目的还是内求。《黄帝内经》就是通过"内求"以及其他多种方法去激发人体内部的潜能，激发体内本来就有的自我修复、自我抗病、自我免疫的能力，从而达到与天地相应的健康、快乐的境界。

然而现代人对"内求"却表现为三个"不"：不愿意内求；不敢去内求；不屑于内求。为什么？因为内求毕竟太困难了，太辛苦了。比如内观，是要闭着眼睛往自己体内观察，观察气血流动。有的人一闭上眼睛往里面一看，黑黑的，什么都没有。很容易出现幻觉，心中一紧张，就有点害怕，有点恐惧，所以不敢内求。更多的人是觉得内求是虚的，神神秘秘的，能有什么效果啊？有的人在打坐以后，马上就想见到效果，一旦没有效果，立即就否定它。这真是太可惜了，太遗憾了！所以我在书中会尽力让大家找回这种内求的方法，在内求中体悟生命的奥妙。

我们再来看《黄帝内经》两个部分《素问》和《灵枢》，这两个书名是什么意思？先看"素问"，一般都把"素"当作平常、平素，"素问"就是平常的发问；也有人将"素"理解为根本，"素问"就是询问根本。其实我们只有了解了古人对宇宙生成的认识，才能明白"素问"的真正含义。在先秦时期有一位与老子、庄子并称的道家人物叫列子，他在《列子·天瑞》中将天地宇宙的生成过程分为四个阶段：太易、太初、太始、太素。"太易者，未见气也；太初者，气之始也；太始者，形之始也；太素者，质之始也。""太易"是第一个阶段，这就是《易传》说的"易，无思也，无为也，寂然不动"的状态，这时元气还没有出现；到了第二阶段"太初"，元气开始出现；第三阶段"太始"，形状开始出现；第四阶段"太素"，质量开始出现，所以后来有了一个词叫"素质"。"素问"的"素"就是"太素"，就是"素质"，也就是人体生命的本质。《素问》就是指对生命本质、本原的追问。所以《素问》主要讲人体生命的基本理论问题。

再看《灵枢》，"灵枢"又是什么意思？繁体字的"靈"上面是一个"雨"字，中间是三个"口"字，下面是一个"巫"字，本义是指能用咒语与天神沟通并能求雨的巫师，后来与"神"连用成"神灵"。神灵是主宰人的生命的，这个神灵在人体里面，就是灵气、神气；"枢"是枢纽，枢纽用今天的话说就是关键，泛指道路。灵枢，意思就是主宰生命的枢纽和关键，也就是神气、灵气运行的通道，这个通道就叫经络，经络是生命的枢纽和关键。《灵枢》原来称为《针经》，主要是讲经络和针灸的。

《黄帝内经》原本是十八卷，《素问》和《灵枢》各九卷，后来通行版本一共有一百六十二篇，其中《素问》八十一篇，《灵枢》也是八十一篇。八十一是两个九的乘积，"九九八十一"，"九"为阳数之最。这里又有一个秘密，表明人体生命中最重要的是阳气。明代一位了不起的医学家叫张景岳（介宾），他写过一篇文章叫《大宝论》，他说："天之大宝，只此一丸红日；人之大宝，只此一息真阳。"

《黄帝内经》揭示了人体生命的各种秘密，我将在本书中为大家解开《黄帝内经》所蕴含的生命的秘密。

《黄帝内经》养生法则

长寿有秘诀

怎样保全人的生命？

我们很多人小时候都问过一句话，长大了却再也没有问过，是什么话还记得吗？是"妈妈，我是从哪里来的"。这一篇《宝命全形论》就回答了这个问题。篇名里的"宝"和"全"都是动词，"宝"是珍惜的意思，"全"是保全的意思，"宝命全形"就是说珍惜生命、保全形体。

黄帝问曰：天覆地载，万物悉备，莫贵于人。人以天地之气生，四时之法成。君王众庶，尽欲全形，形之疾病，莫知其情，留淫日深，著于骨髓，心私虑之。余欲针除其疾病，为之奈何？

黄帝问道：天在上覆盖着，地在下载负着，天地之间万物全备，没有什么比人更宝贵的了。人依赖天地的精气而生存，顺应四季阴阳变化的规律而成长。无论是君王还是百姓，都希望可以保全自己的身体。但是身体生病，没有人及时察觉病情，致使病邪在体内停留蔓延，日益深入，附着于骨髓，我内心暗自忧虑。我想用针刺的方法来祛除病人的疾病，应该怎么做啊？

　　"天覆地载，万物悉备，莫贵于人"，按照《周易》的说法，乾为天，坤为地。"天尊地卑，乾坤定矣"，天在上是尊贵的，地在下是卑微的，天地乾坤也就确定下来了。天地之间，人是最为尊贵的。这体现了以人为本、以人为核心的人本思想。

　　人究竟是从哪里来的？这是一个哲学问题，没有标准答案。《黄帝内经》提出"人以天地之气生，四时之法成"，气是天地万物的本原，是生命的基本条件，人是天地四时、阴阳两气相感、相互作用而产生的。岐伯连用三个比喻来回答黄帝的问题，盐罐子渗水、琴弦断掉、树叶枯萎，都是自然生活中常见的现象，说明人体内在的疾病一定会通过外在的症状表现出来，这叫"坏腑"，就是脏腑败坏，这里主要是指中腑（脾胃）败坏了。这时药物和针刺就无法治疗了。

　　黄帝听了之后心中悲痛、烦躁不安，想以自身去替代百姓的痛苦，可是又无法做到，怎么办呢？岐伯没有直接回答，而是进一步说明人的来源——

　　夫人生于地，悬命于天，天地合气，命之曰人。人能应四时者，天地为之父母；知万物者，谓之天子。

　　人的形体出生在地上，人的生命悬挂在天上，天地之气相互感应和合，才产生了人。——这是从本体论层面说明"气"是人的总体来源，这与西方的神创论是非常不同的，是《易经》阴阳思想的发展。人如果能顺应四季阴阳的变化，那么天地的阳气阴精就能养育人类；只有通晓万物变化规律的人，才可称之为"天之子"。

　　天有阴阳，人有十二节；天有寒暑，人有虚实。能经天地

阴阳之化者，不失四时；知十二节之理者，圣智不能欺也；能存八动之变，五胜更立；能达虚实之数者，独出独入，呿（qū）吟至微，秋毫在目。

自然界有阴阳之分，人有左右手足共十二处大关节——包括左右上肢的肩、肘、腕和下肢的股、膝、踝关节；自然界有寒暑的变化，人体有虚实的消长。能够效法天地阴阳变化的人，就不会违背四季变化的规律；通晓十二经脉原理的人，即使是圣人智者也不能超越；能够洞察八节之风的变动，五行之气相胜交替主时；能够通晓人体虚实变化道理的人，就能具有独立的见解和行动，即使是极细微的呼吸、吟叹之声也能感知，即使是如秋毫般细微的东西也能历历在目（"呿"为开口呼喊，"吟"为闭口低哼）。

接下来黄帝和岐伯讨论了"宝命全形"的方法。非常有意思的是，黄帝询问的时候，并没有局限于人体，而是涉及天地、九野、四时、月份、日子、万物等现象，黄帝问——

人生有形，不离阴阳，天地合气，别为九野，分为四时，月有小大，日有短长，万物并至，不可胜量，虚实呿吟，敢问其方？

人出生就有形体，形体离不开阴阳的变化。天地阴阳之气和合，在地域上分为九州，在时令上分为四季，月份有小有大，白昼有短有长，万物并存在世上，它们的阴阳变化不可能一一进行估量，根据细微的声音来判断人体的虚实，请问其道。

岐伯的回答，也不是直接讲述治病的方法，而是先论述了五行相克的道理，说明万事万物都是一样的，人体内的五行（即五脏）与自然界的五行（四季变化）的运动规律是一致的。从功能上讲，人体就是一个小天地，这一思想后来成为中医学的核心，中医学家就是以此为依据来认识人体的生理、病理现象，指导养生、治疗整个过程的。然后岐伯引出了针灸的五个原则——

一曰治神，二曰知养身，三曰知毒药为真，四曰制砭石大小，五曰知腑脏血气之诊。

第一是调养精神，第二是懂得养生，第三是辨识药物的真伪，第四是掌握制作针具的尺寸，第五是懂得脏腑气血的诊断。——这不仅是针灸五大原则，也是宝命全形的五大法则。

五法俱立，各有所先。今末世之刺也，虚者实之，满者泄之，此皆众工所共知也。若夫法天则地，随应而动，和之者若响，随之者若影。道无鬼神，独来独往。

这五个原则确立之后，选择运用时还应当根据需要有所先后。当今的医生运用针刺方法，虚证用补法，实证用泻法，这些是一般医生都知晓的道理。如果能够效法天地阴阳消长的规律，随机应变地运用各种治法，那么就能取得如响应声、如影随形的疗效。医道并不神秘，只要掌握规律，针法就能运用自如。

最后，黄帝和岐伯讨论了针刺的方法。岐伯说："凡刺之真，必先治神。"大凡针刺的正确方法，首先必须安定神志。要做到尽管周围众目睽睽却视而不见，众口喧闹却听而不闻。然后要分清是虚证还是实证，"五虚勿近，五实勿远"，对于五种虚证的病人不可以用近的刺法——不可快速、轻易用针；对于五种实证的病人不可以用远的刺法——不可以慢慢地或者放弃用针。"刺实者须其虚，刺虚者须其实"，针刺虚证要等到经气实时才出针，针刺实证要等到经气虚时才出针。总之，医生在针刺时要"如临深渊，手如握虎，神无营于众物"，如同面临深渊，犹如手握虎符，精神不能被外界事物所扰乱。

这里虽然只是说了针刺的方法，其实也正是养生的方法。

怎样延长人的寿命？

我们每一个人都想知道自己的寿命究竟有多长。我们在已经学过的篇章中曾陆续提到预测寿命的方法。在《灵枢》中有两篇是专门讲寿命问题的，一篇是《寿夭刚柔》，另一篇就是我们接下来要学习的《天年》。"天年"就是天然的寿命。本篇主要讲了决定寿命长短的因素，还有一个人从生长、发育，到衰老、死亡，各个阶段的主要生理特征。

黄帝问于岐伯曰：愿闻人之始生，何气筑为基，何立而为楯（shǔn），何失而死，何得而生？岐伯曰：以母为基，以父为楯，失神者死，得神者生也。黄帝曰：何者为神？岐伯曰：血气已和，荣卫已通，五脏已成，神气舍心，魂魄毕具，乃成为人。

黄帝向岐伯发问说：我想知道人在生命形成之初，是用什么作为基础，是靠什么建立护卫的？——"基"是指地基，是地表以下的部分，是看不见的，这是最根本的部分，所以它是从"土"的。"楯"，原义为栏杆，引申为防御、护卫。失去了什么就会死，得到了什么就会生？

岐伯说：一个人生命开始是以母亲为基础，以父亲为护卫，失去神的人就会死，得到神的人就能生。

黄帝问：什么是神？

岐伯说：血气和谐，营卫（原文中的"荣"通"营"，指营血）通畅，五脏皆已形成，神气居于心中，魂魄全部具备，才能成为人。——怎样才能成为人呢？这里说了要有五步，血气调和是第一步，营卫通畅是第二步，五脏形成是第三步，这时才有了肝心脾肺肾，对应五行。也就可以说，血气调和的时候是太极，营卫贯通是两仪，五脏形成是五行，太极生两仪，两仪生五行。"神气舍心"是第四步，五脏都藏神，但心神是最重要的。然后是第五步"魂魄毕具"，魂为阳，魄为阴；肝藏魂，肺藏魄。总之，一个人的出生是以父母提供的精血为基础，血气、营卫、五脏、神气、魂魄都具备以后，才能成为人。

黄帝曰：人之寿夭各不同，或夭寿，或卒死，或病久，愿闻其道。岐伯曰：五脏坚固，血脉和调，肌肉解利，皮肤致密，营卫之行，不失其常，呼吸微徐，气以度行，六腑化谷，津液布扬，各如其常，故能长久。

黄帝说：人的寿命长短各不相同，有的人夭折，有的人长寿，有的人猝死，有的人得病但是能活很久，我想听听其中的道理。

岐伯说：五脏坚固藏精不泄，血脉和谐，肌肉畅通调达，皮肤细密，营卫之气运行正常而不乱，呼吸微细而和缓，体内之气运行有规律，六腑正常运化水谷，津液正常布散周身，各部分都运行正常，所以生命就能长久。

黄帝曰：人之寿百岁而死，何以致之？岐伯曰：使道隧以长，基墙高以方，通调营卫，三部三里起，骨高肉满，百岁乃得终。

黄帝说：有的人活到一百岁才去世，是怎么做到的呢？

岐伯说：人中沟深长，面部轮廓高大方正——耳边四周的骨骼高而且端正，营卫调和通畅，上中下三庭隆起没有塌陷，骨骼高大，肌肉丰满，就可以活到百岁。

《寿夭刚柔》里讲过，"使道隧以长"，是指人中沟深而且长，人中沟是任督二脉交汇之处，也就是人体的阴阳之气交汇之处。这个地方深而长，说明这个人的阴阳之气很足、很和谐，这个人肯定长寿。但深和长不是用尺子量的，而是从视觉上、从感觉上觉得它长了、深了。为什么能觉得它深而长？因为人中沟这个地方有光泽、发亮，就代表这个人神气足，神气足的人肯定就长寿。再看"基墙高以方"，基墙的"基"就是指耳门前方这个骨头，"墙"是指颧骨这一块，也泛指耳朵四周以及面颊、下颌部位的骨骼和肌肉。骨头是由肾主管的，肌肉是由脾主管的，面部骨头高、肌肉饱满，说明这个人的肾气和脾气都很足，肾为先天之本，脾为后天之本，这个人的先天和后天的根本都很足、很旺，当然就能长寿了。再看"三部三里"，后世对它有不同的理解，我认为就是后来面相学所说的"三庭"。三庭包括上中下三庭：上庭是从额头发际线一直到眉毛，为天；中庭是从眉毛到鼻子，为人；下庭是从鼻子到下巴，为地。三庭都要隆起，这个隆起不是说在外形上要高起来，而是说要饱满，骨高肉满，表示此人的脾胃好。脾居中央运化四方，是后天之本，脾胃好的人身体才能好，气色才能好，也就能长寿。

黄帝曰：其气之盛衰，以至其死，可得闻乎？岐伯曰：人生十岁，五脏始定，血气已通，其气在下，故好走。二十岁血气始盛，肌肉方长，故好趋。三十岁五脏大定，肌肉坚固，血脉盛满，故好步。四十岁，五脏六腑十二经脉，皆大盛以平定，腠理始疏，荣华颓落，发颇斑白，平盛不摇，故好坐。五十岁肝气始衰，肝叶始薄，胆汁始灭，目始不明。六十岁，心气始衰，若忧悲，血气懈惰，故好卧。七十岁脾气虚，皮肤枯，八十岁肺气衰，魄离，故言善误。九十岁，肾气焦，四脏经脉空虚。百岁，五脏皆虚，神气皆去，形骸独居而终矣。

黄帝说：人体之气的盛衰，从生到死，可以讲给我听吗？

岐伯说：人十岁的时候，五脏开始安定，血气也通畅了，人的气在下部，所以喜欢跑。二十岁，血气开始充盛，肌肉正在发育，所以喜欢快走。三十岁，五脏基本都已经平定了，肌肉强健，血脉盛满到达顶峰，所以喜欢走路。四十岁，五脏六腑、十二经脉都已经非常旺盛而平定不再增长，腠理开始疏松，脸色开始失去光泽，头发开始变白，血气发展到顶峰不会再增加，所以喜好坐着。五十岁，肝气开始衰惫，肝脏开始变薄，胆汁分泌变少了，眼睛开始看不清。六十岁，心气开始衰败，常常苦恼忧愁伤感，血气开始分散、运行迟缓，所以喜欢躺着。七十岁，脾气虚，皮肤枯槁。八十岁，肺气衰败，魄就离散了，所以说话容易说错，词不达意。九十岁，肾精枯竭，肝心脾肺四脏的经脉的气血也都空虚了。一百岁，五脏都虚极，神气也都一同离散了，只有一副躯壳空空地存在。

这是把一个人的寿命——天年，定为一百岁，以十年为一个周期来讲述的。这和《上古天真论》女子以七为周期，男子以八为周期是不同的，七和八的周期是按照天癸——人的生育周期，来划分的，而在《天年》篇中以十年为周期是按照人的气血盛衰来划分的，是人的整体生理周期。如果按照每个阶段的行动特征，可以简单概括为：十岁好跑，二十岁快走，三十岁慢走，四十岁好坐，五十岁眼花，六十岁好卧，七十岁皮肤枯，八十岁容易说错语，九十岁精气空虚，一百岁神气去而终。从人一生周期看，从十岁到四十岁，是人气血逐渐旺盛的阶段，到四十岁血气最旺，然而盛极必衰，所以从四十岁开始慢慢衰退了。到五十岁肝气开始衰，六十岁心气衰，七十岁脾气衰，八十岁肺气衰，九十岁肾气衰，一百岁死亡。这是什么顺序？这是五行相生的顺序，木生火、火生土、土生金、金生水，肝生心、心生脾、脾生肺、肺生肾，五脏相继而衰，最后五脏全衰。当然，通过修炼，使气血不衰，有的人也可以活到一百二十岁。

最后黄帝问——

黄帝曰：其不能终寿而死者何如？岐伯曰：其五脏皆不坚，使道不长，空外以张，喘息暴疾，又卑基墙，薄脉少血，其肉不石，数中风寒，血气虚，脉不通，真邪相攻，乱而相引，故中寿而尽也。

黄帝说：那些不能活到一百岁就去世的人是怎么回事？

岐伯说：那些人的五脏都不坚固，人中沟不长，鼻孔外翻——"空"指鼻孔向外翻着，则肺气容易外泄，呼吸气粗而急促，面部的骨骼和肌肉薄弱，脉搏细弱，血少，肌肉不坚实，常常感受风寒，气血亏虚，脉道不畅，真气和邪气两相交攻，气机混乱，因此不能尽享天年而提前去世。

人的寿命主要取决于什么？是气血！一个人气血旺盛肯定就长寿，气血不足就短命。而想要气血旺盛，首先是要调神，也就是调心，心神是第一位的，心调好了，再通过导气，就会使气血通畅，然后度尽天年，百岁乃去。

人生的五个阶段

《黄帝内经·素问》的第一篇叫《上古天真论》，请大家注意"天真"两个字。《上古天真论》告诉我们，只要保持"天真"就可以健康、快乐地活过一百岁。

那么什么是"天真"呢？我们先来读一下原文，你就知道了。先读开头一段——

昔在黄帝，生而神灵，弱而能言，幼而徇齐，长而敦敏，成而登天。

过去有一个黄帝，他出生时就有神灵，很小时就能说话，幼年时行动迅速快捷，长大了敦厚敏捷，成年登上天子之位。

这一句的主语是黄帝——轩辕黄帝，一句话讲了黄帝的一生。分几个阶段？五个。其实这句话是引用了《史记》的第一篇《五帝本纪》的开篇："黄帝者，少典之子，姓公孙，名曰轩辕。生而神灵，弱而能言，幼而徇齐，长而敦敏，成而聪明。"五个阶段只改动了最后两个字。这一句话太重了，由此我们搞清楚轩辕黄帝一生的五个阶段，也就明白了人的生命过程的奥秘。让我细致地来给大家分析分析。

首先我们看黄帝的第一个阶段"生而神灵"，就是说，黄帝生下来就有神灵。黄帝究竟是哪一年出生的呢？按照道教的历法，公元2018年道历是4715年，这是轩辕黄帝纪年。黄帝在4715年以前统一天下，当了天子，于是派手下两个大臣，一个叫容成制定了历法，一个叫大挠（náo）制定了甲子（天干地支）。而这一年黄帝二十岁，这样推算起来，黄帝就是在4735年以前的阴历三月三这一天出生的。请大家注意，世界上历法很多，我们中国古代是黄帝纪年，直到今天，道教历法还是黄帝纪年。

现在再来看这一句，黄帝一生出来就有神灵。大家听说过释迦牟尼佛降生的故事吗？释迦牟尼也是一生下来就有神灵，向四方各走了七步，然后一手指天，一手指地，说了一句话："天上天下，唯我独尊。"请问这是真还是假？假的，你怎么知道是假？真的，你怎么知道是真？究竟是真还是假，不知道！对了！所以孔子赞美你："知之为知之，不知为不知，是知也。"那这里说的黄帝一生下来就有神灵是真还是假？这是真的！你会问了：你怎么知道是真的？我要告诉你，这不仅仅是说黄帝生下来就有神灵，而且是指我们所有的人生下来都有神灵。

大家想一想，所有的人生下来做的第一件事是什么？哭！为什么哭？人在娘胎里是胎息，一生下来在哭之前会做什么？是吸气，然后是第一声啼哭，接着就变成口鼻呼吸了。如果按照佛家的说法，就是"苦"啊。但这并没有说到生而神灵。大家再想想，人一出生除了哭还会做什么？想想生出来的时候，手是什么样子？对了，握着拳头。大家握起来，看看是什么样子。大拇指是不是放在外面？那就错了！大拇指是放在里面的。把四指打开，拇指别动，你会发现拇指尖压着一个穴位，在无名指和小指的下方，这个穴位叫少府穴，是心经的穴位。这条经是从心中开始的，属于心系统。《黄帝内经》说心主神明、心藏神，说明所有人出生时神气都是很足的。这一点老子也说过，老子发现婴儿四大秘密，其中第二个秘密就是"骨弱筋柔而握固"，婴儿的筋骨最柔弱，可是握起拳头最坚固。请大家现在把左手的大拇指握在四指里面，然后用右手把左手掰开，试试看能不能掰开。是不是掰不开？所以我现在教大家一个养神的小窍门，是我老父亲教我的，

　　　　　　　　　　　　第一章　《黄帝内经》养生法则

就是没事的时候，像婴儿那样两手拇指含在另外四指里面，四指反复捏大拇指，拇指则不断按摩手掌中心经、心包经、肺经的穴位，从而养神健身。大家想一想，这是不是和在手里滚核桃或者滚球的原理是一样的？两手这么捏就不用滚一个实物了。

第一个阶段，所有人都是攥着拳头来到世上的，后来我们手松开了。想一想这一辈子我们在干什么？就干一件事，两手不停地抓，不停地在求。求什么？有的求财，有的求权，有的求名，然而到头来所有人都是撒手而归。手里求到了什么？什么也没有！一个台湾的女企业家曾经对我说："我外公去世的时候，手就是握着的。"我说："不可能！"她说："真的！"我说："你外公的手想握起来，但是没握紧，对不对？"她说："对了！"为什么？如果真握紧了，说明神气还没有断，怎么会死呢？所以从某种意义上说，生命的过程就是神气逐渐消亡的过程。生命最重要的是什么？是神气！养生最重要的是养什么？养神气！

这是生命的第一个阶段"生而神灵"，不仅黄帝是这样，我们所有人都是这样，一生下来都是神气十足的。可以说人从生到死就是一个神气从兴盛到衰亡的过程。

现在我们再来看生命的第二个阶段"弱而能言"，意思是年纪很小的时候会说话。什么意思？难道长大了就不会说话了？对，是的。我请大家想一想，小时候我们会说的一句话，可是长大了再也没说过了，是什么话？认真想一想。想起来了吗？有人说是"我要抱抱"，不对！长大了，不拥抱吗？"我要吃奶"，不对！早上喝牛奶不就是吃奶吗？"我要尿尿"，不对！上厕所不就是尿尿吗？我提示一下，小时候说得最多的一类话是什么话？是问话！小孩子会追问。大人说："孩子，你要吃饭。""为什么要吃呢？""不吃身体不好。""为什么不好呢？"他会一直追问下去。其中有一种问话，我们长大了再也没有说过了。哪一种？"妈，我从哪里来的？"当他知道人会死的时候，他又会问："妈，我会死吗？我死了到哪里去了？"有时他还会问："妈，我是谁啊？"这种问题，长大了你还会问吗？再也不问了。

小孩子问的是什么问题？是哲学问题！人生有三个哲学问题：我从哪里来？我往哪里去？我是谁？小孩子思考这三个问题，我们长大了，再也不问这样的问题了。我们现在问的是什么问题？"你吃了吗？""你一个月拿多少钱？"这是什么问题？是物质问题。人越来越物质，越来越现实，也就越来越老了，幸福感越来越低了！

有人会说，长大了再问这种问题，不是太怪异了吗？不信的话，今天晚上你回家问你妈，你妈一定会认为你神志不正常。有人说了，不对！长大了，当然还有人问这三个问题。谁？小区保安！小区保安一天到晚就问这三个问题："你从哪里来？你到哪里去？你是谁？"请问，小区保安问的是不是哲学问题？当然不是！为什么不是？有人回答了，小孩问的是"我"，保安问的是"你"。还是不对！不是主语不同，而是他们要的那个答案是不同的，小区保安要的是具体答案，小孩要的是终极答案："我从哪里来"问的是"生"的问题，"我到哪里去"问的是"死"的问题，"我是谁"问的是本质问题。

人只有像小孩子那样经常追问人生的哲学问题，保持初心，保持童真之心，不为物质所左右，那才是幸福。前几年中央电视台记者调查一个问题："你幸福吗？"问到你，你怎么回答？会开玩笑地说一句"我不姓付，姓赵"吗？后来问到普京总统那里："普京总统，你幸福吗？"普京回答："这是个哲学问题。"你看普京多有智慧！普京的意思是，"幸福"这个哲学问题是没有标准答案的。其实我认为，人只有多考虑哲学问题、终极问题、精神世界的问题，你才幸福！不要一天到晚总想到钱、想到物质。人离物质越近，就离幸福越远；人离物质越远，就离幸福越近。其实人的幸福和物质从终极上说是没有什么关系的。历史上有一个非常贫穷但非常幸福的人，是谁？颜回！"一箪食，一瓢饮，在陋巷，人不堪其忧，回也不改其乐，贤哉，回也！"颜回吃的是一小筐饭，喝的是一瓢白水，住在简陋的房子里，别人都不能忍受这种苦，可是颜回却自得其乐。我认为幸福和快乐不是一回事，幸福是一种深层次的、持续的、不可改变的快乐！所以颜回是幸福的！再比如说，你今天挣了一百万，幸福不幸福？照样会不幸福！你会想，为什么不是两百万？所以说到底，幸福是与人的精神相关的，当然，健康也是与人的精神有关的。

我们再来看第三个阶段"幼而徇齐"，"徇"就是"迅"，"齐"就是"疾"，这句话意思是说，幼年的时候行动迅速、快捷。你看，第一个阶段是刚生下来，第二个阶段是会说话，第三个阶段是会做事。小孩子做任何事都比大人迅速、快捷。比如一个孩子看到远处有一朵花，他会不顾一切，直接跑过去，他不管路上有什么东西绊着他，也不管花上有没有刺、有没有毒，他会直奔目标，一把把花摘下来，非常迅速。可是长大以后呢？我们会左看看右看看，看看周围有没有人，路上有没有东西挡着，花上有没有刺、有没有毒，然后再把它摘下来，就没有那么迅速、快捷了。

人生这前三个阶段谁都一样，就是"天真"，天真就是我们婴幼儿、童年的那种天然、率真，那种单纯、质朴。人只有保持这份天真，才能健康、长寿。大家想一想所有的高寿老人，他的生活方式、养生方法虽然可能不相同，但哪一位不是充满了天真，不是老小孩？你们看见过一天到晚怒气冲天、怨声载道、愁苦满面的高寿老人吗？这是第一篇的标题"上古天真论"中"天真"的第一个意思。"天真"还有一个更重要的意思，我们后面会讲到。

人生的前三个阶段人人都一样，可是到了第四个阶段就不同了，黄帝是"长而敦敏"，字面意思是长大了敦厚、敏锐，实际意思是长大了还能保持儿时的天真，所以第五个阶段就能够"成而登天"，成年登上天子之位。古代"女子十五而笄，男子二十而冠"，就是说女子十五岁、男子二十岁就要行成人礼了。男子成年是二十岁，这一年轩辕黄帝一统天下，登上了天子之位。我们现在长大了吧，过了第四阶段了吧？那我们能不能保持这份天真？如果可以，我们也能"登天"。你说，不可能！我们都能当天子吗？错了，从生命的角度看，这个"天"就不是天子的意思，而是指后文提到的"天年"，就是人超过百岁的正常寿命，这是时间的、长度的"天"。还有一个意思，是空间的、高度的"天"，就是人生健康、快乐的最高境界。当然，关键就在于是不是保持这个"天真"。

人怎样才能活过百岁？

黄帝到了二十岁"成而登天"，登上了天子之位。那他当了天子以后，最关心什么问题呢？当然是民生问题，而在所有的民生问题中，健康、快乐、长寿又是第一位的问题。于是黄帝——

乃问于天师曰：余闻上古之人，春秋皆度百岁，而动作不衰；今时之人，年半百而动作皆衰者，时世异耶？人将失之耶？

黄帝向天师发问：我听说上古的人，都能活过一百岁但动作还不衰退；可是现在的人，五十岁动作就衰退了，这是时代环境不同了？还是人失去了养生之道了？

《黄帝内经》中一共问了近千个问题，这是排在第一位的问题，我把它称为人生第一问。这个问题可以简化为"人怎么活过百岁"。

　　　　　　　　　　　　　　第一章　《黄帝内经》养生法则

问谁呢？问"天师"。天师是谁？就是岐伯。岐伯是黄帝手下掌管医药的大臣。他不仅是位高明的医生，而且是一位上知天文、下知地理、中通人事的大师，所以被称为"天师"。

黄帝的这个问题，包含有三层意思，在今天的人看来都是值得怀疑的：第一，上古之人真的都能活过一百岁吗？第二，现在人究竟是不是五十岁就衰退了？第三，这究竟是什么原因？我们来分析一下。

首先，上古之人是不是真的能活过一百岁？我前几年常在电视上讲《黄帝内经》，有一次，我收到一封邮件，是一个观众给我发来的，他说："你讲错了！怎么可能古人活一百多岁，后来的人五十岁就衰老了，这不符合客观事实。人的寿命总是越来越长。"这封邮件我没有回他。我原来讲课时是这样说的，上古之人能不能活一百多岁，我也不知道。别说我不知道，就是黄帝他也不知道，他说"余闻"，就是"我听说"，还是没法证实。所以这可能是想象也可能是事实，历史记载彭祖活了八百岁，老子活了一百六十多岁或者二百多岁。原来我都是这么说的，可是后来我去了一个地方，我才发现《黄帝内经》说的"上古之人，春秋皆度百岁，而动作不衰"是对的。

我去的这个地方就是广西的巴马。这里被称为"世界长寿之乡"，有很多百岁老人。巴马人为什么长寿？研究的人可是太多了，有人说是这里的环境好、山好（喀斯特地貌），水好（盘阳河），空气好，吃的食物好（吃蔬菜为主，也吃肉），人们爱劳动，心态好，很快乐，早睡早起，等等，什么问题都研究到了，研究得那叫一个彻底，但有一个问题谁也没说到。我去到那里，突然发现了，我就感叹《黄帝内经》中讲的这句话原来是真的！什么问题？就是他们都生于斯、长于斯、老于斯、归于斯，从来没有离开过居住地。什么意思？就是他们生活的这种环境和上古之人生活的环境是一样，是相对封闭的，也就是老子《道德经》中说的"小国寡民""邻国相望，鸡犬之声相闻，民至老死不相往来"。你看，在这种封闭的、原始的环境当中不是照样长寿活到一百岁吗？当然现在巴马百岁老人越来越少了，为什么？搞旅游了，外面的人蜂拥而至，这里的封闭状态被打破了。

所以不要轻易否定《黄帝内经》，对古代经典记载的东西我们可以怀疑，但最好不要轻易否定！当然上古之人能不能活一百岁的问题我们且不管它了。

我们来看第二个问题：现在人究竟是不是五十岁就衰退了。黄帝那个时候"年半百而动作皆衰"，就是五十岁就衰退了、衰老了，从黄帝那个时期到现在接近五千年了，那我们现代人衰老的时间是提前了还是推后了？也就是说，现代人是不到五十岁就衰老了，还是过了五十岁才衰老的？你可能会说了：当然是推后了！我告诉你：错！是提前了！我在上课时经常问这个问题，我让女同胞回答，男同胞不许说话。结果好多年轻的女同胞举手说推后了。我说不对，是提前了！何以见得？因为女性的更年期、绝经期提前了。女性应该多少岁绝经？这一篇《上古天真论》后面说"七七四十九岁"，也就是五十岁左右，可是现代女性绝经期普遍提前了。

我们再来看第三个问题：这究竟是什么原因？"时世异耶？人将失之耶？"这句中的"将"不是"将要"，而是"还是"的意思，"人将失之耶"应该是"将人失之耶"。这句话是一个选择题，衰老提前的原因，是时代环境不同了，还是人失去了养生之道？前者是外在的原因，后者是内在的原因。答案当然是两者都有。你看现在环境破坏、水资源污染、生态失衡，还有严重的雾霾，还有更加严重的是食品安全问题。

这些都是外在原因，当然还有内在的原因。究竟内在原因是什么？我们又应该怎么应对呢？请看下一讲岐伯的回答。

从养生到养神

养生的一大总原则

上一讲我讲到《上古天真论》中黄帝向岐伯问了人生第一个问题：人怎么才能活过百岁？具体说就是：为什么上古之人能活过百岁而现代人五十岁就开始衰老了？岐伯作了回答。他的回答分两个部分，第一部分，他是这么回答的——

上古之人，其知道者，法于阴阳，和于术数，食饮有节，起居有常，不妄作劳，故能形与神俱，而尽终其天年，度百岁乃去。

这是回答上古之人为什么能活一百多岁。岐伯这一段回答提出了养生的两大问题：第一，养生的总原则；第二，养生的四大方法。我们先来看这总原则，就是"道"。上古之人因为"知道"，所以活到一百多岁。

这个"知道"不是今天所说的"知道不知道"的"知道"，在古代它是两个词"知"和"道"，也就是了解、掌握"道"。什么"道"？

就是养生之道——养生的总原则。但光"知道"是不行的，还要"做到"。"知道"和"做到"相差十万八千里。只有"知道"并且"做到"，才可以活过一百岁。那么这个"道"，也就是养生的总原则，是什么呢？就是八个字："法于阴阳，和于术数。"请大家记住这八个字。意思就是"效法阴阳的大规律，与术数相和谐"。这里有两个主题词，一个是"阴阳"，一个是"术数"。

"阴阳"是《黄帝内经》的总纲领。"阴阳"当然来源于《易经》，虽然《易经》的原文没有提到"阴阳"两个字，但《易经》通过两个符号表达了阴阳思维却是不可否定的。这一点我在《张其成讲易经》一书里已经说过了。要想养生，首先要搞清楚"阴阳"。现在出现了各种各样养生的说法。几年前有一个所谓"养生大师"说养生就是要吃绿豆，结果大家纷纷吃绿豆，把绿豆吃得涨价、缺货；又有一个"大师"说你们都要吃生泥鳅，结果好多人吃了以后得了寄生虫病，到医院去抢救。还有很多稀奇古怪的说法，这些说法都犯了一个基本错误，就是没有分别阴阳！人的体质是分阴阳的，人的健康情况、疾病情况是分阴阳的，食物、药物都是分阴阳的，不同疾病的人不能都吃同一种药物。还有人的日常生活一定要和天地日月的阴阳变化相符合，比如人的作息、起居、饮食、运动都要效法一天的昼夜旦夕、一个月的晦朔弦望、一年的春夏秋冬等这些阴阳变化规律。不能违背，一旦违背，必定生病。

再看术数，前一个字是技术的"术"，后一个字是数字的"数"，意思就是方法、技术，而这些方法、技术都可以用数字来表示。"和于术数"，就是说养生的各种方法都要与阴阳大规律相吻合、相和谐。

如果把"法于阴阳，和于术数"这八个字压缩成四个字，是哪四个字？"阴阳"两个字一定要有。再加"术数"两个字？不对！术数其实就是阴阳的具体体现，以数字为例，古代有几个数字？十个。哪十个？不是零到九，而是一到十。其中五个阳数、五个阴数，一三五七九为阳数，二四六八十为阴数。所以数字就是阴阳的体现，说了"阴阳"就可以不用再提"术数"了。

"和于术数"中的"和"字非常重要，一定要有。还差一个字，有人说和谐、有人说调和，都不错。但我认为应该是"中"字，合起来，养生的一大基本原则就是"阴阳中和"。我曾在《张其成讲易经》里面提到过中华民族的核心价值就是"阴阳中和"。从儒释道三家来说，都讲"中和"。儒家讲"中庸之道"，道家、佛家讲"中道""中观"；儒家讲"仁和"，道家讲"柔和"，佛家讲"圆和"。中医更是讲调和致中。所以我要说：中医养生其实就是中华文化在日常生活中的应用，中医养生的原则其实就是中华文化核心价值的体现。

一个人要想身体健康，要想快乐，要想长寿，最重要的就是要"阴阳中和"。

先说说阴阳的"和"——和谐，可以分为三个层面。

第一，要与自然和谐，这叫天人合一。天和人这一对关系中，谁是阳，谁是阴？天是阳，人是阴。也就是说，人为阴，是处于从属地位的，人要服从自然；自然为阳，是起主导作用的。人不能破坏自然环境，那是我们赖以生存的基础。可是大家看看现在的情况，由于人不尊重自然、破坏自然，结果怎样？遭到报复了吧？生态失衡、环境恶化、雾霾肆虐，导致各种恶性疾病发生。这都是天人不和的必然结果。

第二，要与社会和谐、与其他人和谐，这叫人我合一。在人与我这一对关系中，谁是阳，谁是阴？有人说了人是阳，我是阴。如果从所处的空间位置来说是对的，别人是外面，我是里面，外面是阳，里面是阴。但如果从作用上看就错了，在人和我这一对关系中谁起主导作用？当然是自己，自己和别人的矛盾是谁造成的？是自己。人生最大的敌人就是自己，战胜了自己就战胜了世界。

第三，自己的身体和心理要和谐，也就是形体与精神要和谐，这叫形神合一。在形体与精神这一对关系中，谁是阳？有人说身体，有人说精神。按照《黄帝内经》的说法是精神，前面我们说过人一生下来神气充足，后来长大了神气慢慢衰退了，神气全部衰尽的时候，人就死了。养生说到底就是养神。精神好、心态好、神气足，人就不会得病。

就儒释道三家而言，都注重这三个层面的和谐，但相比较而言，道家更偏重于人与自然的和谐，儒家更偏重于人和社会、人与人的和谐，而佛家则偏重于个人内心的和谐。

再说说"中"，就是要做到不偏不倚，既不太过，也无不及。但"中"不要简单看成就是"中间"，"中"主要是适中、恰到好处的意思。"中"就是"唯变所适""惟义所在"。唯变所适，只有随机应变才能适应各种不同环境的意思。惟义所在的"义"就是适宜、合适，就是只要合适了就行，不要拘泥于各种各样的条条框框。养生正是如此，不同的人宜采用不同的养生方法。我给养生下过一个定义：养生就是养成一种适合自己的、健康快乐的生活方式。

养生的总原则要落实在养生的四大方法上，哪四大方法呢？请看下一讲。

养生的四大方法

上一讲我讲到《上古天真论》岐伯提出的养生的一大总原则，就是"法于阴阳，和于术数"，简单地说就是"阴阳中和"。这个总原则要落实到养生的各个方面。那么养生有几个方面呢？岐伯提出养生有四个方面，就是饮食、起居、运动、情志；有四大方法，就是"食饮有节，起居有常，不妄作劳，形与神俱"。上古之人就是按照这一大总原则、四大方法来做的，所以能够"尽终其天年，度百岁乃去"。意思就是能达到正常的生命寿限，度过一百岁才离开这个世界。

这里有一个词"天年"，就是天然的寿命，也即正常的生命寿限。人的正常寿命究竟是不是一百岁或者一百二十岁？计算寿命的方法有很多，有一种是用细胞分裂来计算的，人的寿命等于细胞分裂的次数乘以细胞分裂的周期，细胞分裂的次数是50次，分裂的周期是2.4年，$50 \times 2.4 = 120$岁。岐伯认为人可以活到一百二十岁，但必须在这个总原则指导下按照四大方法来做。现在我就来说说这四大方法。

第一大方法：食饮有节。就是说吃东西、喝酒都要节制。大家想一想，《黄帝内经》说的是几千年以前的人，那个时候的人基本上都吃不饱、穿不暖，都营养不良吧？但还要"食饮有节"，再来看看我们现代人，都吃得饱、穿得暖吧？不是吃得饱，是太饱了，营养过剩了。大家发现了吗？现代人都不是饿死的，都是撑死的！所以在饮食上更要节制。我们都知道吃饭要吃七八分饱，七八分饱啥感觉？就是胃里还没觉得满，但进食欲望已经明显下降，进食的速度也明显变慢，在还能再吃几口的时候就不吃了。我们都听说过这句话：早上吃得好，中午吃得饱，晚上吃得少。还有另一个说法：早晨吃得像皇帝，中午吃得像平民，晚上吃得像乞丐。为什么？这就是"法于阴阳，和于术数"，吃饭也要顺应人体的代谢规律，要顺应一天阴阳的变化规律。因为早上是人体代谢率最高的时段，也是各种细胞最需要能量的时候，所以早餐一定要吃好；中午人体代谢率处于平稳的中间阶段，此时需及时补充能量，维持人体正常运转；晚上人体各个器官开始进入休息状态，代谢速度明显减慢，代谢率大概只有白天的一半，所以只需适量饮食，维持一定的能量就可以了。

但是现在很多人却做不到，甚至恰恰相反，有的上班族早晨匆匆忙忙起床，或者不吃饭，或者拿上一个面包边赶路边吃，中午吃个盒饭，晚上狠狠吃一顿，由于要熬夜，晚上还要加餐。大家想一想，我们的宴会是不是都安排在晚上？长此以往，身体怎么能不垮？

我这里重点要说一说晚上多吃的危害。晚上人体代谢速度明显减慢，如果晚餐吃得太饱会加重胃肠道负担，易引发肠胃疾病，导致胃液无法消化大量的食物，也会破坏肠道菌群，引起胃痛，导致各种胃炎，久之会增加患胃癌、肠癌的风险。晚餐吃得太多会超过消化道的消化能力，如果再不运动，倒头就睡，导致食物不能被完全消化、吸收，代谢不掉，就容易产生脂肪堆积，导致肥胖。如今，肥胖被称为"健康的头号杀手"。晚餐吃得太多或过于油腻，会导致胰岛素过度分泌。如果胰脏长期负担过重，就会被"累坏"，致使它不能很好地调节血糖，继而引发糖尿病。晚饭吃得太多、太油腻，容易使人体内血脂升高，导致肝脏合成的血胆固醇明显增多，人体的血液在夜间经常保持高脂肪含量，并逐渐堆积在血管壁上，形成动脉硬化，最终可能发展成冠心病。吃得太多还会使血液集中于胃肠道，导致心脏供血相对不足，也可能诱发心绞痛。

总之，晚餐吃得太多、太饱有百害而无一利，所以佛家讲究"过午不食"是有一定道理的。按照佛家的说法：早晨是菩萨吃的，中午是人吃的，晚上是畜生吃的。当然不是说晚上一律不能吃，但少吃是必须的。

我们都不想死吧？"若想不死，肠中无屎。"我们都想长生吧？"若想长生，肠中长清。"我们一定要控制"进口"、鼓励"出口"。

这第一种方法"食饮有节"，前面我们只是讲了"食"。

我再来讲讲"饮"。中国人有三大饮：饮酒、饮茶、饮水。岐伯这里讲的"饮"是指饮酒，饮酒也要节制。孔子说过"唯酒无量"，不少人理解为只有酒可以不限量地喝，这样理解是错的。这句话的意思是说，只有喝酒是没有统一限量标准的，因为不同的人酒量有大有小。那无法限量，是不是可以随便喝呢？当然不是，我们要注意这四个字后面还有三个字"不及乱"，就是不要达到乱性的程度，也就是不要喝醉。岐伯在后面讲到现代人早衰的原因之一就是有酒必喝、一喝必醉。所以饮酒要"阴阳中和"，要根据自己的体质、酒量，少喝为好。

我们再来看饮茶。我们都知道茶分为六种：绿茶、红茶、青茶、白茶、黄茶、黑茶。我按照五行把茶分为五类，五类茶和五行一一相配，特别有意思。上次我和浙江大学茶学系一个博士讨论茶和五行，他觉得很有道理，以后在讲到五行和食物相配的时候我再和大家详细介绍。我这里要强调的是，饮茶也要按照"阴阳中和"的总原则，按照《黄帝内经》人分为五种体质，配上五行，不同体质的人要按照五行原理喝不同的茶。

最后说饮水。有专家说：每人每天应该喝八杯水。这个说法没错，但太绝对了，还是要按照养生总原则，因人而异。水为生命之源，水分主要用于补充细胞内液和细胞外液，喝水是维持生命新陈代谢的重要一环。不要等到口渴了再喝，缺水对人体危害很大。要经常喝水，当然也不能过量，过量甚至会导致水中毒，不过这种情况正常人极少出现，一般多见于肝、肾、心功能异常的人。那我怎么知道喝水多了还是少了？这里有个小窍门，可以根据自己尿液的颜色来判断。一般来说，人的尿液为淡黄色，如果颜色太浅，则可能是水喝得过多；如果颜色偏深，则表示需要多补充一些水了。

这是养生的第一大方法"食饮有节"。

第二大方法：起居有常。就是说起居要有规律。广义的起居指一切日常生活作息，包括一年春夏秋冬、一个月晦朔弦望的生活起居，狭义的起居专指一天的起床与睡觉。起居同样遵循"法于阴阳，和于术数"的总原则，要按照太阳升降的规律来作息，千万不要违背。

就一天而言，有二十四个小时，古代分为十二个时辰，也就是两个小时为一个时辰。按照中医哲学天人合一的原理，人体十二条经脉、十二脏腑正好对应着一天的十二个时辰。由于时辰在变，因而不同的经脉中的气血在不同的时辰也有盛有衰。所以人一天的起床、睡觉、劳动、工作应该遵循一天十二个时辰的变化规律，如果顺应了这个规律，身体就健康；如果违背了这个规律，就生病衰亡。

这里我重点介绍一下十二个时辰中的四个时辰——子午卯酉的起居特点，也就是半夜十一点到次日一点的子时、上午十一点到下午一点的午时、上午五点到七点的卯时、下午五点到七点的酉时。那应该怎样起居呢？要按照时辰阴阳变化的规律。

先从子时说，子时是一天中最黑暗的时候，是阴气最旺盛，也就是阴气到了尽头、阳气马上要生发的时候。这个时候万籁俱静，夜深人静，到了深度睡眠的时候。子时五行属水，水是万物滋生的源泉，此时是元气开始生发的时候，如果这个时候还在用神不宁，劳作不息，就会干扰阴阳交合，使元气生发受到损伤。按照中医子午流注的说法，半夜子时是胆经当令，"当令"就是当班、值班的意思。《黄帝内经》里有一句话叫作"凡十一脏皆取决于胆"，也就是说五脏六腑都取决于胆的生发。胆气生发起来，全身气血才能随之而起。所以子时必须深度睡眠，注意是深度睡眠，也就是说子时之前就是晚上十一点以前必须入睡，才能保证子时深度睡眠。

到了卯时也就是早晨的五点到七点，这个时候，天也基本上亮了，天门开了，五点醒是正常的。这个时候是大肠经当令，所以起床后要正常地排大便，把垃圾毒素排出来。天亮是天门开，所以这个时候地户也要开，就是要养成早上排大便的习惯。

到了午时也就是上午十一点到下午一点，这个时候阳气最盛，我们都知道经过一上午的劳作，到中午时就疲惫了，觉得有点犯困。这时是心经当令。西班牙和美国的一项研究表明，早晨六点到中午十二点是心脑血管病的危险期，是魔鬼时间，所以这个时候要睡午觉。有人说了我睡不着或者没有条件睡，睡不着闭一会儿眼睛都有好处。

到了酉时也就是下午五点到七点，这个时候是肾经当令。肾主藏精。什么是精？人的肾精，是生命的本源，就像是水，它可以滋润万物。人体哪里出现问题，"精"就会出现在哪里帮它修复。你需要什么，"精"就可以变出这个东西。比如你缺红细胞，"精"就会变出红细胞。所以这个时候需要补充肾精，使肾水不要枯竭、不要静止，应该怎么做呢？需要运动。这里教大家一个简单的按摩方法，就是按摩两个穴位，一个是关元穴，一个是命门穴。关元在肚脐眼下三寸，四个手指并拢横放在肚脐眼下，正好是三寸宽；命门在肚脐眼正对的后背位置。两手掌心搓热，左手竖着放，手掌心对准关元穴；右手横着放，手掌心对准命门穴。然后两手同时搓，将这两个穴位搓热，搓得很热。希望大家坚持做，必有好处。

我们简单总结一下，子时阴气最盛，午时阳气最盛，所以这两个时辰要以静为主，要睡眠，这叫"睡子午觉"。为什么？因为子时和午时都是阴阳交接的时候，是天地气机的转换点，人体也要适应这种天地之气的转换点，不要干扰天地之气，不要打搅它，只有在安静中才能完成好阴阳交接。卯时阳气上升了一半，酉时阴气下降了一半，所以这两个时辰要以动为主，适当运动或者做动功。因为这两个时辰阴阳之气各升降了一半，是运动到了一个节点，所以人体也要跟着运动。

第三种方法：不妄作劳。"作劳"就是"劳作"，劳动工作，对养生而言就是运动。"不妄"就是不要太过分，运动量不要太大，按照现代的说法就是不要做无氧运动，要做有氧运动。无氧运动是指人体肌肉在"缺氧"的状态下剧烈运动，运动强度太高、运动量过大，会让人肌肉酸痛，累得气喘吁吁、大汗淋漓、精疲力尽。这种运动对人体是不利的。要做有氧运动，即在氧气供应充分的情况下进行运动锻炼。有氧运动的特点就是强度低、有节奏、持续时间较长。这种运动可以提升氧气的摄取量，能更好地消耗体内多余的热量、脂肪，增强和改善心肺功能。常见的有氧运动项目有：走路，慢跑，游泳，骑自行车，以及跳健身舞、韵律操等。当然打太极拳、八段锦、五禽戏，练瑜伽，不仅是最好的有氧运动，而且是形神合一的高级锻炼。

我要再强调一下，运动量的大小也要"法于阴阳，和于术数"。怎样判断运动量是不是合适呢？以运动时的心率作为判断依据，不同年龄段合适的运动心率是不同的。告诉大家一个公式，合适的运动心率是"170－年龄"，如一个50岁的人，运动心率控制在120次／分钟为宜，若过快，则说明运动量过大，达不到好的效果。

我还要提醒大家一下，养生是自己的事，不是集体行为，是因人而异的，不是所有人都适合一种运动，比如现在不少地方提倡暴走，暴走不是人人都适合，千万不能在体力不支的情况下为了赶上大部队勉强坚持，要量力而行。总之运动量不能太大。

就运动时间而言，一般以半个小时到一个小时为好。不低于半小时，否则起不到作用；一般不要超过一个小时。有上班族问：我天天上班哪有时间锻炼啊？其实我们可以利用上下班的时间，尽量多走路，能走路就不要坐车。管住嘴，迈开腿，健康全靠你自己。

以上讲了岐伯提出的养生三大方法，下一讲单独讲第四大方法。

养生的关键是养神

上一讲我们讲到养生有四大方法，按岐伯的说法就是"食饮有节，起居有常，不妄作劳，形与神俱"。前三种方法，也就是饮食要节制、起居有规律、运动不过度，我已经讲了。

那么第四种方法"形与神俱"是什么意思呢？就是要形神合一，这是养生最重要的方法！前面讲的都是在"形"的层面，所有有形的东西都要和精神、情志相结合，不能分离，比如前面讲的饮食、睡觉，要"食不言，寝不语"，吃饭和睡觉时不要说话，要安心、全神贯注。

历史上活得最久的皇帝乾隆皇帝，活了八十九岁，他的养生之道有"四个字"，叫"十常四勿"（十件事经常做，四件事不做）。哪四勿？就是食勿言、寝勿语、酒勿醉、色勿迷。

现在我们吃饭很少有人安安心心地吃，吃饭时要聊天，要谈生意。对今天的人来说，睡觉时不说话这一条我改了一下：睡觉时不看手机。只有以一颗平静的心入睡，才能及时入睡，保持子时的深度睡眠。运动也是如此，做任何运动都要形神合一、全神贯注，不要一边运动一边聊天，因为这时，身体的运动和思想神志完全是分开的。

有一次我给一个企业家班上课，听到他们班主任在下午上课之前对学员们说："我们先来做一下上午张老师教我们的健身操。"我一下冲进去："什么操？不是操，是功。"操和功的区别是什么？操是形神分离，功是形神合一。就"形"与"神"而言，"神"是最重要的，神志要安宁，精神要集中、专注，要用"神"指挥所有有形的东西。

这就是《黄帝内经》提出的养生四大方法：食饮有节，起居有常，不妄作劳，形与神俱。饮食有节制、起居有规律、运动不过度、精神要专注，表现在饮食、起居、运动、精神四个方面。

　　我们来比较一下世界卫生组织（WHO）提出的健康四大基石：合理膳食、适当运动、心理平衡、戒烟限酒。和《黄帝内经》对比一下，我们会发现《黄帝内经》全部都讲了，而且还多了一个起居。可见《黄帝内经》说得更加全面。你会说《黄帝内经》没有讲戒烟限酒。其实限制饮酒讲了，就是"食饮有节"。戒烟当然没讲，为什么？因为香烟是明代才从菲律宾的吕宋岛传过来的，所以最早香烟叫"吕宋烟"，距今才四百多年。我们再来看一下世界卫生组织提出的健康四大基石所占百分比：合理膳食25%，适当运动15%，心理平衡50%，戒烟限酒10%。可见心理平衡是最重要的，《黄帝内经》讲的四大方法中，"形神合一""以神统形"才是最重要的。

　　以上是岐伯对上古之人为什么能活一百岁的解释。那后来的人为什么五十岁就衰退了呢？岐伯回答——

**　　今时之人不然也，以酒为浆，以妄为常，醉以入房，以欲竭其精，以耗散其真。不知持满，不时御神，务快其心，逆于生乐，起居无节，故半百而衰也。**

　　岐伯说：现在的人不是按照上古之人坚持的一大总原则、四大方法来做的，而是把酒当成水。"浆"是什么？本来指浓一点的液体，比如喝的汤，还有我们现在喝的饮料，这里指水。把不正常当成正常——这是最可怕的，如果能意识到这样做是不正常的，还有救；如果觉得这样做是正常的，就没救了。有酒必喝，一喝必醉，醉了之后就到房间里去，去干吗？不是睡觉，而是酒后乱性，结果因放纵的欲望把肾精给枯竭了，用贪色的喜好把真气给散失了。若不知道满足，不知道保持肾精的盈满，不按时驾驭自己的精神，只追求心中的快乐，实际上就违背了生命的真道，加上起居作息没有规律，所以五十岁就开始衰老了。

这一段回答，提出了一个重要问题，就是生命的三大要素——"精气神"。精气神号称生命三宝：天有三宝日月星，地有三宝水火风，人有三宝精气神；又是人生最重要的三味药物：上药三品，精与气神。说到底，养生就是养精气神。我曾经专门写过一本书就叫《精气神养生法》。

"精气神"三者并称早在《周易》里已经有苗头了，最早是西汉皇族淮南王刘安及其门客编写的《淮南子》，一开始是"形气神"，《淮南子·原道训》："夫形者生之舍也，气者生之充也，神者生之制也。一失位则三者伤矣。"而明确提出"精气神"的是东汉时期一部道教的开创性经典——《太平经》："三气共一，为神根也，一为精，一为神，一为气，此三共一位，本天地人之气。""神者受于天，精者受于地，气者受于中和……故人欲寿者，乃当爱气、尊神、重精也。"（《太平经钞·癸部》）道教重视生命、炼养生命显然受到了《黄帝内经》的影响，所以《黄帝内经》还被收入道教著作总集《道藏》中。

岐伯说的这一段话，明确提出"今时之人"因为伤害了"精气神"，所以五十岁就衰了。岐伯说的"精"是指肾精，性生活过度会耗散肾精，耗散真气，原文"以耗散其真"的"真"太重要了，"真"就是真气，就是这一篇篇名"上古天真论"中"天真"最主要的意思。我在这一篇开头讲了"天真"的第一个意思，就是婴幼儿时期天然、率真、单纯的那种天性和状态。这里讲的是第二个意思：先天的真气。这一点更加重要。想要活过一百岁，就要保持先天的真气。先天的真气就藏在肾精中，但精和气又受到神的支配。

精气神三者相辅相成，构成生命的三大要素。我琢磨了几十年，才琢磨出三句话："精"是生命最精微的物质，"气"是生命的原始能量，"神"是生命的最高主宰。三者体现了阴阳关系，"精"是阴，"神"是阳，狭义的"气"在阴阳之间，广义的"气"充满了生命，精里面有气叫精气，神里面有气叫神气。《庄子》有一句话："通天下一气耳。"养生就是养精气神，三者的关系，我琢磨出三句话：养精是养生的基础，养气是养生的途径，养神才是养生的关键。

从某种意义上说，把精气神学明白了，一部《黄帝内经》也就学通了。

关于什么是"精气神"，我们后面还会深入地讲。

不得病的方法

前面我已经介绍了岐伯提出来的养生一大总原则、四大方法、三大要素，接下来，岐伯又说了一段非常重要的话——

夫上古圣人之教下也，皆谓之虚邪贼风，避之有时，恬淡虚无，真气从之，精神内守，病安从来？

上古那些圣人们，就是精通养生之道的人，教育老百姓都要说：对于虚邪贼风，一定要按时加以回避。再加上恬淡虚无，真气顺从而运行，精和神在体内守住。如果能这样，疾病还能从哪里来呢？

这几句话太重要了，这是教人不得病的方法。

首先要回避虚邪贼风，即一切可以致病的外在邪气，特别是六淫邪气，就是风、寒、暑、湿、燥、火，要尽量躲开它，不要触犯它。有时候回避不了，比如现在的雾霾，也要尽量采取防范措施，戴防雾霾口罩。"避之有时"的"时"很重要，要知道时节的变化，早早采取回避措施。

其次要内守，这是最重要的方法。什么是"恬淡虚无"？"恬淡"就是淡泊，少欲望，不追求名利。老子说过"恬淡为上，胜而不美"，恬淡是上等做法，争强好胜并不美好。其实恬淡是可以做到的，但"虚无"却难以做到，"虚无"是最高境界，是道家所说的"道"的境界。老子说："致虚极，守静笃"——要达到极度的虚无，守住极度的宁静，"无名天地之始"——"无"是天地万物的开始、本原。《庄子·刻意》说："夫恬惔寂漠，虚无无为，此天地之平而道德之质也。"——"虚无"是天地的本来面目，也是道德的本质。但也不是完全达不到，只要明白了天地万物的本体、本质，然后按照内守的功夫不断修炼就可以达到。

怎么修炼？首先是精神内守，就是在体内守住精气和神气，不让它外泄。然后是真气从之，就是真气顺从它运行，顺从什么？"从之"的"之"指什么？后人有很多理解，我认为首先是人体的两条大脉——任脉和督脉，然后是十二经脉。最后要吸收天地万物的真气于体内，达到天人合一。如果能做到这一点，那肯定就不会得病了。"病安从来"，病还能从哪里来？病还怎么能来呢？这个"安"是哪里、怎么的意思，比如苏东坡说："固一世之雄也，而今安在哉？"李白说："安能摧眉折腰事权贵，使我不得开心颜？"

岐伯接着说——

是以志闲而少欲，心安而不惧，形劳而不倦，气从以顺，各从其欲，皆得所愿。故美其食，任其服，乐其俗，高下不相慕，其民故曰朴。

所以情志能控制并且欲望很少，心安宁而不恐惧，身体劳动但不疲倦，正气调顺畅了，那么每个人的欲望就会都得到满足，每个人的愿望也都能实现。所以不管吃什么样的食物都觉得甘美，不管穿什么样的衣服都觉得合适，不管遵从什么样的习俗都觉得快乐，不管地位是高还是低都不羡慕，这个时代的人民真是朴实啊。

上古之人"志闲而少欲，心安而不惧"，这个"闲"字不是休闲的意思，这个字外面是个"门"，里面是个"木"字，就是栅栏，表示把自己的情志、思想挡住、控制住，不让它随意发展。只有心安才能无所畏惧，不悲不喜，即使劳累、辛苦也不知疲倦。可见"心安"是多么重要。

我想起慧可为了向达摩大师求得安心之法，竟用刀砍断自己的左臂，奉献于达摩座前。慧可说："我心未宁，乞师与安。"祖师回答道："将心来，与汝安。"慧可禅师沉吟了好久，回答道："觅心了不可得。"祖师于是回答道："我与汝安心竟。"慧可禅师听了祖师的回答，当即豁然开悟。原来并没有一个实在的心可以安，当你领悟到心本来是虚空，不安的心也就安住了。早在《黄帝内经》时代，岐伯就意识到心安的重要性。

后面说的"故美其食，任其服，乐其俗，高下不相慕，其民故曰朴"，这里是引用了老子《道德经》的话，《道德经》第八十章有："甘其食，美其服，安其居，乐其俗。"第一个字都是意动词，觉得食物很甘甜，觉得衣服很美，觉得住房很好，觉得生活很快乐。"朴"也是老子倡导的："见素抱朴，少私寡欲""复归于朴"，本义指没有加工的木材，表示自然而然的、无智无欲的本真状态，其实就是得道状态。所以，养生的最高境界其实就是回到最原始、最淳朴、最本真的状态。

岐伯最后说——

是以嗜欲不能劳其目，淫邪不能惑其心，愚智贤不肖，不惧于物，故合于道。所以能年皆度百岁而动作不衰者，以其德全不危也。

正因为如此，所以各种感官享受也不能吸引他的耳目，各种淫乱邪行也不能迷惑他的心智，无论是愚蠢还是聪明，是有才能还是没有才能，都不被外物所干扰，因此符合生命之道。之所以他们都能活到一百岁而动作如常不显衰老，是因为他们真德健全而没有危害啊。

因为"心安"，所以各种感官刺激、各种淫乱邪行都无法干扰他。这里提出的"德全不危"四个字很重要。

什么是"德"？我们常说道德，"道"和"德"究竟什么关系？"德"有人解释为"十四人一条心"，这是望文生义、胡解一气。"德"这个字从甲骨文的形体来看，它的左边是"彳"（chì），它在古文字中多表示"行走"之义；右边是一只眼睛，眼睛上面有一条直线，表示眼睛要看正；要直视所行之路、所前往的方向，有"行得正，看得直"的意思。金文的形体与甲骨文的形体基本相似，只是在右边的眼睛下加了"一颗心"，表示不仅要"行正、目正"，还要"心正"。可见"德"字的本义是指正确的标准，后来指人们的行为准则、道德规范。

那么"德"和"道"是什么关系呢？按照《道德经》的解释，"道"是看不见、听不到、摸不着的，而"德"是看得见、摸得着的；

"道"是本体，"德"是"道"的具体体现。"道"只能通过我们的心去领悟它，"德"是我们领悟之后所进行的行为。"道"不分高低上下、全面还是不全面；"德"可以分高低上下、全面还是不全面。这里岐伯说只有返璞归真，保持"心安"，才能"德全不危"。

可见《黄帝内经》反映了深刻的道家思想。那么得了"道"、保全了"德"的人生命轨迹是怎样的呢？我们下一讲接着说。

小周期和大境界

女人的天癸周期

前面几讲我们都是在讲黄帝向岐伯问的第一个问题：人怎样才能活过一百岁？岐伯的回答可以说把养生的所有问题都讲到了，这些问题可以概括为一条总原则、四大方法、三大要素。这一讲我们来讲黄帝提出的第二个问题。

帝曰：人年老而无子者，材力尽耶？将天数然也？

黄帝问：一个人年老了不能再生孩子了，这是因为精力耗尽了，还是自然生长规律决定的呢？

这一句中的"材力"是指精力，因为生孩子跟肾精有关。"天数"就是老天的命数、定数，是一种人所不能改变的上天的安排，这里讲的就是人生老病死的自然规律。黄帝问的第一个问题是关于自身的长寿问题，这第二个问题马上涉及繁衍后代的问题：为什么年纪大了就不能生孩子了？生育有没有规律？生育期能不能延长？

岐伯对此作了回答，他第一次提出"天癸"一词。天癸的"天"

是指先天，人出生以前叫先天，说明是从父母那里遗传来的，从出生就存在，自身本来就有的。天癸的"癸"是十天干中最后一个，我在《张其成讲易经》一书中讲了十天干和五行是怎么相配的，其中癸五行属水。"癸"这个字《说文解字》的解释是"象水从四方流入地中之形"。在《易经》中是坎卦，外阴内阳，是阳中之阴、天一之阴气。五脏中肾是属水的，所以"天癸"就是先天的肾水，是肾精的一部分。

天癸的一个重要功能，就是主管生孩子，一个人有了天癸就能生孩子，没有天癸就不能生孩子。它是一种促进人体生殖功能成熟、具备生育功能所必需的物质。人可以没有天癸，大不了不能生孩子；但人不能没有肾精，没有肾精这个人就活不了啦。肾精是人一生下来就有的，但天癸却不是一生下来就有的，它是肾中精气充盈到一定程度才产生的。因此，天癸来源于先天之肾精，具有化生精血的作用，从而使男女具有生殖能力。

我们来看岐伯的回答，他先回答了女子天癸的周期，是以七岁为周期的。

岐伯曰：女子七岁，肾气盛，齿更发长。

女子七岁的时候，肾气旺盛，表现为牙齿更换了，头发长得茂盛了。

牙齿和头发都是肾主管的，女同胞回忆一下你是不是七岁左右换牙齿的。

二七而天癸至，任脉通，太冲脉盛，月事以时下，故有子。

十四岁，天癸来了，这个时候任脉通畅，太冲脉旺盛，月经开始按时来潮，这时就有生育能力了。

这里说了十四岁女子来天癸，任脉和太冲脉都气血通畅旺盛。我们都听说过任督二脉，这里又提到太冲脉，也叫冲脉。这三条脉我把它称为"一源三流"，一个来源就是肾水，三条河流就是任脉、督脉、冲脉。这三条脉都起源于胞中（女子的子宫、男子的精室），然后从会阴出来，会阴在前后阴之间，也就是生殖器和肛门中间。一条叫任脉，从前面走，沿着腹部、胸部正中线到达咽喉部（天突穴），再上行到达下唇内，环绕口唇，与督脉相交；一条叫督脉，从会阴出来后向后面走，沿着腰部、背部、头部的正中线从下往上走，到头顶百会穴，继续往前往下一直到上嘴唇里面与上齿龈相接的地方（龈交穴），在这里与任脉接上了；第三条叫冲脉，从会阴出来后分为三条路线，其中一条，沿腹中线两侧0.5寸、胸中线两侧二寸，散布于胸中，所以女子十四岁第二性征乳房隆起，再向上行，经咽喉，环绕口唇，所以男子十六岁（男子天癸以八岁为周期）第二性征胡子长出来。这里我们主要提任脉和冲脉，因为这两条脉都与女人的生殖功能有关。任脉主要有调节阴经气血、调节月经的作用，冲脉又称血海，有调节月经的作用，冲脉和任脉旺盛了，月经才能正常排泄。

现在好多人解释"天癸"就是"月经"，有的大学老师上课也是这么讲的，这就错了！月经只是天癸的一种外在表现，它本身不是天癸，因为天癸是要保持的，而月经是要定期排泄的。大家想一想，我们现在的女孩子是不是十四岁来月经？不是，大部分都提前了，有的是大大提前了。什么原因？主要是因为现在孩子都喜欢吃高热量、高脂肪的食品，生活太享受，营养过剩而导致早熟。

三七，肾气平均，故真牙生而长极。

二十一岁，肾气充满了，表现为智齿长出来，人的身高也长到极点，发育到极点了。

智齿是哪颗牙齿？就是从正中的门牙往里数刚好第八颗牙齿。女同胞想一下，你是不是二十一岁左右长智齿的？如果你超过这个岁数还没长智齿，那要恭喜你，你还在发育。当然这是开个玩笑。

四七，筋骨坚，发长极，身体盛壮。
二十八岁，筋骨坚实，肌肉丰满，头发长得最茂盛，身体最强壮。

这也是天癸最盛时期，是怀孕生子的最佳时期。

五七，阳明脉衰，面始焦，发始堕。
三十五岁，阳明脉衰退了，面部开始憔悴，头发也开始脱落。

阳明脉要经过头面部，阳明脉的气血衰退，面部肯定要憔悴，头发也开始掉了。

六七，三阳脉衰于上，面皆焦，发始白。
四十二岁，三条阳脉气血都衰弱，整个面部都憔悴了，头发开始变白。

三条阳脉除了阳明脉外，还有太阳脉、少阳脉，这三条阳脉都经过头面部，所以面部全都憔悴，头发也变白了。那么怎样才能保持面部美丽、头发又不掉呢？当然要使这三条阳脉气血旺盛。教大家一个小方法，两个动作：第一，干洗脸，将自己的双手搓热，然后用整个手掌从下往上搓脸，然后往下，注意往上要用力，往下不要用力，反复做五分钟；第二，干梳头，弯曲十指插入头发，从前往后、从里往外梳头，做五分钟。坚持下去，能使头面部的气血旺盛。

七七，任脉虚，太冲脉衰少，天癸竭，地道不通，故形坏而无子也。

四十九岁，任脉气血虚弱，冲脉的气血也衰少了，天癸枯竭了，月经断绝了，所以形体衰老，失去了生育能力。

四十九岁左右正是女人的更年期。可是现在女人更年期普遍提前了，天癸枯竭时间提前了。天癸一枯竭，当然就不能生孩子了。

这是女人的天癸生理周期，而男人的天癸周期又有什么规律呢？请看下一讲。

男人的天癸周期

上一讲我们讲到黄帝向岐伯问的第二个问题：人生育孩子、繁衍后代有没有规律？岐伯回答：有。但男人和女人的生殖功能周期是不同的，女人以七岁为周期，男人以八岁为周期。这个周期的变化都是由"天癸"决定的。"天癸"是《黄帝内经》提出的一个重要概念，是一种主管人体生殖、像水一样的物质。上一讲我讲了女人的天癸周期。现在我们来看一下男人的天癸周期。

岐伯说——

丈夫八岁，肾气实，发长齿更。

男子八岁的时候，肾气充实，表现为头发长得茂盛、牙齿更换了。

男同胞回忆一下，你是不是八岁左右换牙齿的？

二八，肾气盛，天癸至，精气溢泻，阴阳和，故能有子。

十六岁，天癸产生了，精气盈满外泻了，遗精了，这个时候如果男女交合，就可以生孩子。

三八，肾气平均，筋骨劲强，故真牙生而长极。

二十四岁，肾气充满，筋骨强劲有力，智齿长出来，人的发育到极点了。

智齿，我上一讲说过就是从正中的门牙往里数第八颗牙齿。我问一下男同胞们，你是不是二十四岁左右长智齿的？如果你还没长，说明你还处于青春期，还在发育呢。当然这还是个玩笑，有人一辈了也不长智齿。

四八，筋骨隆盛，肌肉满壮。

三十二岁，筋骨丰隆坚实，肌肉丰满健壮。

这也是天癸最盛时期，是男人和女人交合生子的最佳时期。

五八，肾气衰，发堕齿槁。

四十岁，肾气衰退了，头发开始脱落，牙齿开始枯槁。

比较一下，女人第五个阶段，是说阳明脉衰，男人是肾气衰。男人的衰老从肾虚开始。

六八，阳气衰竭于上，面焦，发鬓颁白。

四十八岁，人体上部的阳气开始衰竭，面部枯焦，鬓发斑白。

还有一个说法是"花不花，四十八"，意思是四十八岁是人开始眼花的年龄，因为这个时候人体头面部的阳气都开始衰竭了，所以不仅面部枯焦、头发斑白，而且眼开始花了。

七八，肝气衰，筋不能动，天癸竭，精少，肾脏衰，形体皆极。

五十六岁，肝气衰退，筋骨活动不便，天癸枯竭了，肾脏精气衰少，形体疲惫不堪。

五脏中肝是主管筋的，肝气不足，不能养筋，筋骨活动就不便利，动作迟缓。这里还有一个说法，也就是女人没有的、男人特有的那根筋也失养，就会导致阳痿。男人和女人一样，到了第七个阶段，天癸也枯竭了。不过男人还可以再持续一个周期。

八八，则齿发去。肾者主水，受五脏六腑之精而藏之，故五脏盛，乃能泻。今五脏皆衰，筋骨解堕，天癸尽矣。故发鬓白，身体重，行步不正，而无子耳。

六十四岁，牙齿头发都脱落了，说明这时肾气大衰了。肾是主管水的，肾处在五脏最下方，接受五脏六腑的精气并且储藏它，肾藏精，所以五脏精气旺盛，肾脏的精气才能盈满溢泻。（因为精气除了与生俱来的"先天之精"外，还需要其他脏腑"后天之精"的补充。）而这个时候五脏的精气都衰竭了，筋骨懈惰无力，天癸竭尽了，因此鬓发斑白，身体沉重，走路不稳，更不能生育子女了。

男人和女人天癸竭尽的时间是"七七八八"，女人四十九岁、男人六十四岁，天癸没有了。我想起我上中学的时候，我们班上有一个男同学，他有个外号叫"八八"，就是因为他父亲是六十四岁生的他。大家肯定会质疑：难道男人六十四岁以后就不能生孩子了吗？这也是当年黄帝的疑问——

帝曰：有其年已老而有子者何也？

黄帝问：有的人年纪已经很老了但仍然能生孩子，这是什么原因呢？

岐伯曰：此其天寿过度，气脉常通，而肾气有余也。此虽有子，男不过尽八八，女不过尽七七，而天地之精气皆竭矣。

岐伯回答：这是因为他的先天禀赋很好，经脉气血仍然通畅，肾气有余，肾脏功能还没有完全衰退的缘故。但总体来说能生孩子的时间，男人一般不超过八八六十四岁，女人一般不超过七七四十九岁，因为这个时候体内的阴精和阳气都已经枯竭了。

这句中的"天地之精气"，"天地"就是阴阳，天为阳、地为阴；"精气"分开来看，精是属阴的，气是属阳的。

说到这里，男同胞们一定不服气吧，有的男人怎么八九十岁还能生孩子？不要急，你看黄帝已经替我们问了——

帝曰：夫道者年皆百数，能有子乎？

黄帝问：那些得道之人年纪到了一百岁还能生孩子吗？

岐伯曰：夫道者能却老而全形，身年虽寿，能生子也。

岐伯回答：那些得道之人不仅能做到防止衰老，并且还能保持身体的健康，所以年纪虽然老了，但还能生孩子。

所以能不能生孩子的关键就在于是不是得道。什么道？一般都理解为养生之道，这是不够的。按照《周易》的说法应该是三才之道，三才就是天、地、人，三才之道就是天道、地道、人道，人的养生之道，必须符合天地自然之道，人只有按照天地自然之道来养生，只有吸收天地自然的精气，才能延长天癸的周期。

对于天癸的周期"为什么女人以七为周期、男人以八为周期"这个问题，后人有很多解释，其中唐代著名医家王冰用《易经》阴阳和合的原理做了解释：七是少阳之数，八是少阴之数。女人为什么用少阳之数？因为女人本体是阴的，但只有阴而没有阳是不行的，所以要配一个阳数，这样就阴中有阳了。男人为什么用少阴之数？因为男人本体是阳的，但只有阳而没有阴是不行的，所以要配一个阴数，这样就阳中有阴了。我认为，这样解释有一点牵强。其实按照《周易》的说法，少男是艮卦，少女是兑卦，在九宫洛书中，少男艮卦所配的数字就是八，少女兑卦所配的数字就是七。可见《易经》象数义理已经揭示了男女"天癸"周期变化的秘密。

你想不想延长"天癸"周期？这并不是为了生孩子，而是为了延缓衰老、健康快乐地生活。

得道之人的四层境界

现在我们来看《上古天真论》的最后一段。这一段是黄帝的总结。他听岐伯说女人和男人的"天癸"周期是有定数的，也就是女人到了七七四十九岁、男人到了八八六十四岁，"天癸"这种主管生孩子的物质就消失了，但通过修炼是可以延长的，修炼功夫的高低决定了延长时间的长短。之后，黄帝按照得道的程度，把得道的人分为真人、至人、圣人、贤人四个等级、四层境界。下面我们就来看黄帝提出的四层境界。

第一层境界是"真人"——

黄帝曰：余闻上古有真人者，提挈（qiè）天地，把握阴阳，呼吸精气，独立守神，肌肉若一，故能寿敝天地，无有终时，此其道生。

黄帝说：我听说远古的时候有真人，能够掌握天地变化，把握阴阳规律，呼吸天地阴阳的精气，不凭借外物而独立守神，肌肉保持纯一洁净，所以他们能够像天地一样长寿，没有终结的时候，这就是因为得道而长生不衰。

我不知道大家看了这一段话有什么感受。如果大家熟悉《庄子·逍遥游》，一定会马上联想到《逍遥游》中"藐姑射（yè）山"上的"神人"："藐姑射之山，有神人居焉。肌肤若冰雪，绰约若处子。不食五谷，吸风饮露，乘云气，御飞龙，而游乎四海之外。"在遥远的姑射山上，住着一位神人，皮肤洁白像冰雪，体态柔美如处女，不食五谷，吸清风饮甘露，乘云气驾飞龙，遨游于四海之外。这个神人就是"真人"。"真人"这个词也是《庄子·大宗师》最早提出来的，指洞悉和把握宇宙和人生本真本原，真正觉悟、觉醒的人。"真人"是道家的最高人格形象，好比儒家所说的圣人，佛家所说的觉者（佛）。很明显《黄帝内经》深深受到先秦道家的影响，按照这一篇的标题《上古天真论》中"天真"的说法，真人就是保持"天真"之人。"真人者，体洞虚无，与道合真，同于自然，无所不能，无所不知，无所不通。"这是道教古书上给真人下的定义。

"呼吸精气，独立守神"成为后世练功的重要方法，练功首先就是要三调：调身，调息，调神。独立就是调身，可采用站桩方式；呼吸精气，就是调息，吸天地之精气，然后体内呼吸。我有一个师父是道教全真派的传人，他告诉我呼吸有二十一种，当然最主要是两种，就是顺呼吸、逆呼吸。

我这里先教大家一种顺呼吸的方法：全身放松，舌尖轻轻顶住上腭，先用鼻子吸气呼气，然后不要再注意鼻子，将所有的注意力集中在腹部，自然呼吸，不要用力。请大家先体会一下吸气时肚子是鼓起还是收缩。吸气的时候肚子是鼓起来，呼气的时候肚子是收缩。大家就这么关注腹部，你的所有意念、注意力不要离开腹部，意念随着它隆起而隆起，随着它收缩而收缩，慢慢体会。这种方法在小乘佛教叫"安那般那"，就是出息入息。只要关注呼吸就可以了，关注呼吸时腹部的隆起收缩，这样就会抛掉其他杂念，你的心就会慢慢静下来。

第二层境界是"至人"。"至"就是至高无上的"至"。

中古之时，有至人者，淳德全道，和于阴阳，调于四时，去世离俗，积精全神，游行天地之间，视听八达之外，此盖益其寿命而强者也，亦归于真人。

到了中古时代（中古比上古近一些），有了至人（"至人"这个词也是出自《庄子》，《庄子·天下》："不离于真，谓之至人。"在一定程度上和"真人"差不多），他们德性淳朴，保全大道，与天地阴阳相和谐，与春夏秋冬四时相协调，避开世俗的喧闹（原本指离开世俗，到深山老林中去隐修，这在今天对大多数人来说是不现实的；只要思想上离开世俗、超凡脱俗、保持宁静虚无的心态也是可以的）。积累精气保全神气，神游于天地之间，视觉与听觉能达到八方的极点，这些人能够延年益寿而且保持身体健壮，获得与真人差不多的效果。

第三层境界是"圣人"。这个"圣人"和儒家说的圣人是不同的，儒家"圣人"是最高人格形象，这里的"圣人"是道家第三层境界的人格形象。

其次有圣人者，处天地之和，从八风之理，适嗜欲于世俗之间，无恚嗔（huì chēn）之心。行不欲离于世，被服章，举不欲观于俗，外不劳形于事，内无思想之患，以恬愉为务，以自得为功，形体不敝，精神不散，亦可以百数。

其次有圣人，能够生活在天地和谐环境中，顺从八风的变化规律，使自己的嗜好适应世俗的习惯，没有恼怒怨恨之心。行为不离开世俗的一般准则，穿着和其他人一样的普通衣服，举止不让世俗之人嫉妒，在外不让忙碌的事务劳伤身体，在内没有患得患失的思想纷扰，以恬淡乐观为追求，以悠然自得为满足，形体不衰老，精神不散失，也可以活到一百岁。

第四层境界是"贤人"——

其次有贤人者，法则天地，象似日月，辩列星辰，逆从阴阳，分别四时，将从上古合同于道，亦可使益寿而有极时。

其次有贤人，可以效法天地大道，遵循日月运行，辨别星辰位置，顺从阴阳法则（"逆从"就是顺从，这个"逆"字原本既有抵触、不顺从的意思，又有迎接、顺从的意思），分别四时变化，追随远古真人的养生之道，他们的寿命也可以延长，但却有一定的限度。

比较一下这四层境界得"道"的程度。第一，从对待天地阴阳变化规律上看，真人是能够掌控，叫"提挈天地，把握阴阳"；至人是能够调和，叫"和于阴阳，调于四时"；圣人是顺从，叫"处天地之和，从八风之理"；贤人是效法，叫"法则天地，象似日月"。第二，从对待自己的行为处世上看，真人是"呼吸精气，独立守神，肌肉若一"，至人是"去世离俗，积精全神"，圣人是"外不劳形于事，内无思想之患，以恬愉为务，以自得为功"，贤人是"将从上古合同于道"。第三，从寿命的长短上看，真人是"寿敝天地，无有终时"，至人是"益其寿命而强者也，亦归于真人"，圣人是"形体不敝，精神不散，亦可以百数"，贤人"亦可使益寿而有极时"。

从这里可以看出，《黄帝内经》深受道家思想的影响，"真人""至人"都是《庄子》首次提出来的对得道之人的称呼，恬淡虚无、真气从之，呼吸精气、独立守神、积精全神、淳德全道等都是道家提出来的修炼方法。

《上古天真论》这一篇排在《黄帝内经》的第一篇，这是唐代王冰整理时挪动的。王冰本身就是个道家，道家重视生命，重视长生、养生，把《上古天真论》放在《黄帝内经》的开篇，表明它的重要性。对于道家，《黄帝内经》起到了承上启下的作用，继承并且发挥了老子、庄子、淮南子的生命思想和养生方法，成为汉代黄老道家的重要著作之一，被后世收入道教著作总集《道藏》中。

对于不同的季节又应该怎么养生呢？请看《黄帝内经·素问》第二篇《四气调神大论》。

四季养生的要点

春天养生

我用了九讲向大家介绍了《黄帝内经·素问》的第一篇《上古天真论》，讲得比较仔细。我在解读原文的前提下，加上了自己的感悟和发挥。在以后的原文解读中，我会尽量尊重原文，简要说出自己的理解。

从这一讲开始，我们就来学习第二篇《四气调神大论》。"四气"就是春夏秋冬四季之气，这一篇是讲四季养生的，但题目立足点在"调神"上。其实看了原文，你会发现讲"养神"的并不多，那为什么要用"调神"作为标题呢？我们看了原文就知道了。

春三月，此谓发陈。天地俱生，万物以荣。夜卧早起，广步于庭，被发缓形，以使志生，生而勿杀，予而勿夺，赏而勿罚，此春气之应，养生之道也。逆之则伤肝，夏为寒变，奉长者少。

春天三个月就是阴历的正月、二月、三月，也就是孟春、仲春、季春，大约是阳历的2月、3月、4月。春天这三个月，叫"发陈"，就是推陈出新，"发"就是启发、生发，"陈"就是陈旧，把陈旧的东西打发掉，新鲜的东西生发出来。春天是生命又一次轮回的开始。"天地俱生，万物以荣"，天地的阳气开始生发，世界万物开始欣欣向荣。

这时候应该怎样养生呢？

要"夜卧早起，广步于庭，被发缓形，以使志生"，首先就是要晚一点睡，早一点起床。为什么？因为春天阳气生发，万物兴起、舒展了，开始活动了，所以人也应该要让气血活动起来，要多活动筋骨，早一点起床，不要懒惰。白天是劳动、活动的时候，晚上是休息入睡的时候，日出而作，日落而息。春天比起冬天，白天长了，夜晚短了，所以人劳动、活动的时间也要长一点，休息入睡的时间也要短一点，所以"晚睡早起"。

早起之后做什么？要"广步于庭"，就是在庭院里面大踏步地走。"广步"就是迈开大步，然而现在城市里的人不可能都有那么大的庭院，怎么办？到公园去迈开大步走。对上班族来说，也可以在上班的路上大踏步地走。走路是最简便、最有效的运动方式。我如果问你会走路吗，你一定会说：谁还不会走路？我指的是运动走路，不是平时普通走路。运动走路要迈开大步走，两只手要甩起来，手抬起来的时候要超过头，走路的速度要适当加快。当然我上次讲过"不妄作劳"，不要累得气喘吁吁、大汗淋漓，要适可而止，交替地走，时而快走，时而慢走。

再看后面"被发缓形，以使志生"，原文写作"被"，其实通"披"，就是要披散开头发，不要束发、扎起头发，不要把头发束缚得紧紧的。古代男人也是束发的，今天是女人束发。冬天的时候要把头发扎起来，春天就要放下来。为什么？因为春天阳气生发了，万物舒展了，所以人也要舒展，要把头发松掉，让它吸收春天的阳气。"缓形"的"形"是形体的形，不是行动的行，不是慢慢行动，而是舒缓形体，就是不要穿紧身衣服，不要穿得紧绷绷的，要使形体放松。早上锻炼的时候也要穿宽松的练功服、灯笼裤，如果把身体束缚得紧紧的怎么锻炼？

春天披发缓形，目的是"以使志生"，就是可以让神志生发。神志就是精神、意志，这和我们今天讲的"神志不清"的神志不太一样，神志不清的神志偏于意识感觉，而《黄帝内经》讲的"神志"主要指精神意志、情志，有五种情志，我在以后篇章中再细讲。一年四季，阳气的变化规律是，春生、夏长、秋收、冬藏。"一年之计在于春"，春天是人的神志和情志生发的时候，所以不要压抑，要抒发。

"生而勿杀，予而勿夺，赏而勿罚，此春气之应，养生之道也。"意思是要使万物生发而不要伤害它，要给予不要夺取，要奖赏不要惩罚，这就是适应了春天阳气生发的变化规律，是调养人体生发之气的大法则。春天是生发的、向上的，所以对待万物也要生发、向上，要促使万物生机勃勃。有一句老话："劝君莫打三春鸟，子在巢中盼母归。"春天这个季节尤其要注意，不要伤害鸟儿，因为鸟儿的孩子还在窝里等着母亲归来，我们千万不要去伤害小生命。

春天，在五行属木，在五德属仁，木是温暖的，我们要保持一种温暖、仁爱、慈悲的心。对于别人，我们要像春天一样温暖，要用鼓励的态度，不要去惩罚他人，更不要伤害别人。举个例子，春节之后，员工们过完节回到各自单位，单位领导这个时候应该以鼓励为主，如果这个时候劈头盖脸地一顿训斥："你看看你去年这么简单的事情都出错，今年可不能这样。再这样你这岗位就保不住了。"可以想象这个员工会有多郁闷，工作肯定受影响。所以春天做任何事情都应该"生而勿杀，予而勿夺，赏而勿罚"。

可能大家都听说过这样一句话："女子伤春，男子悲秋。"这是什么意思呢？就是冬去春来，冬天属阴，春天属阳，从阴过渡到阳，是阳气开始发动的时候。这个时候，不管是男性、女性，心情也都开始"发动"了，女性更容易"伤春"或者叫"怀春"。春天有一个节日，三月三，也就是上巳节。这一天男男女女要到水边清洗、沐浴。上巳节又称女儿节。杜甫《丽人行》有诗句："三月三日天气新，长安水边多丽人。"这一天男女是可以合法私奔的，后来三月三演变成男女相会的节日，男女聚会，谈情说爱。所以这一天才是中国的情人节。

如果春天没有按照生发之气来养生，那会出现什么后果呢？请看原文："逆之则伤肝，夏为寒变，奉长者少。"违背了这个法则，就会使肝脏之气受到伤害，到了夏天就会演变为寒性疾病，提供给夏天的阳长之气就减少了。春天对应五脏中的肝脏，或者说肝气与春天之气相通，春天是木旺的时候，要注意养肝。如果春天没有按照生发之道来养生，必然影响到肝。肝的功能就像春天的树木，肝气的特征就是像春天一样，要求调达、上升、舒发。所以这个时候气机要升发、精神要畅快，这样才有利于肝气的舒展。如果精神不畅快，气机不升发，人就容易抑郁、烦闷、焦虑。中医讲肝在志为怒，心情郁闷就容易发怒，怒则伤肝，发怒还会引起各种疾病。怒气可以使气血上涌，严重的时候会引起吐血，甚至昏厥。所以春天是抑郁症的高发期。

春天的养生还关系到下一个季节。春天是阳气刚开始生发，叫少阳，如果少阳之气没有养好，不能正常上升，不但产生肝的疾病，还会影响到下一个季节，会使夏天阳气不足，所以就会发生寒性病变。夏天为太阳，本来应该是阳气最足的，如果阳气不够，阳虚了，当然就产生寒性病了，比如腹泻。如果用五行相生的原理来解释，春天属木，夏天属火，木能生火。现在木没有养好，就会影响到下一阶段的火，火一旦弱了，就会引起寒性的病变。

那么到了夏天又应该怎样养生呢？请看下一讲。

夏天养长

上一讲我讲了《四气调神大论》中的春天养生，春天养生的基本原则就是调养"生发"之气，那夏天又应该怎样养生呢？

夏三月，此为蕃秀。天地气交，万物华实。夜卧早起，无厌于日，使志无怒，使华英成秀，使气得泄，若所爱在外，此夏气之应，养长之道也。逆之则伤心，秋为痎（jiē）疟，奉收者少，冬至重病。

夏天三个月为阴历的四、五、六这三个月，叫作孟夏、仲夏、季夏，大约是阳历的5月、6月、7月。夏天这三个月，叫"蕃秀"，"蕃秀"就是万物繁荣秀丽，比起春天，夏天的阳气更加旺盛了，万物更加繁荣茂盛了。天地之气开始上下交合，天气下降，地气上升，阴阳之气相交，树木开花、结果。"华"通"花"，"华实"就是开花、结果实，一派繁荣美丽的景象。

在这种自然气候里，应该怎样养生呢？

要"夜卧早起，无厌于日"，就是晚一点睡，早一点起。春天是"夜卧早起"，夏天也是"夜卧早起"，都是晚睡早起，那么这两者有区别吗？有！夏天比春天要更晚一点睡，更早一点起。为什么呢？因为到了夏天，白天更长、夜晚更短了，所以人的养生也要与这种阴阳变化规律相呼应，要睡得再晚一些，起得再早一些。

当然这里的晚睡早起，是就古人的作息时间而言的，古人"日出而作，日落而息"，不是指现在大部分人晚上十一点左右睡觉，再晚一点睡，到晚上十二点、凌晨一点再睡，那肯定是不行的。我在《上古天真论》里说过：睡眠必须在晚上十一点也就是子时之前入睡，要保证子时的深度睡眠。当然我要强调一下，一定要根据当地的时间，而不能一概用北京时间，比如夏天北京五点左右日出天亮，黑龙江三四点就日出了，新疆要六七点才日出；北京晚上七点多日落，黑龙江晚上八点左右日落，新疆晚上九点甚至十点才日落。

夏天是炎热的，赤日炎炎似火烧。这个时候，要"无厌于日"，有两种解释。一种是不要讨厌夏天的太阳。夏天虽然比较热，但不要老躲在家里，害怕阳光。最好还是采用自然的避暑方法，在户外阴凉的地方乘凉。尤其是现代人总是待在空调房里，待在那种人工营造出来的冷环境中，这样反而对人体不好。要自然避暑，可以到树荫下面、小河旁边。在这种自然的环境下出点汗，对人体是有利的。如果你总是躲在空调房子里面，不断地吹着冷风，喝着冷饮，这种阴寒之气就会伤害阳气，把汗都闷回去，体内的浊气发泄不出来，这样毛病就出来了。第二种解释：不要厌恶白天。夏天是炎热的，白天的时间又很长，容易产生厌倦、厌恶心理，要保持心情的愉快。

要"使志无怒，使华英成秀"。夏天最容易使人发火，夏天阳气上升，人气也上升，夏天属火，天气的炎热使人容易激动、发怒、发火。发怒容易使阳气过盛，气血上冲，所以应该戒怒，保持心情的平静，使人的精神充沛、精力旺盛。"华英"本来的意思是开放的花，"华"通"花"，"英"也是花。大家还记得陶渊明《桃花源记》上有一句"芳草鲜美，落英缤纷"吧，落英就是落花。"使华英成秀"意思是使鲜花开得美丽，这里是比喻的说法，"华英"比喻人的精神，使精神之花开放得更加秀美，意即夏天要保持精神充沛、精力旺盛。

接下来说"使气得泄，若所爱在外"，让过剩的气泄掉一些，因为夏天自然界的阳热之气太过了，人体内的阳热之气也太过了，所以得往外散掉一些，该出汗时，就要出汗。现在不少年轻人一到夏天就喜欢躲在空调房里，二十四小时开着空调，空调温度设得很低，不愿意出汗，这对身体是不利的。另外，我们还要适当地把自己的情绪发泄出来，使得体内的阳气能够向外宣通、发泄出来，不要把心中的阳气憋在身体之内。但发泄也不能太过分，如果过分的话，阳气就会亏损。我们采用的养生方法是适应自然而不是逆自然而行，要注意阴阳的平衡，宣泄适度。要注意情绪不要激动，要让它慢慢释放。有一个词"苦夏"，就是说夏天的时候很苦，原因就是阳气太盛，天气太热。这个时候，既要让阳气生发，又要注意不能让阳气过度发散。

"若所爱在外"就是对外在事物要喜爱，这是说心情问题，到了夏天，人们一般不爱出门了，封闭自己，这是不对的。对外面的世界还是要保持浓厚的兴趣，要有爱，要使自己的情绪舒展、精神愉悦，不要抑郁，这样阳气才能生长，精力才能旺盛。

"此夏气之应，养长之道也。"这是适应夏天气候的变化，是调养人体盛长之气的大法则。春天是"生"，生发；夏天是"长"，盛长，在程度上比春天更进了一步。

"逆之则伤心，秋为痎疟，奉收者少，冬至重病。"如果违背了这个养生的法则就会伤害心气，到了秋天就会发生疟疾，提供给秋天收敛的能力就减少了，到了冬天还会重复发病。按《黄帝内经》的理论来说，夏天对应的是心，或者说心气通于夏。所以夏天要注重养心，如果心气没有养足的话，就会伤"心"，伤害心气。这个季节心气没养好就会影响到下一个季节，春天没养好会影响到夏天，夏天没养好会影响到秋天，秋天是要收敛的，收敛的功能就会减弱。夏天阳热之气要适当地发散掉，如果没有发散掉，郁积在体内，到了秋天和秋凉之气交集在一起，就容易得寒热交替的疾病，一会儿觉得冷，一会儿觉得热。夏天是火热的，秋天转凉了，自然界寒热交替，人体内也寒热交替，到了冬天还可能会重复发病。

总结一下，夏天阳气比春天更往外生发了，所以人的气息也要向外宣发，人体的养生也要更加伸展，达到天人合一的和谐状态。这就是夏天的养生原则——"养长之道"。夏天人的精神要和旺盛的自然阳气一样保持积极活跃和充沛的状态，但是又不能过分亢奋。要保持良好的、平衡的心态，适当地释放自己的精力。

夏天重在养心，心在志为喜，心气容易亢奋，要注意避免情绪波动，不要大喜或者大悲。情绪激动往往会导致心脏病、心脑血管疾病的发作，重者会引发生命危险。所以夏天更要注意保养心气，不要大喜大悲，避免伤心。

夏天养生就讲到这里。下一讲我们讲秋天的养生。

秋天养收

前面两讲我讲了《四气调神大论》中春天和夏天的养生，下面我们来讲秋天的养生。

秋三月，此谓容平。天气以急，地气以明，早卧早起，与鸡俱兴，使志安宁，以缓秋刑，收敛神气，使秋气平，无外其志，使肺气清，此秋气之应，养收之道也。逆之则伤肺，冬为飧（sūn）泄，奉藏者少。

秋天三个月就是阴历七月、八月、九月，叫孟秋、仲秋、季秋，相当于阳历的8月、9月、10月。秋天叫"容平"，也就是万物已经成熟了，各种事物开始归于平静、平定了，不再长了。春天和夏天都是生长的季节，到了秋天开始转变了。从阴阳属性来说，春夏都是属阳的，秋冬是属阴的。秋天"天气以急"，是指天气开始变得峻急了，不像春天那么柔和，也不像夏天那么炎热、湿热了，天气劲疾、转凉；"地气以明"指大地上的万物开始清肃、清明。这时候天高云淡，暑湿之气一扫而光，万物变得清爽起来。秋天是清爽的，也是肃杀的，秋风扫落叶："无边落木萧萧下，不尽长江滚滚来。"但秋天又是绚丽的，五彩斑斓，秋天是收获的季节。

这时候要怎样养生呢？

要"早卧早起，与鸡俱兴"，早睡早起，和鸡活动的时间大体一致。这点和春夏大不相同，春夏都要"夜卧早起"，就是晚睡早起，秋天却是早睡早起。为什么？这是为了适应秋天的变化，因为秋天属于"阴气开始长，阳气开始衰"的季节。春夏基本上都是白天长一些，晚上短一些，过了夏至白天越来越短，晚上越来越长，秋分之后晚上长白天短了，所以作息安排上也应该增加睡眠的时间，减少工作的时间，这样才能与天地自然之气保持统一，早一点睡就是为了养气。

那么早睡早起的标准是什么呢？这里提出可以按照鸡的起居时间为标准，要像鸡一样活动。鸡有一个特征，天一黑就要休息，天不亮就要起来。它白天的视力很好，到了晚上视力就不行了，因此鸡只要一天黑就蹲到鸡窝里去休息了。大家都知道有个成语叫"闻鸡起舞"，是说东晋时期名将祖逖（tì）年轻时和他朋友在半夜听到鸡鸣，他朋友觉得不吉利，祖逖说干脆我们起床舞剑吧。以后，他们每天都是半夜鸡鸣就披衣起床，拔剑练武。鸡鸣应该是什么时候？是丑时，也就是一至三点。到了秋天我们也应该在丑时至寅时也就是三至五点起床，这叫"寅兴亥寝"。这样就和鸡的起居规律一样了。

"使志安宁，以缓秋刑，收敛神气，使秋气平，无外其志，使肺气清，此秋气之应，养收之道也。"在情志调养上，秋天也应该是收敛的，"使志安宁，以缓秋刑，收敛神气"，要使得我们的情志安逸宁静。按照天气规律，春夏为阳，秋冬为阴。阳气上升，所以在春天、夏天，我们的情绪要往上升；阴气下降，所以到了秋天、冬天，我们的情绪就要往下降。情志往下降，我们的心态就逐渐获得安宁和安逸，以此缓和秋天肃杀之气对人体的影响。秋天要收敛人的神气，不要让神气往外泄，这样可使秋天的肃杀之气得到缓和，使得肺气保持清净。这就是秋天的养生原则，也就是秋天要"养收"。

"逆之则伤肺，冬为飧泄，奉藏者少。"如果违反了这个道理，就会损伤肺气，秋天肺气损伤了，就会在下一个季节——冬天受到影响，导致冬天容易患上一种叫"飧泄"的病。"飧"原是指傍晚吃东西，后来引申为"完谷不化"，也就是吃进去的食物不消化。不消化之后就容易发生腹泻。这是为什么？因为秋天要收，冬天要藏，收是藏的基础，秋天的阳气应当收但没有收住，到了冬天阳气要藏也藏不住，这是因为"奉藏者少"——提供给冬天潜藏的能力减少了。所以就会出现阳虚腹泻的病证。

总结一下，秋天养生要注意两点。

第一，收敛神气。秋天阳气开始收敛，神气要收敛，精神要安宁，思维要平静，精神不要向外张扬，这样才能适应秋天肃杀、阳气收敛的气候变化。

我们都听说过一个词叫"秋后问斩"，秋天是古时候行刑的季节，为什么要选择在秋天？因为秋风萧瑟，万物凋落，有一种肃杀之气，这个时候最适合对罪犯用刑、惩罚。还有一个词叫"秋后算账"，也有类似的意思。

我在讲春天养生的时候说过一个谚语"女子伤春，男子悲秋"。其实男女到了秋天都容易"悲秋"。在古代，往往是在秋天时候征兵，这时候，男子阳气也随着秋天之气往下降，若是此时出征奔赴远方战场，更充满了悲凉之情。

"秋风秋雨愁煞人"，秋天容易使人情绪低沉，多愁善感，尤其是老年人，常有萧条、凄凉、垂暮之感，如果遇上不称心的事，极易导致心情抑郁。所以在精神调养上以"收"为要，做到"心境宁静"，这样才会减轻肃杀之气对人体的影响。如何才能保持心境清静呢？简单地说，就是要"清心寡欲"。私心太重、嗜欲不止会破坏神气的清静。在现实生活中，人们则要把精力多用在工作上，而不要"争名在朝，争利于市"，多做好事，多做奉献。以一颗平常心看待自然界的变化，或外出秋游，登高赏景，心旷神怡；或静练气功，收敛心神，保持内心宁静；或多接受阳光照射，转移低落情绪。

第二，养肺养阴。秋天是肺气当值的时令，肺的功能在秋季表现最强，但秋季又是肺最容易受伤的时候。所以要注意保护肺脏，预防慢性支气管炎等肺部疾病。秋天的主气是"燥"，气温开始降低，雨量减少，空气湿度相对降低，气候偏于干燥。秋天干燥的气候极易损伤肺阴，从而产生口干咽燥、干咳少痰，皮肤干燥、便秘等症状，重者还会咳中带血，所以秋季养生要防燥。

立秋之后应尽量少吃寒凉食物或生食大量瓜果，尤其是脾胃虚寒者更应谨慎。少吃辛辣刺激油腻类食物，要多喝水，以补充夏季丢失的水分。运动时避免大汗淋漓，汗出过多会损人体之"阴"。秋天可以多吃一些养肺滋阴的食物，如银耳、蜂蜜、燕窝、芝麻、核桃、藕、秋梨等。

冬天养藏

我们已经了解了《四气调神大论》中春天、夏天、秋天三个季节的养生方法，现在我们来看一看冬天的养生。

冬三月，此谓闭藏。水冰地坼（chè），无扰乎阳，早卧晚起，必待日光，使志若伏若匿，若有私意，若已有得，去寒就温，无泄皮肤，使气亟夺，此冬气之应，养藏之道也。逆之则伤肾，春为痿厥，奉生者少。

冬天三个月分别为孟冬、仲冬、季冬，就是阴历的十、十一、十二这三个月，相当于阳历的11月、12月、1月。冬天三个月，是万物生机潜伏封藏的时候，河水结冰、大地冻裂。描绘冬天的唐诗名句有"千山鸟飞绝，万径人踪灭""千里黄云白日曛，北风吹雁雪纷纷"等。

在这种环境里怎么养生呢？

要"无扰乎阳，早卧晚起，必待日光"，就是不要扰动阳气，因为冬天阳气最弱，阳气是闭藏的，所以人也要随着阳气的闭藏而闭藏，不要扰动阳气。

应该"早卧晚起"，早一点睡，晚一点起床。秋天是"早卧早起"，冬天和秋天虽然都是早卧，但要比秋季的睡眠时间还要早一点。起床时间和秋天不同，也和春天、夏天不同，这三个季节都要求"早起"，唯独冬天要晚起，晚到什么时候呢？"必待日光"，一定要等到太阳出来再起床。为什么这个季节要"早卧晚起"呢？因为这个时候比秋天的夜晚还要长一些，白天还要短一些。所以我们要适应气候的变化，要等到太阳出来的时候再起床。

日出时间指太阳每天从东方地平线升起的时间，各地是不同的，一定要根据当地的时间。古人对一天十二时辰有特殊的称呼，比如：子时（晚上11：00—凌晨1：00）叫夜半；丑时（凌晨1：00—3：00）叫鸡鸣，秋天"早卧早起，与鸡俱兴"就是指鸡鸣丑时起床；冬天"早卧晚起，必待日光"，日出是卯时（早上5：00—7：00）。其余还有几个带"日"的称呼，如日中是午时（中午11：00—1：00），日昳（dié）是未时（下午1：00—3：00），日入是酉时（下午5：00—7：00）。冬天日出卯时起床，可以避免寒气的侵袭。

冬天调神的原则是"使志若伏若匿"，伏是潜伏，匿是隐藏，就是说要使自己的神志、意志、情绪埋伏在那里，安安静静，不要扰动，不要张扬。什么叫潜藏呢？这里打了两个比喻，用了两个"若"："若有私意，若已有得"，就好像是有隐私一样，又好像是获得了珍宝一样。我们有了隐私、私情是不可能轻易告诉别人的，有了稀世珍宝也不肯轻易示人。这两个比喻既是说要把情志潜伏隐藏在那里，又隐含有自得其乐的意思。冬天天气冷，阳光少，人们基本上都待在家里，如果还不保持一个好心态，就容易生病。现代研究表明，抑郁症和阳光有反向关联，阳光越少，光线越阴暗，阴暗时间越长，抑郁症发病就越多；而晒太阳对抑郁症患者有良好的作用。所以冬天虽然情绪要平静，但不能悲观，要平和、知足常乐、自得其乐，保持乐观心态。

冬天要"去寒就温，无泄皮肤，使气亟夺"，就是要避免严寒，保持温暖，不要让皮肤毛孔舒张、出汗，否则就会使得闭藏的阳气散失掉。冬天气候寒冷，寒气凝滞收引，容易导致人体气机、血运不畅（阴阳调和才是最好的健康、快乐、长寿的"圣度"——神圣法则），而使许多旧病复发或加重，特别是中风、脑出血、心肌梗死这些疾病，在寒冷季节发病率明显增高，死亡率急剧上升，所以要特别注意保暖。

"此冬气之应，养藏之道也。"这就是适应冬天的阴阳变化规律，是"养藏"之道。（冬天要收藏，所以是"养藏"之道。）

如果违背了这个养生原则，会产生什么后果呢？"逆之则伤肾，春为痿厥，奉生者少。"违背了就会损害到肾脏，那么到了来年春天就会出现一种叫"痿厥"的病，提供给春天生发的能力就减少了。《黄帝内经》认为，肾主水，冬天属水。因此这个时候要保养肾气。肾是藏精的，一个人的肾精是人体强壮的根本，如果在冬天肾精养护得不好，那么在来年就会发生"痿厥"之病。什么叫"痿厥"呢？就是指手脚软弱、发冷，气血厥逆，主要表现为足痿弱不收，就是脚痿弱无力，伸在那里收不回来，不能随意运动。这个病就是由于冬天肾脏的阳气没有养好，导致春天阳气虚所造成的。按照五行相生的原理，冬天为水，春天为木，水生木，现在冬天的水不足，那么滋养树木的能力也就减弱了，春天一定会得病。

总结一下冬天的养生，主要注意两点。

第一，神志要潜藏。大家都知道，有一些动物在冬天的时候会冬眠，对于我们人类来说，机体本身不用冬眠，但我们的精神在冬天的时候是要"冬眠"的，我们的精神要处于一种休息、静养的状态。要平静，不要妄动。但平静不等于低沉，更不等于悲观，而是要保持一个好心态，要平和，要以静为乐、自得其乐、知足常乐，总之是平静乐观。

第二，要注意养肾。肾藏精，"精者，生之本也"。精是生命的根本，人体的健康、人的衰老与寿命的长短在很大程度上取决于肾气的强弱。精气流失过多，会有碍"天命"。所以要养精保肾，节制性生活，防止纵欲过度，伤其肾精。冬天气温较低，肾又喜温，所以可以多吃一些温性的补肾食品，比如核桃、枸杞、黑芝麻、龙眼肉、羊肉等。

有一种说法叫"冬令进补，三春打虎"。冬天是体虚之人进补的大好季节。冬令进补的传统习俗，源自于《易经》。冬天有个重要的节气叫冬至，在每年阳历的 12 月 23 日左右，这一天，白天最短，夜晚最长，是一年中阴气到尽头，阳气开始发动的时候。"冬至一阳生"，在《易经》中是复卦，表示一阳来复，正是补阳气、补虚的大好时机。但"虚"的原因各不相同，有的人气虚，有的人血虚，有的人阴虚，有的人阳虚，因此进补时要因人而异。就肾虚而言，又分为肾阴虚、肾阳虚等多种类型，所以一定要了解自己该不该补，属于什么体质，千万不要胡乱进补。

最后，我教大家一种养肾的方法：肾俞按摩法。肾俞这个穴位在什么地方呢？很好找，在后腰，在命门穴的两侧，命门穴在肚脐眼正对的后方，在它两侧旁开1.5寸的地方就是肾俞穴。1.5寸也就是两个手指并拢横放的距离。这个穴位是肾气输注于背部的穴位。按摩时先将两手搓热，两手竖着放，两手掌心劳宫穴分别对准一左一右两个肾俞穴，然后上下搓，搓五分钟，将肾俞搓热。坚持每天去做，对保肾养肾必有好处。

总结一下四季养生总原则：春天是养生——生发，夏天是养长——盛长，秋天是养收——收敛，冬天是养藏——潜藏，春夏秋冬对应生长收藏。

四季的每一个季节的养生讲完了，那么四季养生有什么总体规律？又有什么哲学智慧呢？请看下一讲。

不治已病治未病

现在我们继续讲《四气调神大论》，在分别讲完春夏秋冬四季养生以后，自然要做一个总结。总结分为两段，第一段是天气对人的总体影响，第二段是四时阴阳的总体法则。

先看第一段——

天气，清净光明者也，藏德不止，故不下也。

天气是清净光明的，天德是藏而不露又运行不止的，所以才能永远保持它内蕴的力量而不会下泄。

这里强调了天本来是大光明的，这种大光明自然存在，不必要彰显，如果太明亮了，那么一定会盖过太阳、月亮的光明，这就叫"天明则日月不明"，这样邪气就会乘虚而入，阳气闭塞不通，地气就会上冒而遮蔽光明，云雾弥漫，使得雨露不能下降，天地之气不交，万物的生命就不能绵延，自然界高大的树木也会死亡。恶劣的气候发作，风雨不时而作，雨露当降而不降，草木不得滋润，生机堵塞，茂盛的禾苗也会枯萎。由于天地四时的变化失去了秩序，违背了正常的规律，致使万物的生命未及一半就夭折了。怎么办呢？

唯圣人从之，故身无奇病，万物不失，生气不竭。

只有圣人能适应自然变化规律，注重养生之道，所以身体不会有大病，自然万物不会有损失，人的生机也不会衰竭。

就四季养生而言——

逆春气则少阳不生，肝气内变。

违背了春生之气，那么少阳就不会生发，就会导致肝气内郁而发生病变。

逆夏气则太阳不长，心气内洞。

违背了夏长之气，太阳就不能盛长，就会导致心气内虚（"洞"就是空洞、空虚）。

逆秋气则太阴不收，肺气焦满。

违背了秋收之气，太阴就不能收敛、不能清肃，就会导致肺热叶焦而胸部胀满。

逆冬气则少阴不藏，肾气独沉。

违背了冬藏之气，少阴就不能潜藏，就会导致肾气消沉。

如果按照阴气的多少来看，这里讲的秋天之气应该是少阴，冬天之气应该是太阴。但如果按照经络和脏腑相互对应来看，手太阴是肺经，足少阴是肾经。前面的少阳是足少阳胆经，胆和肝是表里配合的关系，叫肝胆相照；太阳是手太阳小肠经，小肠和心是表里配合关系。

这段话把天之气和人之气做了比较，天之气是含而不露、藏而不彰，如果彰显，日月就会暗淡无光，万物就会枯萎夭折；人的真气也应该收藏而不能泄漏，如果泄漏，那么虚邪就会侵入人体，人就会得病甚至死亡。所以人的真气运行也应当与天气的运行相合，天地之气要上下相交，人的阴阳之气也应该上下相交。天地之气表现为春夏秋冬四时，分别对应人的肝心肺肾四脏，四时之气影响到四脏之气，所以人要顺应四时之气的变化来养生，否则就会发生病变。

我们再来看第二段——

夫四时阴阳者，万物之根本也。……故阴阳四时者，万物之终始也，死生之本也。

两次对"四时阴阳"做出判断，用了"……者，……也"的判断句式，春夏秋冬四时阴阳是万物的根本，是万物从开始到终了、从生到死的根本。这两个判断句是两个哲学命题，哲学是研究终极问题、根本问题的。《黄帝内经》将阴阳四时看成是万事万物周期变化、万事万物生存和死亡的决定性原因、最根本的原因，所以人只能按照四时阴阳规律来生活。

所以圣人春夏养阳，秋冬养阴，以从其根，故与万物沉浮于生长之门。逆其根，则伐其本，坏其真矣。……逆之则灾害生，从之则苛疾不起。

所以圣人春夏时节养阳气，秋冬时节养阴气，顺从了万物发展的根本规律，就能与万物一同经历生、长、收、藏的生命过程。如果违背了这个规律，就会砍伐生命的根本，破坏身体的真气。……违背它就发生灾害，顺从它就不会发生疾病。

"春夏养阳，秋冬养阴"是四季养生的总原则，究竟怎么养？有人说是春夏要增加阳气、秋冬要增加阴气，但这样一来，不是春夏阳气过分旺盛、秋冬阴气过分旺盛了吗？于是又有人说是春夏要减阳补阴、秋冬要减阴补阳，这样就阴阳平衡了。其实这些说法都没有领会《黄帝内经》的本义。结合前面说过的四季养生，我们应该看到，"春夏养阳"其实就是春天养生——生发、夏天养长——盛长，"秋冬养阴"其实就是秋天养收——收敛、冬天养藏——潜藏。

这才叫"得道"（"道"就是四时阴阳的大根本、大规律、大法则）。

道者，圣人行之，愚者佩之。

圣人按照道来实行，愚蠢的人违背道、不按道来实行（注意原文中"佩"不是佩服，而是通"背"字，是违背的意思）。

从阴阳则生，逆之则死；从之则治，逆之则乱。反顺为逆，是谓内格。

　　顺从阴阳的消长规律就能生存，违背了它就会死亡；顺从了它就会平安，违背了它就会紊乱。如果背道而行，把正常的变成不正常的，就叫"内格"。

　　内格就是身体内部与外部自然环境相格拒、相阻隔，也就是内脏之气和四时阴阳之气相阻隔，不能交流，不能协调，那当然就是一种严重疾病了，会有生命危险。

　　这一篇的最后总结说——

是故圣人不治已病治未病，不治已乱治未乱，此之谓也。夫病已成而后药之，乱已成而后治之，譬犹渴而穿井，斗而铸锥，不亦晚乎？

　　所以圣人——真正高明的医生，不治已经得的病而治还没有得的病（就是不等病已经发生再去治疗，而是在疾病发生之前就治好了），如同不等到混乱已经发生再去治理，而是在混乱还没有发生之前就治理好了。如果疾病已发生再去治疗，混乱已经形成再去治理，那就如同已经口渴了再去挖井，已经进入战斗了再去制造兵器，那不是太晚了吗？

　　这里提出了一句至理名言："不治已病治未病。""治未病"就是让你不得病，不是说中医不能治疗已经得的病，而是说中医的伟大之处在于，在你的病还没有形成的时候就让你不得病。

　　大家都听说过古代有个神医叫扁鹊，《史记》曾记载他以神奇医术为齐桓侯诊病的故事，使虢（guó）太子"起死回生"的故事。《鹖冠子》记载，有一次魏文侯曾求教于扁鹊："你们家兄弟三人，都精通医术，谁是医术最好的呢？"扁鹊："长兄最善，中兄次之，扁鹊最为下。"（"大哥最好，二哥次一些，我是三人中最差的一个。"）魏文侯很纳闷地说："请你介绍得详细些。"扁鹊解释说："我大哥治病，是在病情发作之前就铲除了病因，所以他的名气无法传出去，只有我们家的人才知道。我二哥治病，是在病情初起之时就把病人治好了，所以他的名气只有本乡的人知道。而我治病，是在病情严重之时，一般人都看到我在经脉上扎针、放血，在皮肤上敷药，做大手术，所以以为我的医术高明，名气因此响遍全国。"魏文侯大悟。

扁鹊三兄弟其实代表了医者的三个层次，大哥治未病叫"上医"，二哥治欲病（刚刚发作还在苗头阶段的病）叫"中医"，扁鹊治已病叫"下医"。所以有一句话叫"上医治未病，中医治欲病，下医治已病"。

"治未病"不仅是一个伟大的哲学观念，而且是一个伟大的工程！"治未病"包含有三层意思：第一是未病先防，没有病的时候要预防它；第二是已病防变，已经有病了，那么就防止它进入下一个阶段；第三，是病后防复发，即病人的病治好了以后，防止复发。这都属于治未病的范围。

据中国社会科学院的一项调查研究：目前我国主流城市的白领亚健康比例高达76%，处于过劳状态的白领接近六成，真正意义上的健康人比例不足3%。你看针对亚健康人群，"治未病"显得多么重要！

《黄帝内经》 防百病

五脏要怎么养

五脏的主人是谁？

这一讲我们要学习《五脏生成篇》。我们先看这一篇的题目《五脏生成篇》，大家发现一个问题没有？前面的题目都有一个"论"字，比如《上古天真论》《四气调神大论》等，而这一篇的题目没有这个"论"字，为什么呢？只要看一看这一篇的内容就知道了，这一篇没有出现黄帝问、岐伯答的文字。不是两个人的谈论，所以没有用"论"字。这一篇是直接说理。

说什么呢？从题目上看是说五脏的生成，也就是五脏之间是怎样生成、怎样制约的，这一篇讲了五脏与五体、五味、五色、五脉的关系，尤其是讲了怎样从色脉上观察五脏的变化。我们先看开头，讲五脏的关系——

心之合脉也，其荣色也，其主肾也。肺之合皮也，其荣毛也，其主心也。肝之合筋也，其荣爪也，其主肺也。脾之合肉也，其荣唇也，其主肝也。肾之合骨也，其荣发也，其主脾也。

　　　　　　　　　　　　第二章　《黄帝内经》防百病

"心之合脉也，其荣色也，其主肾也。"与心相配合的是脉，心的荣华体现在面部色泽，制约心的是肾。"合"是配合之意。"荣"，是荣华之意，这里指精华在人体外部的反映。"心其华在面，其充在血脉"，就是说心的情况可以从面部表现出来，心主管血脉。"其主肾也"意思是，心的主人是肾，这是什么意思呢？主人是控制、管理、制约仆人的，心的主人是肾，心就是肾的仆人，就要受肾的管制、制约。心属火，肾属水，水能克火，火畏于水，心火被肾水所制，心要受到肾的制约。当然心和肾是互相作用，互相制约，才能维持正常的生理活动。肾中真阳上升，能温养心火；心火能制肾水泛滥而助真阳；肾水又能制心火，使不致过亢而益心阴。这种关系，也称水火既济、心肾相交。否则就是"心肾不交"或"水火未济"，就会出现心悸、心烦、失眠、多梦、五心烦热，或男子梦遗、女子梦交等症状。

"肺之合皮也，其荣毛也，其主心也。"与肺相配合的是皮，肺的荣华表现在汗毛，肺的主人是心，也就是说制约肺的是心，因为肺属金，心属火，火克金，所以心可以制约肺。

"肝之合筋也，其荣爪也，其主肺也。"与肝相配合的是筋，肝的荣华体现在爪甲，肝的主人是肺，也就是说制约肝的是肺，因为肝属木，肺属金，金克木，所以肺可以制约肝。

"脾之合肉也，其荣唇也，其主肝也。"与脾相配合的是肉，脾的荣华表现于唇，脾的主人是肝，也就是说制约脾的是肝，因为脾属土，肝属木，木克土，所以肝可以制约脾。

"肾之合骨也，其荣发也，其主脾也。"与肾相配合的是骨，肾的荣华在头发，肾的主人是脾，也就是说制约肾的是脾，因为脾属土，肾属水，土克水，所以脾可以制约肾。

此段文字说的是五脏（肝、心、脾、肺、肾）的制约生成，五脏对应的五华（爪、面、唇、毛、发），对应的五体（筋、脉、肉、皮、骨）。

五脏与五华、五体、五主、五味的关系

五行 配属	木	火	土	金	水
五脏	肝	心	脾	肺	肾
五华	爪	面	唇	毛	发
五体	筋	脉	肉	皮	骨
五主	肺	肾	肝	心	脾
五味	酸	苦	甘	辛	咸

这一篇出现"其主"的说法，值得注意。这种主人制约仆人的说法怎么体现呢？我们从饮食五味中可以看出来。我们已经知道《黄帝内经》将食物味道分为酸、苦、甘、辛、咸五种，分别对应肝、心、脾、肺、肾五脏。由于五味各归相应的五脏，五味中任何一味的多食、过食，都会导致五脏之间的制化平衡被打破。如果说多食的五味是主人，那么它克制的五脏就是仆人。若主人太强横了，仆人就要遭殃了——

是故多食咸，则脉凝泣而变色；多食苦，则皮槁而毛拔；多食辛，则筋急而爪枯；多食酸，则肉胝䐢（zhī zhù）而唇揭；多食甘，则骨痛而发落，此五味之所伤也。故心欲苦，肺欲辛，肝欲酸，脾欲甘，肾欲咸，此五味之所合也。

"多食咸，则脉凝泣而变色。"过多食用咸味的食物，会使血脉凝结、流动缓慢甚至停止，颜面色泽出现变化，本来红润的脸色变得发黑或者过度发红。"泣"就是"涩"，不滑，往来不利之意。为什么？因为咸味对应的五行是水，对应的五脏是肾，血脉和面色对应的是心，心属火，水克火，可见肾是心的主人，肾制约心，吃过多的咸

味，肾水过于强盛造成克制心火太过，所以心对应的血管、面色就会出现不正常的变化。按现代科学的研究，吃得过咸、吃盐过多，会引起血压增高，血管壁变脆，从而引起心脑血管疾病。

"多食苦，则皮槁而毛拔。"过多食用苦味的食物，会使皮肤枯槁不自然而且毫毛（也就是汗毛）脱落，像拔掉一样。为什么？因为苦味对应的五行是火，对应的五脏是心，皮肤和毫毛对应的是肺，肺属金，火克金，可见心是肺的主人，心制约肺，吃过多的苦味，心火过于强盛造成克制肺金太过，所以肺对应的皮肤和毫毛出现了不正常的变化。

"多食辛，则筋急而爪枯。"过多食用辣味的食物，会使筋拘挛而不柔软，指甲干枯而不坚韧。为什么？因为辣味对应的五行是金，对应的五脏是肺，筋和指甲对应的是肝，肝属木，金克木，可见肺是肝的主人，肺制约肝，吃过多的辣味，肺金过于强盛造成克制肝木太过，所以肝对应的筋、指甲就会出现不正常的变化。

"多食酸，则肉胝䐜而唇揭。"过多食用酸味的食物，会使肌肉坚硬皱缩而失去弹性，口唇干裂掀起。"胝"就是皮厚、坚硬，俗称茧子。有一个成语就叫"胼（pián）手胝足"，就是手脚都长老茧了。"䐜"就是皱。为什么？因为酸味对应的五行是木，对应的五脏是肝，肌肉和嘴唇对应的是脾，脾属土，木克土，可见肝是脾的主人，肝制约脾，吃过多的酸味，肝木过于强盛造成克制脾土太过，所以脾对应的肌肉、嘴唇就会出现不正常的变化。

"多食甘，则骨痛而发落。"过多食用甜味的食物，会使骨骼疼痛而头发脱落。为什么？因为甜味对应的五行是土，对应的五脏是脾，骨骼和头发对应的五脏是肾，肾属水，土克水，可见脾是肾的主人，脾制约肾，吃过多的甜味，脾土过于强盛造成克制肾水太过，所以肾对应的骨骼、头发就会出现不正常的变化。

"此五味之所伤也。"这是因为偏食五味才造成的损害。"故心欲苦，肺欲辛，肝欲酸，脾欲甘，肾欲咸，此五味之所合也。"所以心喜好苦味，肺喜好辣味，肝喜好酸味，脾喜好甜味，肾喜好咸味，这是五味与五脏之气相配合的对应关系。关键是要适度，一旦过度就会引起对应的五脏和相克制的五脏发生病变。

从脸色观察五脏的变化

通过上一讲的学习，我们知道了五脏和五味的关系，五味如果太过就会损伤五脏。那么五脏功能的强弱，五脏之气的盛衰，有没有办法知道呢？《黄帝内经》时代没有解剖学，又没有现代仪器设备，没有生物化学的检验手段，那是怎么诊断五脏情况的呢？《黄帝内经》创造了一种"以象测脏"的方法，就是观察人体外表的各种现象，然后推测出五脏的生理病理变化。"有诸内者必形诸外"，人体内脏的功能变化一定会通过外在的"象"表现出来，这些"象"都是可察可感的。通过这些"象"就可以诊断人体内脏的情况。

这一篇主要提出了两种"以象测脏"的方法，一种是观察面部的颜色，一种是辨别脉象。我们看原文——

五脏之气，故色见青如草兹者死，黄如枳（zhǐ）实者死，黑如炲（tái）者死，赤如衃（pēi）血者死，白如枯骨者死，此五色之见死也。

五脏之气的盛衰变化可以反映在面部，如果面部色泽出现像死草般的青色（青中带有黑色），是死征；出现像枳实般的黄色，是死征

（枳实是芸香科柑橘属，又称为酸橙）；出现像烟灰般的黑色，是死征（炲，煤烟灰）；出现干凝血一样的红色，是死征（衃，凝聚成紫黑色的瘀血）；出现像枯骨一样的白色，是死征。出现这五种面色就是死亡的征象，可以称为五死色。这五种死色共同点在于色泽都枯槁了，没有光泽。

有死色必有生色。那么哪五种面色是生的颜色呢？——

青如翠羽者生，赤如鸡冠者生，黄如蟹腹者生，白如豕膏者生，黑如乌羽者生，此五色之见生也。

面色青得像翠鸟的羽毛（青绿而有光泽），是生色；红得像鸡冠一样（红润），是生色；黄得像蟹腹一样（明润），是生色；白得如同猪油（光亮润泽），是生色；黑得像乌鸦的羽毛（透亮），是生色。这是以五色的表现来判断生气的情况（总的特点是光亮、有润泽）。

具体到五脏的生气还表现为——

生于心，如以缟（gǎo）裹朱；生于肺，如以缟裹红；生于肝，如以缟裹绀（gàn）；生于脾，如以缟裹栝（guā）蒌实；生于肾，如以缟裹紫，此五脏所生之外荣也。

心有生气，面色就像白绢包裹朱砂一样；肺有生气，面色就像白绢包裹红色的东西一样；肝有生气，面色就像白绢裹着绀色（带有紫色的深蓝色）的东西一样；脾有生气，面色像白绢裹着栝蒌（葫芦科植物）果实一样；肾有生气，面色就像白绢裹着紫色的丝绸一样。这都是五脏的生气显露于外部的表现。

这里讲的五种面色都以"缟"也就是白绢作为底色，中国人的肤色是偏黄的，如果出现白色就表示有病了，一般来说表明气血不足，也就是气虚、血虚。阳气虚弱，不能温润体肤，会出现脸色发白；血液不足、不能营养面部，会出现脸色苍白。气血不足引起的脸色泛白，如果裹着上述几种颜色就没有大问题，不会死亡。为什么？面部的颜色都像裹上了一层白绢，就像"雾里看花，水中望月"一样，白绢包裹朱砂、白绢包裹红色的东西等，说明这些颜色都是有光泽的，柔和的，不干枯的，所以虽然有病，但还有生气，是可以恢复健康的。所以我们观察面色不能只是分辨属于什么颜色，而是要分辨这种颜色有没有光泽，是不是滋润，是不是柔和，是不是干枯得没有一点水分了？

总的来说，死草、枳实、烟灰、干凝血、枯骨这类面色暴露的都是一种真脏色，无柔和感，无色泽，就像褪色的老照片。而像翠鸟的羽毛（青）、鸡冠（红）、蟹腹（黄）、猪的油脂（白）、乌鸦的羽毛（黑），这些东西的颜色则有光泽、明润，真色隐见不暴露。

总结一下，五脏表现在面部的颜色：肝，对应青色，脸色青如翠羽者生，如以缟裹绀者生，见青如草兹者死；心，对应红色，脸色赤如鸡冠者生，以缟裹朱者生，如衃血者死；脾，对应黄色，脸色黄如蟹腹者生，如以缟裹栝蒌实者生，如枳实者死；肺，对应白色，脸色白如豕膏者生，如以缟裹红者生，白如枯骨者死；肾，对应黑色，脸色黑如乌羽者生，如以缟裹紫者生，黑如炲者死。

把颜色、味道和五脏对应起来——

色味当五脏：白当肺、辛，赤当心、苦，青当肝、酸，黄当脾、甘，黑当肾、咸。故白当皮，赤当脉，青当筋，黄当肉，黑当骨。

五色、五味与五脏是相应的：白色配合的是肺——辛味；赤色配合的是心——苦味；青色配合的是肝——酸味；黄色配合的是脾——甘味；黑色配合的是肾——咸味。所以白色还配合皮，赤色还配合脉，青色还配合筋，黄色还配合肌肉，黑色还配合骨。

五脏	五色	五味	所主
肝	青	酸	筋
心	赤	苦	脉
脾	黄	甘	肌肉
肺	白	辛	皮
肾	黑	咸	骨

这是"五行"模型的又一体现，"五行"是中医解释人体生命的分类及相互联系的模型。中医按照五行模型将人体生命作"五"的功能分类和概括，并用五行的生克乘侮、亢害承制来解释人体生理、病理现象及其变化规律，进而说明诊断、辨证和治疗原则。在五行模型中，以五行与五脏的配属为中心，五行是个纽带，将颜色（五色）、味道（五味）、生化（五化）等纳入其中，以此说明人与自然的统一性、人本身的整体性。五行的生克乘侮是事物联系、人体功能活动联系的法则。

五行模型还用于认识疾病，疾病分为五类，如五脏病、五邪、五逆、五实、五虚、五乱等，将所有疾病归结为五大疾病功能状态群。有人可能会怀疑，这个五行模型是不是太简单了、太落后了，难道它能反映这么复杂多变的人体情况吗？事实胜于雄辩，我们考察一下几千年中医的临床实践，会发现这种生理病理的功能状态分类，是适用的、有效的。因此，我们应该重视这种和西医不同的五行功能状态学，重视这种"以象测脏"的方法，进而了解自己的生命变化，指导自己日常的饮食养生。

四肢八溪与拍打八虚

　　我们已经知道，人的身体是一个内外关联的系统，不仅可以从人外部的情况去推测人体内部的情况，而且可以从气血运行的情况推测人体五脏的情况。这一篇《五脏生成篇》连续用了五个"皆属于"来说明这样的关联——

　　诸脉者皆属于目，诸髓者皆属于脑，诸筋者皆属于节，诸血者皆属于心，诸气者皆属于肺，此四肢八溪之朝夕也。

　　所有的经脉都从属于眼睛，也就是五脏六腑的精华都汇聚在眼睛；这一点《灵枢·大惑论》有具体的说明，首次指出了气血筋骨的精华表现在眼睛的什么部位，后人在此基础上建立了"五轮学说"。这一点我在讲《大惑论》的时候再说，这里简单了解一下就可以了。

　　再看第二个方面，"诸髓者皆属于脑"，所有的髓都与大脑有关系。人身上有几种髓？有三种：骨髓、脊髓、脑髓。精髓是全身气血凝聚而成的，最后都汇注于大脑，"脑为髓海"，说明五脏六腑之气血皆可通过直接或间接的方式汇聚于脑。

　　第三个方面，"诸筋者皆属于节"，所有的筋都与关节有关系。现代解剖学中，韧带等同于中医说的筋，在关节处是附着于骨节之上的。运动需要关节的运动。现在有一种时髦的运动叫拉筋，将全身的筋脉拉伸，使其舒缓。有人说，《黄帝内经》上有："筋长一寸，寿延十年。"告诉大家，这句话不在《黄帝内经》里，是后人说的。当然正确的拉筋可以使身体的血液流畅，拉筋时，五脏六腑也会跟着运动，从而使人健康、长寿，这是对的。但千万不能一味地追求把筋拉长，不能过度，因为那样不但不能起到治病的作用，还会导致筋骨损伤，甚至无法修复。《黄帝内经》中说"久行伤筋"，长久的行走会损伤人的筋膜组织。

第四个方面，"诸血者皆属于心"，所有的血液都汇注于心，都由心来统率。虽然从现代医学的角度来说，血不是心产生的，最主要的造血器官是骨骼中的红骨髓，红骨髓可以产生血细胞，但是血的正常运行依赖的最重要器官确实非心脏莫属，"血居脉内，属于心也"。"心主血脉"，所以说"诸血者皆属于心"。

第五个方面，"诸气者皆属于肺"，所有的气都从属于肺，都由肺来主管。肺主全身之气。肺不仅是呼吸器官，还可以把呼吸之气转化为全身的一种正气、清气而输布到全身。肺主皮毛，人全身表皮都有毛孔，毛孔又叫气门，是气出入的地方，直接由肺来主管。

对这五个方面做一个总结："此四肢八溪之朝夕也。"这些气血筋脉就像潮汐一样向身体的四肢、八溪灌注。四肢就是两只手、两只脚，八溪的"溪"，就是小水沟、小山谷，人身上的八溪就是八处筋骨、肌肉之间接触的缝隙或凹陷部位，这八个部位就是肩、肘、髋、膝，也就是上肢的两个肩关节、两个肘关节，下肢的两个膝关节、两个髋关节，一共是八个部位，总称八溪。八溪，也叫八虚，因为这八个关节都是凹陷的，中间好像是虚空的，像八个窝，就是腋窝、肘窝、腘窝（膝后之曲处）、腹股沟（大腿内侧与小腹交接的地方）。

中医和道家有一个健康养生的重要方法就是拍打八虚。为什么要拍打八虚呢？因为这八虚是八个虚弱的地方，是五脏邪气所藏匿的地方，好比一件衣服折叠、皱褶的地方，总是容易沾上灰尘。所以经常拍打八虚可以增强免疫力、祛邪治病。

这里我简单地教大家做一下。拍打的次序是从上到下。

第一是拍打两个腋窝，腋窝就像排污井，有狐臭的人就是从腋窝发出难闻的气味。这个地方还是个痒痒穴，用手挠挠这个地方，有的人会笑个不停。在腋窝的顶点有一个穴位叫极泉穴，是手少阴心经的穴位。可以用四个指头在腋窝正中轻轻地拨一下，你能明显地感觉到有一条筋，这条筋的正中就是极泉穴，如果你拨一下能感觉无名指和小指发麻，那就弹拨对了。这个极泉穴是个解郁大穴，经常拍打可以化解心气郁结，还可以预防和缓解冠心病、心绞痛等心脏疾病。拍打的时候四个手指并拢对准腋窝轻轻地拍，交叉地拍，左手拍右腋窝，右手拍左腋窝。

第二是拍打两个肘窝。肘窝部位是心经、心包经、肺经三条阴经通过的地方，还藏着两个穴位，一个是肺经的尺泽穴，还有一个是心包经的曲泽穴。拍打它可以排除心肺的火气、邪气和毒素。一般心肺有热的人，拍打后就可看到肘窝局部发红，甚至能拍出痧来。也是四指并拢交叉地拍，左手拍右肘窝，右手拍左肘窝。

第三是拍打两个腹股沟，拍打这里可以加速气血运行、健脾和胃，还能刺激两个治疗妇科病有奇效的穴位：一个叫气冲，一个叫冲门。气冲是胃经的穴位，冲门是脾经的穴位，这两个穴位具有治疗月经不调、不孕、痛经的作用，还能预防和治疗男科疾病和血脉不畅、血瘀痰湿、下肢冰凉等病证。这个地方不太好拍打，站立以后两个大腿要分开，用双手轻轻拍打两个腹股沟，逐渐加力，直至两髀微微发热为止。

第四是拍打两个膝窝，也就是两腘。两个膝窝中间有一个有名的穴位叫委中，是膀胱经的穴位。"肩背委中求"，也就是说一切肩背痛、腰腿痛都可以针刺这个穴位进行治疗。当然拍打它也可以起到治疗和减缓肩背、腰腿疼痛的毛病。同时膀胱经还是人体最大的排毒祛湿的通道，委中穴好比是这条通道上的一个排污口，如果这个排污口被堵住了，毒素、废气就排不出去了，所以要经常拍打，保持畅通。两只手可以同时拍打两个膝窝。

拍打的时候要注意，不是用实掌拍，而是四个指头并拢，拍的时候要有弹性，用力要适度，由轻到重。每个地方拍打一般五至十分钟，要微微发热。有时候会拍出瘀斑、痧点，说明这个地方有毒素、有邪气、有病气。现在把它拍出来了，是好事。但是也要注意不能太过，不能每一次都要出瘀。什么时候拍好？一般是早晨比较好，早晨拍一次或者早晚各一次都可以，看个人的情况而定。

我们再看下文，重点谈到血的情况——

故人卧血归于肝，肝受血而能视，足受血而能步，掌受血而能握，指受血而能摄。卧出而风吹之，血凝于肤者为痹，凝于脉者为泣，凝于足者为厥。此三者，血行而不得反其空，故为痹厥也。

所以，当人躺卧时，血会归藏于肝，肝受到血的滋养，目就能看见外物；脚得到血的濡养，就能行走；手掌得到血的濡养，就能握得住物品；手指得到血的濡养，就能灵巧活动。如果刚睡醒就外出受风，那么血液的循环就会在肌肤凝滞而发生痹证；凝结于经脉的，就会发生气血运行涩滞的瘀血证；凝结于脚部的，就会发生两脚厥冷。这三种情形，都是由于血不能顺利地回流孔窍，所以发生了痹厥等疾病（原文的"空"就是"孔"，有孔窍、间隙的意思）。

人有大谷十二分，小溪三百五十四名，少十二俞，此皆卫气之所留止，邪气之所客也，针石缘而去之。

人体有大谷十二处，小溪三百五十四处，这里没有把十二脏腑的腧穴计算进去。

"大谷"，"谷"是山谷，指两山间低凹而狭窄处，这里大多有溪涧流过。人体的大谷指人体的大关节缝隙，有十二处，哪十二处？上肢的肩、肘、腕三处，下肢的髋、膝、踝三处，就是前面说的八溪再加手脚各两处。小溪指小的凹陷处，也就是腧穴，共计三百五十四处。这些都是卫气到达和停留的地方，也是邪气侵袭和停留的地方。所以在治疗疾病的时候，可以循着这些特定部位施用针石，以祛除邪气。

八种重要脉象的辨别

一提到中医，很多人眼前马上就会浮现出一个白头发白胡子的老者用三个指头给病人把脉的形象。的确，通过脉象来诊断一个人的身体情况，是中医的一大特色。那么究竟怎么诊脉呢？我们普通人能不能学会诊脉呢？

我们就来看一看《五脏生成篇》最后的论述——

诊病之始，五决为纪，欲知其始，先建其母。所谓五决者，五脉也。

是以头痛巅疾，下虚上实，过在足少阴、巨阳，甚则入肾。徇蒙招尤，目冥耳聋，下实上虚，过在足少阳、厥阴，甚则入肝。腹满䐜（chēn）胀，支膈胠胁，下厥上冒，过在足太阴、阳明。咳嗽上气，厥在胸中，过在手阳明、太阴。心烦头痛，病在膈中，过在手巨阳、少阴。

开始诊断疾病的时候，要以五决作为纲领。"五决"就是以五脏之脉判决生死，所以五决就是五脏之脉。"欲知其始，先建其母。"想要了解疾病的开始，需要先确定病变的原因，"母"在这里比喻来源、原因。究竟"母"是什么？王冰认为"母"是一年四季中符合时令的旺气，李时珍则认为是脾胃："脾乃元气之母""土为元气之母"。

所谓"五决"，就是按照五脏脉象来判定疾病的部位和性质。比如头痛等巅顶部位的疾病，属于下虚上实，说明病变就在足少阴肾经和足太阳膀胱经（原文的"巨阳"就是指太阳），病情严重的会深入传到肾。眼花头晕，摇动不定，原文"徇蒙招尤"，"徇"通"眴"，"蒙"通"矇"，指眼睛看东西昏花不清楚，"招尤"就是身体摇晃，还有眼花、耳聋，这些都属于下实上虚，说明病变就在足少阳胆经和足厥阴肝经，病情严重的，就会深入传到肝。腹部胀满，胸膈肋间犹如被挂撑一般，属于下部邪气上犯，说明病变就在足太阴脾经和足阳明胃经。咳嗽气喘，胸中之气不舒畅，说明病变就在手阳明大肠经和手太阴肺经。心烦头痛，胸膈不舒服，说明病变就在手太阳小肠经和手少阴心经。这一段话，一般人掌握起来是比较困难的。

那么怎么诊断五脏脉象呢？——

夫脉之小大滑涩浮沉，可以指别；五脏之象，可以类推；五脏相音，可以意识；五色微诊，可以目察。能合脉色，可以万全。

脉象的小、大、滑、涩、浮、沉等情况，可以用手指来鉴别；五脏功能表现在外的征象，可以通过相类似的事物来推求；五脏各自的声音征象，可以凭借意来识别；五色的微小变化，可以通过眼睛来观察。在诊病的时候，能够参合面色和脉象两者来分析，就可以万无一失了。

下面我就来讲一讲这里提到的几种脉象，你会发现诊脉是有方法的，学会它其实并不难。原文说"脉之小大滑涩浮沉，可以指别"，这里提到了六种脉象，都是两两一对的。我父亲开始教我们把脉的时候，总是强调脉之四纲，就是说有四种脉象是纲领，那就是浮、沉、迟、数（shuò）。《黄帝内经》说：人一呼，脉跳两次，一吸，脉又跳两次，一呼一吸，脉一共跳四次。这样连续计数，以一分钟呼吸十八次计算，一分钟脉就跳七十二次。"迟"就是慢，迟脉就是脉跳得慢。一呼一吸脉跳四次以下（每分钟不足六十次），表明病属"寒"证，机体气血运行不足。"数"就是快，数脉就是脉跳得快，一呼一吸在五次以上（每分钟九十次以上），常见于"热"证，主要反映机体功能亢进等情况。"浮"就是脉浮在表面，用手指轻轻一按就可感觉到脉搏、重按反而减弱的脉象，主要表明病在"表"，常见于外感病初起，外邪（外界致病因素）还在肌表。"沉"就是脉沉在下面，用手指轻按不能觉察、重按才能察清脉象，主要表明病在"里"，阳气衰微了。

除了这四种脉象，这里还说了四种：小、大、滑、涩。小和大是一对，滑和涩是一对。

小脉：脉的形体细小（细如线）、脉波动幅度比较小，大多表示气血两虚，阴阳不足。大脉：脉的形体宽大（脉形饱满，满指，应指充实、明显），脉波动幅度大，大多表示阳气太盛，多由火热等邪气侵扰、阻滞所致。

再看滑脉和涩脉。滑脉就是把脉的时候感觉脉象跳得很流利、圆滑，好像铁珠滚过玉盘那样，铁珠在三个手指下依次滚过去。大多是因为代谢旺盛、血管舒张和收缩都快、血流通畅等情况所形成，这种脉常见于实热、痰饮（体内水液流动不正常，停积于某些部位）、蓄血（瘀血内蓄）等证。但妇女妊娠两三个月后，也会出现滑脉。因怀孕时血容量和排出量增加、血流加速，所以常有滑脉。我的老母亲就善于从滑脉上判断是不是怀孕。涩脉和滑脉恰好相反，是脉搏来去艰涩的脉象。如轻刀刮竹，刮到竹节的地方就要费点劲，这种脉细短，时不时停止，或者一下子散掉了，跳得不整齐，力量也不均匀，艰涩不畅。说明血少伤精，津液亏损，脉道受阻，血流不畅，气滞血瘀。

以上就是所有脉象中最常见也是最重要的八种脉：浮、沉、迟、数、小、大、滑、涩。

接下来，《五脏生成篇》就提出了五种面色和脉象的情况，也就是五色脉，具体就是赤脉、白脉、青脉、黄脉、黑脉。注意，五色脉并不是五种脉的颜色，而是指五种面色和五种脉象的配合——

赤脉之至也，喘而坚，诊曰有积气在中，时害于食，名曰心痹，得之外疾，思虑而心虚，故邪从之。白脉之至也，喘而浮，上虚下实，惊，有积气在胸中，喘而虚，名曰肺痹，寒热，得之醉而使内也。青脉之至也，长而左右弹，有积气在心下支胠，名曰肝痹，得之寒湿，与疝同法，腰痛足清头痛。黄脉之至也，大而虚，有积气在腹中，有厥气，名曰厥疝，女子同法，得之疾使四肢汗出当风。黑脉之至也，上坚而大，有积气在小腹与阴，名曰肾痹，得之沐浴清水而卧。

面部出现红色，脉的搏动急躁而坚实。红色反映疾病与心有关。在诊断上来说，是邪气积聚于腹中，经常表现为妨害饮食，这种疾病叫作心痹。"痹"这里指闭塞（sè），气不通达。这种病的起因是外邪的侵袭，是由于思虑过度以致心气虚弱，邪气才能乘虚而入。

面部出现白色，脉的搏动急躁而浮大。白色反映疾病与肺有关。这是上虚下实，常常出现惊恐，这是因为病气积聚于胸中，逼迫肺气上逆，气喘吁吁，但它本身是虚弱的，这种病的名称叫肺痹。这个病的起因是发热恶寒，常常因醉酒后行房事而诱发。

面部出现青色，脉的搏动长并且左右弹击手指。青色反映疾病与肝有关。这是病邪积聚在心下，并且支撑两侧肋骨，这种病的名字叫肝痹。它的起因多在于感受了寒湿，与疝气的病理相同，它的症状有腰痛、头痛、两脚冰冷等。

面部出现黄色，脉的搏动大而且虚。黄色反映疾病与脾有关。这是邪气积聚在腹中，脉大说明邪气很盛，脉虚说明脾的正气不足，脾虚肝气就会加倍克制它，所以就会感觉有气从小腹两侧向上冲，这种病叫作厥疝，不仅男子常得这个病，女子也有这种情况，它的起因多是四肢活动过度，汗出受风造成的。

面部出现黑色，脉的搏动坚实而大。黑色反映疾病与肾有关。脉象说明下部邪气太盛了，所以病气积聚在小腹和前阴的部位，这种病叫作肾痹，它的起因多在于冷水沐浴后就睡觉，寒湿侵入到体内了。

总结一下——

凡相五色之奇脉，面黄目青，面黄目赤，面黄目白，面黄目黑者，皆不死也。面青目赤，面赤目白，面青目黑，面黑目白，面赤目青，皆死也。

大凡观察五色脉，只要面色微微带黄色，眼睛出现青色、红色、白色、黑色，都是不死的征象（为什么？因为面部带有黄色这是脾胃之气的正常反应，说明还有胃气，就不会死）。如见面色青、赤、黑，再加上眼睛出现红、白、黑、青，那都是死亡的征象（因为没有黄色，说明没有胃气了）。

一种特殊的脏腑：奇恒之腑

这一讲我们学习《黄帝内经·素问》的第十一篇《五脏别论》。其实我们前面学《五脏生成篇》讲到了五脏，这一篇的题目《五脏别论》，从题目上看，显然是有别于其他讲五脏的篇章。那它的特别之处在哪里呢？

让我们来看一下——

黄帝问曰：余闻方士，或以脑髓为脏，或以肠胃为脏，或以为腑。敢问更相反，皆自谓是。不知其道，愿闻其说。岐伯对曰：脑、髓、骨、脉、胆、女子胞，此六者，地气之所生也，皆藏于阴而象于地，故藏而不泻，名曰奇恒之腑。夫胃、大肠、小肠、三焦、膀胱，此五者，天气之所生也，其气象天，故泻而不藏，此受五脏浊气，名曰传化之腑。此不能久留，输泻者也。魄门亦为五脏使，水谷不得久藏。所谓五脏者，藏精气而不泻也，故满而不能实。六腑者，传化物而不藏，故实而不能满也。所以然者，水谷入口，则胃实而肠虚；食下，则肠实而胃虚，故曰实而不满，满而不实也。

黄帝问道：我听说方士之中，有的人把脑髓称为脏，有的人把肠、胃称为脏，有的人把这些都称为腑。如果有人向它们提出相反的意见，却都坚持自己是正确的。我不知谁是对的，希望你谈一下这个问题。

岐伯回答说：脑、髓、骨、脉、胆、女子胞，这六种都是禀受地气而生的，都能够贮藏阴精，就如同大地厚载万物一般，所以它们的特质是"藏而不泻"：藏精气而不外泻，它们被称为"奇恒之腑"（奇，是奇异的意思；恒，恒常、正常；奇恒，即异于正常）。

这种特殊的"腑"不同于六腑中的五腑：胃、大肠、小肠、三焦、膀胱，这五种都是禀受天气所生的，它们的功用像天一样，健运不息，所以是"泻而不藏"的。它们都受纳五脏的浊气，所以被称为"传化之腑"。这是因为浊气不能久停于内，需要及时输送和排泄的缘故。魄门就是肛门。肛门也能为五脏输泻浊气，如此一来，水谷的糟粕就不会长时间积藏于体内了。（原来的六腑中有胆，这里胆归入奇恒之腑了，就剩五腑，五腑再加上魄门也就是六腑。）五脏的功能是贮藏精气而不外泻的，它虽是经常地保持充满，却不能被充实。（"满"是指精气充满，偏于无形的；"实"是指水谷等实物，是有形的。）而六腑的功能是将水谷进行传输和运化，而不是加以贮藏，所以它们可以充实，但却不能一味地保持充满。之所以出现这种情况，是因为水谷入口以后，胃被充实了，肠中却是空虚的，食物再往下走，肠被充实了，而胃中就空了。所以说六腑是暂时地充实，不是持续地盛满，而五脏是持续充满而不是一时地充实。

概括一下五脏六腑和奇恒之腑的区别。心、肝、脾、肺、肾五脏，大体上是指内部充实的器官，它们的共同点是"藏而不泻，满而不实"，即贮藏精气而不外泄。精气是充养脏腑、维持生命活动不可或缺的物质。胆、胃、大肠、小肠、膀胱、三焦六腑，大体上是指中空有腔的器官，空腔脏器，它们的共同点是"泻而不藏，实而不满"，主要与饮食的消化有关，有消化食物、吸收营养、排泄糟粕的功能。脏和腑主要是根据形态和功能特点来区分的。

那么"奇恒之腑"是什么呢？就是在五脏六腑之外，生理功能方面不同于五脏六腑的一类器官，奇恒之腑有六个：脑、髓、骨、脉、胆、女子胞。这是指在女子为六个，而在男子为五个，其实，男女都有"胞"，不应只将女子胞规定为奇恒之腑之一。为了弥补男子的奇恒之腑只有五个的不足，明清医学家加了"精室"这一脏器。精室就是男子贮藏精液、生育繁衍的器官。

"奇恒之腑"有什么特点呢？第一，它们都是相对密闭的组织器官，与六腑的形状相似，但功能却不同，不与水谷直接接触，似腑非腑；第二，都具有类似于五脏贮藏精气的作用，但又不同于五脏，似脏非脏；第三，除胆属六腑外，都没有和五脏的表里配属关系。

我这里还要强调一下，中医学所谓的脏腑，不等于西医解剖的实质脏器，它是对人体生理功能和病理变化的高度概括。所以，即使中医学的五脏六腑与现代医学里的脏器名称大多相同，但它的概念、功能并不是一一对应的关系，不能片面地把两者等同起来。

在讲了奇恒之腑之后，黄帝突然又问了一个气口脉（也就是寸口脉）诊断的问题——

帝曰：气口何以独为五脏主？岐伯曰：胃者，水谷之海，六腑之大源也。五味入口，藏于胃以养五脏气；气口亦太阴也，是以五脏六腑之气味，皆出于胃，变见于气口。

黄帝问：为什么凭借诊察气口脉可以知道五脏的病变呢？

岐伯回答说：胃是水谷之海、六腑的泉源。五味的饮食入口，藏留在胃中，经脾运化转输，才能荣养五脏之气。气口是手太阴肺经经过的地方，属于手太阴肺经，肺朝百脉，百脉之气大多汇聚于此。五脏六腑之气，都是源自胃，它的变化反映在气口脉上。

最后岐伯强调了一段很有名的话——

凡治病必察其下，适其脉，观其志意，与其病也。

凡是治疗疾病的时候，必须观察患者的上下变化（《黄帝内经太素》作："凡治病必察其上下"），观测患者的脉象虚实（"适"，就是观测、辨别），观察患者的情志状态，从而辨别患者的疾病情况。

这是中医诊疗的四个原则。接下来，岐伯又提出了著名的"三不治"——

拘于鬼神者，不可与言至德；恶于针石者，不可与言至巧；病不许治者，病必不治，治之无功矣。

对于那些拘守鬼神迷信的人，是不能够跟他们谈论至深的医学理论的；对于那些厌恶针石治疗的人，也不能和他们讲针石技巧；有病却不让治疗的人，他的病一定是治不好的，就算勉强治疗也难以达到预期的效果。

此三句就是著名的"三不治"。一不治"拘于鬼神"，即迷信鬼神不信医者；二不治"恶于针石"，即需要针石治疗却不愿意者；三不治"病不许治"，即有疾病需要治疗却讳疾忌医者。

养神的关键

五大方位与六大治疗方法

大家还记得吗，我曾经说过不能把《黄帝内经》看成一部简单的医书，其实它是一部教人健康快乐生活的百科全书，这里面涉及天文、地理、环境、生态、历法、音律、数术等多个领域。

我们今天要学习的这一篇，就涉及地理，是从地理生态的角度探讨生命问题和医学问题的。这一篇叫《异法方宜论》。从这个题目就可以看出它是讲在不同的方位采取各自合适的方法。异，就是不同的意思；法，就是方法、法则；方，就是指方位；宜，就是适宜、合适。居住在不同地方的人，地理环境、自然气候、生存条件是不同的，人们的生活习惯也有很大的不同，形成了生理上、体质上的不同特点，因而产生的疾病也是不同的，在治疗时就必须采取不同的方法，才能做到因地制宜、因人制宜，所以这一篇的题目叫"异法方宜论"。这一篇其实是最早的环境医学、地理医学、生态医学。

那么分几个方位呢？五个：东、南、西、北、中。为什么是五方？当然是受五行思想的指导。几大类疾病，几种治疗方法呢？下面我们就解开这个秘密——

黄帝问曰：医之治病也，一病而治各不同，皆愈，何也？岐伯对曰：地势使然也。

黄帝问道：医生治病，对同样一种病有时候治疗方法各不相同，但都能治好，这是什么原因呢？

岐伯答道：这是因为地理环境不同造成的。

接下来，岐伯分析了五大方位的地理环境、自然生态的不同情况——

故东方之域，天地之所始生也，鱼盐之地，海滨傍水，其民食鱼而嗜咸，皆安其处，美其食。鱼者使人热中，盐者胜血，故其民皆黑色疏理，其病皆为痈疡，其治宜砭（biān）石。故砭石者，亦从东方来。

东方地区，是天地之气开始生发的地方，气候温和，盛产鱼和盐，地处海滨而接近水，海水是咸的，所以那里的人们多吃鱼类而喜欢咸味。他们安居在那个地方，以鱼和盐为美食。但由于食用过多的鱼会使人体内积热，吃过多的盐会使人血液受损。因此那里的人们，皮肤颜色大都较黑，肌肉纹理也较疏松，而多发痈肿疮疡之类的疾病。对其治疗，大都适合采用砭石刺出脓血。因此，用砭石治病的方法，就是从东方传来的。

《尚书·禹贡》记载有"泗滨浮磬"，制磬的石头，就是砭石，砭石产于山东泗水之滨。古人在没有获得炼铁术前就是靠砭来治疗伤痛、疾患，发明了砭针、砭刀等医疗工具。后来用砭石或者玉石、牛角来刮痧。

西方者，金玉之域，沙石之处，天地之所收引也。其民陵居而多风，水土刚强，其民不衣而褐荐，其民华食而脂肥，故邪不能伤其形体，其病生于内，其治宜毒药。故毒药者，亦从西方来。

西方地区，盛产金玉，所以西方属金，大地多是沙石，戈壁沙漠，是天地之气收敛的地方。这里气候干燥清凉。那里的人们都依山而居，水土之性刚硬有力，土地非常薄，非常贫瘠。（"其民不衣而褐荐，其民华食而脂肥"，"不衣"不是不穿衣服，而是指不穿绵绸一类的衣服，而是"褐荐"，"褐"是指粗布衣服，"荐"是指草席子。）穿的是那种非常粗的衣服，粗布、粗麻，有的时候干脆就穿个羊皮坎肩，用来抵御这种刚烈的西风。吃的是肥脂厚味、肥美多脂的肉类、奶类，大多长得又壮又胖，皮下脂肪很厚，外邪不容易侵入形体，疾病多由内而生。对其治疗，宜用药物。所以药物疗法，就是从西方传来的。

这里说的"毒药"就是指一般的药物，也就是"汤药""草药"。为什么称"毒药"？是药三分毒，"毒"是指药物的偏性。中医学利用药物的偏性以达到"以毒攻毒"治疗人体疾病的目的。中药有毒无毒，关键是能否对证治疗。只要对证治疗，有毒的药也安全；不对证治疗，无毒的药也有害。"药之害在医不在药"。

北方者，天地所闭藏之域也。其地高陵居，风寒冰冽。其民乐野处而乳食，藏寒生满病，其治宜灸焫（ruò）。故灸焫者，亦从北方来。

北方地区，是天地之气闭藏的地区。这个地方地势高，气候严寒，寒风凛冽，冰天雪地。这里的人们喜好游牧生活，吃的多为乳类食品，因此内脏受寒，容易生脘腹胀满一类的疾病。对其治疗，宜用艾火炙烤。所以艾灸的治疗方法，就是从北方传来的。

南方者，天地所长养，阳之所盛处也。其地下，水土弱，雾露之所聚也。其民嗜酸而食胕，故其民皆致理而赤色，其病挛痹，其治宜微针。故九针者，亦从南方来。

南方地区，是天地之气长养、阳气最旺盛的地区。这里地势低下，水土薄弱潮湿，雾露聚集。这里的人们，喜欢吃酸类和腐熟的食品。（"胕"，与"腐"字通，指发酵制成的食品、带点腐臭的食品，比如南方人爱吃的豆腐乳、臭豆腐，还有我们安徽徽州人爱吃的臭鳜鱼、毛豆腐之类。）南方人皮肤腠理比较细密而带红色，肌肤水嫩、光滑，容易发生筋脉拘急、肢体麻痹一类的疾病。（"其病挛痹"中的"挛"就是痉挛，痉是那种抽筋的感觉，肌肉抽搐、整个收缩到一块儿的那种感觉。"痹"就是经脉气血不通。湿气重的地方人最容易得的就是这种关节病，就是我们中医所说的痹证。）对其治疗，宜用小针微刺，疏通经络。所以九针的治病方法，就是从南方传来的。

九针，是九种针具的总称。比如毫针、长针、大针等，这在《灵枢·九针十二原》中有记载。

中央者，其地平以湿，天地所以生万物也众。其民食杂而不劳，故其病多痿厥寒热，其治宜导引按跷（qiāo）。故导引按跷者，亦从中央出也。

中央地区，地势平坦，气候湿润，天地之气中和，物产非常丰富。这里的人吃的食物种类很多，生活比较安逸，易发生痿弱、厥逆、寒热一类的疾病。（"痿"肌肉萎缩，或者肌腱不能发力；厥叫厥逆，就是气血倒流，气血到不了四肢上，四肢厥冷。）对其治疗，宜用导引、按摩的方法。所以导引、按摩的治病方法，就是从中央地区推广出去的。

导引和按摩是有区别的，导引偏于自己做，按摩偏于别人做。这个导引之术源自先秦道家的"道气"学说，庄子曾说过导引之士"熊经鸟伸"，也就是模仿动物的一些特殊的姿势。导引其实是导气，后来叫气功，我认为导引才是养生最重要的方法。

最后，岐伯总结说——

故圣人杂合以治，各得其所宜。故治所以异而病皆愈者，得病之情，知治之大体也。

所以，高明的医生应该综合掌握这些不同的治疗方法，并能因时、因地、因人而恰当地选择运用，进而使患者得到适宜的治疗。所以，虽然治疗方法有所不同，但疾病最终都能得到痊愈，就是因为掌握了每个患者的具体病情，并知道应该采用什么治法啊。

这一篇的开头说"一病而治各不同，皆愈"，最后说"治所以异而病皆愈"，这叫"同病异治"。就是同一种病证，可以采用不同的治法。为什么可以同病异治？这是因为"地势使然"，是由于地域不同造成的。只有全面分析外在环境与内在人体的有机联系，才能选择合适的治疗方法。

有一点需要说明的是，这一篇说的五个方位适合于五种治疗方法，也就是东方适合于砭石，西方适合于药物，南方适合于针刺，北方适合于艾灸，中央适合于导引按摩，并不是说其他方位就不能用其他的治疗方法，这里只是从地理生态、习性特征的角度说的，当然看病最主要还是要从个人得病的具体情况出发，选择合适的治疗方法。

两种可以治病的酒

我们中国是一个酒文化大国。中国制酒历史源远流长，早在三千多年前的商周时代，中国人就发明了酒曲发酵法，开始酿制黄酒。后来又发明了蒸馏法，制作白酒。酒渗透于整个中华文明史中，从饮食烹饪、养生保健，到文学创作、艺术审美等各方面，酒在中国人生活中都发挥了重要作用，占有不可或缺的位置。这一讲我们就来讲一讲酒在医疗养生方面的作用。这一篇叫《汤液醪醴论》。

先看开头——

黄帝问曰：为五谷汤液及醪醴，奈何？岐伯对曰：必以稻米，炊之稻薪，稻米者完，稻薪者坚。

黄帝问道：如何用五谷做成汤液和醪醴？

岐伯答道：必须要用稻米做原料，要用稻秆做燃料，稻米是最完好的，稻秆是最坚实的。

帝曰：何以然？岐伯曰：此得天地之和，高下之宜，故能至完；伐取得时，故能至坚也。

黄帝问道：为什么这样呢？

岐伯答道：这是因为它们得天地之和气，生长于高下适宜的平坦的地方，所以才能结出完好的稻米；又因为在合适的时间进行伐取、收割，所以才能收获坚实的稻秆。

这里我要重点讲一讲汤液和醪醴，这是指两种以五谷为原料制作而成的药酒。其中清稀味淡的叫汤液，稠浊甘甜的叫醪醴。当然有人不同意把汤液当成是酒，理由是汤液是煎煮取汁而成，不属于酒类。可是原文并没有说汤液就是煎煮取汁而成的，而是把汤液和醪醴放在一起说的，是并列关系。醪醴是发酵酝酿而成，属于酒类，而且都是浊酒。这一点没有异议，后人看法是相同的。既然汤液和醪醴是并称的，所以汤液也应当是一种酒，相当于清酒。就"醪醴"而言，如果要进一步细分的话，又可以分成"醪"和"醴"，二者虽然都是浊酒，都是有渣有水未经过滤的酒，但又有细微区别，"醪"老而味厚，"醴"嫩而味甜。

用什么材料酿制呢？文中说用"五谷"，但重点说稻米。"五谷"是指麦、黍、稷、稻、菽，分别对应肝、心、脾、肺、肾。在此，我们完全可以理解为"五谷丰登"中的五谷，用来泛指粮食。用粮食入药治病，在中医里一点也不稀奇，比如医圣张仲景的《伤寒杂病论》里一些经方就用到了五谷，比如甘麦大枣汤用了小麦，白虎汤用了粳米，赤小豆当归散用了赤小豆，这都说明食物和药物确实是同源的，食物是有药用功能的。古人还将各种食物按照功效的不同进行配伍组合，并辅以合适的制作工艺，就形成了汤液或醪醴。

岐伯在讲到用五谷酿造汤液和醪醴的时候，重点讲的是稻米，"必以稻米，炊之稻薪"，用稻米做原料，用稻秆做燃料。为什么？岐伯说了两个原因。第一个原因：稻米是"至完"——最完好、最完备，因为稻米"得天地之和，高下之宜"，不偏寒也不偏热，营养成分又很高，所以说稻米的性味最完好、最完备；第二个原因：稻秆是"至坚"——最坚实、最坚固，因为稻秆"伐取得时"，以东北水稻为例，稻秆要深秋才收割，经过了春夏秋三季的气息滋润，具备了秋天坚韧的性质，所以说它最坚实。

需要特别强调的是，中医历来是非常注重时间和空间的，岐伯说的"高下相宜"是指食物药物适宜生长的空间，"伐取得时"是指食物药物适宜生长和收获的时间。不知道大家听说过这么几句话没有？一句话是"橘生淮南则为橘，生于淮北则为枳"，说的就是空间。还有一句是"三月茵陈四月蒿，五月六月当柴烧"，说的就是时间，同样一种植物在不同的季节有不同的功效，三月里茵陈具有祛湿热、治黄疸的药用功效，可是到了五月六月就没有这种功效了。还有中医开的处方。中医开药的时候有时要在前面加一个字，比如在桑叶前面多写个"霜"字，表示要霜冻、霜打过的桑叶。这是在强调时间。在山药前面要写个"怀"字，"怀"指怀庆府，在现在的河南焦作一带；如果写个"淮"字，那是指淮河一带，也就是现在的江苏、安徽一带。这是在强调空间。中医特别讲究"道地药材"，说明药材产地的重要性，有"四大怀药"和"八大浙药"（也叫"浙八味"）等说法。

同样，制作汤液和醪醴也要注重时间和空间。可是上古圣人制成后却不使用。所以黄帝就问了——

帝曰：上古圣人作汤液醪醴，为而不用，何也？岐伯曰：自古圣人之作汤液醪醴者，以为备耳，夫上古作汤液，故为而弗服也。中古之世，道德稍衰，邪气时至，服之万全。帝曰：今之世不必已，何也？岐伯曰：当今之世，必齐毒药攻其中，镵（chán）石、针艾治其外也。

黄帝问道：上古时代的圣贤之人做汤液和醪醴，制成后却不使用，这是什么原因呢？

岐伯答道：上古时代的圣贤之人做汤液和醪醴，是为了防备，防患于未然，因为上古时代，人们心身康泰，很少生病，虽制成了汤液，却还是放在那里用不上。到了中古时代，"道德"渐渐衰退（这里的道德不是指个人的道德品质，而是指恬淡少欲的养生之道；"稍"

　　　　　　　　　　　　　　　第二章　《黄帝内经》防百病

是渐渐的意思；"道德稍衰"就是社会上善于养生之道的人渐渐少了)，外界邪气时常能够乘虚伤人，但只要服用些汤液、醪醴，病就可以好了。

黄帝问道：当今世人，虽然服了汤液、醪醴，而病不一定好，这是什么缘故呢?

岐伯答道：当今世人，一有疾病，必定要用药物内服，用砭石和针灸外治，病才能痊愈。

这里又一次比较了上古、中古和当世之人的区别。上古之人为什么不用汤液、醪醴? 因为用不上，那个时候人们恬淡少欲、善于养生，所以身心康泰，很少生病，而汤液、醪醴只是备用于万一；中古之时，欲望增加，养生之道渐渐衰退，导致人们身心容易虚弱，这个时候就需要用汤液、醪醴来治病了；到了当今之世也就是黄帝、岐伯的时代，人们心理状态不同，欲望增多，劳形伤神，一旦得病就得用药物和针灸、砭石，汤液、醪醴已经起不了作用了。

那么我们今天的情况怎么样呢? 现代人已经根本想不到还可以用汤液和醪醴治病了。这究竟是进步还是退步? 有人说现代医学在不断发展，从内治到外治，方法和工具越来越多，对疾病的认识也越来越深入了，所以当世治病方法变多并不是在退步，而是一种进步。但有一点我们应该看到，虽然现代人彻底征服了一些疾病，但同时又产生了一些新的疾病，比如癌症、艾滋病，还有其他由于生活方式、心理压抑导致的各种现代病。现在的情况是，一方面治病的方法越来越多，另一方面疾病也越来越多，两者好像在比赛，从目前看，疾病还远远跑在前头。你说这是进步呢还是退步?

"神不使"的三种情况

上一讲讲到上古和中古之人用汤液和醪醴这两种酒来养生治病，可到了后来汤液和醪醴已经不起作用了，只能用药物、针灸来治病，可是药物和针灸渐渐地也不起作用了，这是什么原因呢？黄帝就问了——

帝曰：形弊血尽而功不立者何？岐伯曰：神不使也。帝曰：何谓神不使？岐伯曰：针石，道也。精神不进，志意不治，故病不可愈。今精坏神去，荣卫不可复收。何者？嗜欲无穷，而忧患不止，精气弛坏，荣泣卫除，故神去之而病不愈也。

黄帝问道：有些病人，用药物、针灸等方法治疗后，仍然形体弊坏、气血竭尽，不见功效，这是为什么呢？

岐伯答道：这是因为神气不能起作用了，也就是病人的神气已经败坏，药物、针灸已不能发挥作用了。

黄帝问道：那又是什么原因导致神气不能发挥应有的作用呢？

岐伯答道：针石，是用以治病的方法。但用在精神已经毁坏、志意已经散乱不定的人身上，就不能发挥其应有的作用，所以疾病就治不好，况且现在病人精气衰败、神气消失，营气和卫气已经不可以恢复了。这是为什么呢？这是因为他的嗜好和欲望无穷无尽，忧愁和烦恼无休无止，以致精气毁坏，营血枯涩（泣，停滞），卫气消亡，所以神气就离开了，疾病就无法治愈了。

帝曰：夫病之始生也，极微极精，必先入结于皮肤。今良工皆称曰：病成名曰逆，则针石不能治，良药不能及也。今良工皆得其法，守其数，亲戚兄弟远近，音声日闻于耳，五色日见于目，而病不愈者，亦何暇不早乎？岐伯曰：病为本，工为标，标本不得，邪气不服，此之谓也。

黄帝问道：凡病在初起之时，一般都比较轻微，必定是先侵袭到皮肤等浅表部位，是易于被发现和防治的。而现在往往是在良医诊治时，就都说病得已经很严重了，而且发展和预后很不好，是用针刺、砭石所不能治愈的，再好的药物也不能达到患病的地方，也不起作用了。按理说，现在的良医都已经掌握了诊治方法，掌握了针刺等技术，病人大多是兄弟亲戚或身边之人，病人的声音每天可以听到，病人的气色每天可以看见，但却依然有治不好的病，为什么良医不能为他们提早诊治呢？

岐伯答道：病人是根本，医生是枝节，病人和医生不能很好地合作，病邪就不能被制服，道理就在这里。

帝曰：其有不从毫毛而生，五脏阳以竭也，津液充郭，其魄独居，精孤于内，气耗于外，形不可与衣相保，此四极急而动中，是气拒于内，而形施于外，治之奈何？岐伯曰：平治于权衡，去宛陈莝（cuò），微动四极，温衣，缪刺其处，以复其形。开鬼门，洁净府，精以时服，五阳已布，疏涤五脏。故精自生，形自盛，骨肉相保，巨气乃平。帝曰：善。

黄帝问道：有的病不是从皮肤毫毛发生，而是由于五脏的阳气衰竭，不能化水行气，以致水湿充满于皮下、胸腹腔（"郭"通"廓"，指空的物体，在这里指胸腔、腹腔）。人体之阴精（"魄"指阴精）孤立而处，精在体内转化为废料，气在体外不断耗散，导致形体已经穿不上原来的衣服，不但四肢肿胀，而且气喘咳嗽，遇到这种水气充斥于内、形体浮肿于外的病状，应当怎样治疗呢？

岐伯答道：要权衡病情的轻重缓急而施治，要祛除郁积的陈旧水液、瘀血，稍微松动四肢的肿胀；通过穿温暖的衣服，以恢复体内的阳气；通过缪刺法即交叉针刺的方法，泄去水肿，恢复原来的体形；也可以用发汗、利小便的方法祛除水邪。（"鬼门"就是"魄门"，就是体表的汗毛孔。"净府"是指膀胱。）这样精气就日渐恢复，五脏的阳气开始提升，郁积在五脏中的水液开始疏通。因此，精气自然会产生，形体就会随之强盛，筋骨肌肉也可以保持正常状态，人的正气就平和了，又恢复为一个健康的人了。

黄帝答道：讲得非常好。

黄帝和岐伯的这一段对话从"功不立"和"神不使"开始，为什么"功不立"，原因就是"神不使"。而要搞清楚"神不使"，就有必要先弄明白一下中医文化里的"神"。我们中国文化中的"神"的意思非常丰富。《周易·系辞传》说"阴阳不测之谓神"。神是指阴阳的变化莫测。在《黄帝内经》中，"神"可理解为一种能够不断变化的正气。因此，这里的"神不使"就是指不断变化的神气、正气不能起作用了。比如健康的人，我们刺激身体上的某一个穴位或一条经络，一定会得到一个反应，这就是能够不断变化的正气的传递，说明能够不断变化的正气可以到达，这就叫"神能使"；而患病的人，我们刺激身体上的某一个穴位或一条经络，可能就得不到同样的反应，这就是能够不断变化的正气传递不了，不能到达了，这就叫"神不使"。

关于"神不使"的情况，黄帝在文中一共问了三次，而岐伯也就回答了三次。第一种是"神去之"，就是说这种能够不断变化的正气不复存在了，那么这种情况下任你通过各种治疗再怎么折腾也无济于事，必定还会"神不使"。第二种是"神不治"，就是说患者本身不能调度好自己这种神气、正气，那么即使医生诊治水平再高也无济于事，必定也会"功不立"。第三种是"神得治"，这是从"神不使"的反面来说明的，如果患者本身能够调度好自己的神气、正气，那么即使病情再重，医生的诊治也能发挥出理想的效果。以上三种情况层层深入，形成鲜明对比，共同说明了治病疗效与"神"的关系。"神使"还是"神不使"，这是判断疾病能不能治好的关键。病为本，医为标，而"神"为本中之本，只有标本兼治，才能取得良好的治疗效果。

神转不回，回则不转

这一讲我们要学习的是《玉版论要篇》，"玉版"就是用来刻写珍贵文献的玉石书版，"论要"就是讨论或理论的要点。这一篇从题目上只能看出它的重要性，但却看不出什么内容主题。"玉版论要"就是刻在玉石书版上的精要论点。毫无疑问，只有最重要的东西才刻在这么珍贵的玉版上。究竟是什么东西呢？

我们先看看黄帝的发问——

黄帝问曰：余闻揆度、奇恒，所指不同，用之奈何？岐伯对曰：揆度者，度病之浅深也。奇恒者，言奇病也。

黄帝问道：我听说《揆度》和《奇恒》这两部书，它们所讲的内容是不同的，应该怎样去掌握运用呢？

岐伯答道：《揆度》一书，是用来度量疾病的深浅的，也就是说这本书讲的是怎么判断疾病的定性与定量问题，用于指导我们衡量疾病的深浅轻重（揆，揣度，揣摩，估量。度，作名词读dù，作动词读duó。就这一篇来说，"揆"就是切其脉理；"度"就是得其病处）。《奇恒》一书，说的是如何辨别疾病的异常情况（"奇"是异常，"恒"是正常。"奇恒"指疾病的正常与异常）。

请言道之至数，五色、脉变、揆度、奇恒，道在于一。神转不回，回则不转，乃失其机，至数之要，迫近以微，著之玉版，命曰合玉机。

若从道的高度来讲，《五色》《脉变》《揆度》《奇恒》这四部古书，内容虽然不同，但"道在于一"，强调人与自然的统一这一点，却是一致的。这四本古书都已经失传了，第一部叫《五色》，从题目看应该是讲人面色的五种变化，《灵枢》现存有一篇就叫《五色》，究竟是不是这本古书，已经没办法判断了。第二部叫《脉变》，应该是一部讲脉搏变化的古书。第三部叫《揆度》，《素问》有三篇提到这个书名（除了本篇外，另外两篇是《疏五过论》和《病能论》），是讲切脉诊病的"脉法"古书。第四部叫《奇恒》，在《素问》中共有四篇提到（除了本篇外，另外三篇是《病能论》《疏五过论》《方盛衰论》），是讲奇异的、不寻常的怪病的古书。以上所说的四本书，我们现在都看不到，也许以后会被挖出来。不过，看不到没关系，因为岐伯说这四本书"道在于一"。

那么这个"一"究竟是什么呢？"一"是指人与自然的统一规律，具体说就是："神转不回，回则不转，乃失其机。"请大家记住前面这八个字"神转不回，回则不转"。这是非常有名的话，看起来有点像绕口令。这是什么意思呢？意思是说神要顺时运转而不能逆时回传，如果逆时回传就不能顺时运转，那么就会失去生机。这里又一次强调了"神"，这个"神"是统领气血阴阳的，"神"要顺时运转说明气血要按照四时变化的规律有次序地运转，否则就会导致疾病，失去生命。

可见"转"指顺时运行，"回"指逆时运行。这个道理是最为重要、最为关键、最为微妙的，是有必要刻在玉版上而称为"玉机"的。原文"合玉机"的"合"是个衍文。后面专门有一篇就叫《玉机真脏论》。

那么怎么才能知道一个人的"神"统领的气血阴阳是"转"还是"回"呢？下面岐伯就从两个方面作了回答。哪两个方面？一个是面色，一个是脉象。观面色和切脉象，看它们是正常还是异常，就可以判断血气是顺行还是逆行。

第一个方面，观察面色——

容色见上下左右，各在其要。其色见浅者，汤液主治，十日已；其见深者，必齐主治，二十一日已；其见大深者，醪酒主治，百日已；色夭面脱，不治，百日尽已。

观察面部上下左右不同区域的色泽变化，有助于判断病变各自所对应的脏腑部位。通过观察色泽的深浅，可以预测疾病的轻重。面色浅的，病情尚轻，可以用五谷汤液治疗，大约十天就会好的；面色深的，病情较重，可以用药剂来治疗，大约二十一天就会康复（原文中的"齐"同"剂"，药剂、方剂）；面色过深，病情更重，可以用醪酒（药酒）治疗，大约一百天就会痊愈；如果面色晦恶而枯槁了，没有一点水分，面瘦无肉，那就没法治了，大约一百天命尽而死。

脉短气绝死；病温虚甚死。色见上下左右，各在其要。上为逆，下为从；女子右为逆，左为从；男子左为逆，右为从。

易，重阳死，重阴死。阴阳反他，治在权衡相夺，奇恒事也，揆度事也。

分析面部不同的病色是顺还是逆，有一定的要领：那就是"上为逆，下为从；女子右为逆，左为从；男子左为逆，右为从"。如果病色从下向上延伸，也就是从下巴到额头病色越来越深，说明病情是逐渐发展、加重，就是"逆"；如果从上向下延伸，也就是从额头到下巴病色延伸，说明病情逐渐减轻、减弱，这就是"顺"。

如果用男女来分别阴阳，那么男左女右，男为阳，女为阴；左为阳，右为阴。女子病色在右属于阴又加上阴，叫"重阴"，没有阳，当然就是"逆"，女子病色在左，属于阴有了阳，阴阳相和，那就是"顺"；男子病色在右，属于阳得阴，阴阳相和，是"顺"的，但如果病色在左，男人为阳，左为阳，阳上加阳，为"重阳"，没有阴，就是"逆"了。

"顺"就是"转则不回"，"逆"就是"回则不转"。

再说第二个方面，诊脉——

搏脉痹躄（bì），寒热之交。脉孤为消气，虚泄为夺血。孤为逆，虚为从。行奇恒之法，以太阴始。行所不胜曰逆，逆则死；行所胜曰从，从则活。八风四时之胜，终而复始，逆行一过，不复可数。论要毕矣。

脉象搏击于指下，注意这个"搏"字，搏斗，说明像打架时出拳头，肯定是强劲有力，你会感觉到被打了一样，肯定是不太舒服，提示邪气太盛、正气衰弱，阴阳错乱，这是因为寒热邪气相交侵犯了人体，使人痹躄——肢体疼痛，下肢不能行走。如果脉洪大到极点，叫孤阳脉，说明阳热太盛了，阴精必然消耗；如果脉微弱到极点，叫孤阴脉，说明阴寒太盛，阳气必然消耗。脉象虚弱，搏动无力，提示失血、阴血脱失。上面说的孤阳脉和孤阴脉，都属于死亡的征象，称为"逆"；而单纯脉象虚弱，仅是正气不足，还是可以用补法治愈的，为"从"。《黄帝内经太素》版本"从"写作"顺"。在诊脉的时候，运用《奇恒》的方法，应当从手太阴寸口脉开始。"行所不胜曰逆，逆则死；行所胜曰从，从则活。"

我们前面已经讲过，五行相克也就是五行相胜，"所胜"就是所克，"所不胜"就是所不能克，谁不能克我，当然就是被我所克，比如水克火，火不能克水，所以水所胜就是火，火所不胜就是水。

怎么判断疾病流传的正常与反常之序，也就是顺还是逆？如果疾病流传到它"所不胜"的脏腑也就是克制自己的脏腑就是"逆"，就会死亡；如果疾病流传到它"所胜"的脏腑也就是被自己所克制的脏腑就是"顺"，就会活命。自然界的四时八风的运行是有规律的，是周而复始的，但如果四时气候反常，就难以把握了，应该按照特殊情况具体分析，不能再按常理来推断。

以上所说就是《揆度》《奇恒》诊法的全部要点。

从十二消息卦看十二月脏腑

这一讲我们学习《诊要经终论》，"诊要"就是诊治疾病的要领，"经终"就是经脉的终结。所以这一篇主要讨论了怎样按照四时变化的规律来诊治疾病，还有十二经脉之气是怎么终结的，终结以后有什么样的表现。

先看看黄帝的提问——

黄帝问曰：诊要何如？岐伯对曰：正月二月，天气始方，地气始发，人气在肝。三月四月，天气正方，地气定发，人气在脾。五月六月，天气盛，地气高，人气在头。七月八月，阴气始杀，人气在肺。九月十月，阴气始冰，地气始闭，人气在心。十一月十二月，冰复，地气合，人气在肾。

黄帝问道：诊病的要领是什么？

岐伯回答说：正月和二月，天气开始生发，地气开始萌动，这时候人气主要在肝，就是人的肝气和它相应，也开始生发（这里说的正月二月是阴历。原文中"天气始方"的"方"字，有人说是"正"，有人解释为"刚刚"，都不符合原文之义，其实"方"是"放"的通假字，意思是"开放""生发"）。三月和四月，天气开始旺盛，地气正是华茂，这时候人气主要在脾，人的脾气和它相应。五月和六月，天气旺盛到了极点，地气升高，这时候人气主要在头部，头部和它相应。七月和八月，阴气开始上升，天地之气肃杀，这时候人气主要在肺，肺气和它相应。九月和十月，阴气开始渐盛，地气开始闭藏，这时候人气主要在心，心气和它相应。十一月和十二月，阴气旺盛到极点，地气完全密藏，这时候人气主要在肾，肾气和它相应。

这一段将一年内的月份与身体脏腑相配，其实在《黄帝内经》中大约有二十篇都涉及这样的内容。有四时配四脏，有四时配五脏，有五时配五脏，有八时（八个节气）配八脏。只有这一篇是六时配六脏，也就是将一年十二个月平均划分为六个阶段，然后依次与肝、脾、头、肺、心、肾相配。这一篇的配法和其他各篇都不一样，因此有许多争议。

那么这一篇十二个月份与脏腑的配合，究竟是不是存在错乱呢？如果结合易学的十二消息卦就清楚了。十二消息卦形象地反映了一年十二个月阴阳二气消长变化的规律，从阴历十一月冬至开始，阳气渐渐上升，阳气上升的同时阴气肯定就渐渐下降，也就是说阳气增强的同时阴气必定减弱。阴历十月是阴气到极点，是坤卦，六根爻全是阴爻。到了十一月冬至阳气开始回复，这就是复卦，最下面一根阳爻，一阳来复；十二月阳气继续上升，下面两根阳爻了，这就是临卦；到了正月阳气继续上升，下面三根阳爻了，就是泰卦，所以说正月春节叫三阳开泰；二月是四根阳爻，叫大壮卦；三月是五根阳爻，是夬卦；四月就是六根阳爻，就是乾卦了；到了五月夏至，阳气到极点，阴气开始上升，乾卦最下面一根爻变成阴爻了，就是姤卦；六月阴气继续上升，下面两个阴爻，就是遁卦；七月阴气继续上升，下面三个阴爻，就是否卦；八月下面四个阴爻，就是观卦；九月下面五个阴爻，就是剥卦；十月六根全是阴爻，就是坤卦。

节气	冬至	大寒	雨水	春分	谷雨	小满	夏至	大暑	处暑	秋分	霜降	小雪
月份	冬月	腊月	正月	二月	三月	四月	五月	六月	七月	八月	九月	十月
卦名	复	临	泰	大壮	夬	乾	姤	遁	否	观	剥	坤
卦象	䷗	䷒	䷊	䷡	䷪	䷀	䷫	䷠	䷋	䷓	䷖	䷁

从十二消息卦的符号上我们可以非常清楚地看出一年十二个月阴阳变化的规律，再结合五行和六气，马上就知道十二个月和人体五脏的正确配合、对应的关系。阴历正月、二月，风木之气发生，因此人之气在肝。阴历三月、四月，少阴君火生长旺盛，故人气应该在心。阴历五月、六月、七月、八月这四个月属于天干中的中央戊己土，因此人之气分别在脾和胃。阴历九月、十月，阴气开始肃杀，阳明燥金收敛，故人气在肺。阴历十一月、十二月，太阳寒水封藏，故人气在肾。

接下来，岐伯说了一大段四时针刺的正确方法，针刺法选择的原则，还有误刺所造成的危害，误伤五脏的死期，以及怎样避免误伤五脏的针刺方法，等等。放在这一篇中显得有点奇怪。清代大医学家、乾隆皇帝的御医、被誉为"黄药师"的黄元御就认为，本篇内容除了十二经之气终结以外，都应该属于《素问》另一篇《刺法论》的内容。学术界普遍认为《刺法论》的内容在唐朝王冰编纂时已经亡佚，只有一个标题记载在目录中而已。而黄元御认为《刺法论》并没有遗失，而是错误地抄在了《诊要经终论》当中。我赞成这一个说法，这一大段讲针灸刺法的内容和《素问》后面的《刺要论》《刺齐论》《刺禁论》等在同一卷。这一篇的许多内容可以同《素问》第六十四篇《四时刺逆从论》互相参考。所以这里就不讲了。后面讲到"刺法"时再讲。

这一篇的最后讲的是"经终"——

帝曰：愿闻十二经脉之终奈何？岐伯曰：太阳之脉，其终也戴眼、反折、瘛疭（chì zòng），其色白，绝汗乃出，出则死矣。

黄帝问道：想听您讲一讲十二经脉之气终结（也就是衰绝）时是什么样的？

岐伯回答：太阳经脉气衰绝时，会出现两眼上视、身背反张、手足抽搐（原文"瘛疭"，就是"抽风"，手脚痉挛，口歪眼斜），面色发白，汗出如油、淋漓不止，绝汗一出就会死亡。

十二经脉之气终绝这部分的内容，结合《灵枢·经脉篇》中各条经脉的走向和功能来看就比较容易理解。以太阳脉为例，它包括手、足太阳之脉。手太阳之脉止于目内眦，而足太阳之脉则起于目内眦，因此当太阳脉经气要断绝时，会出现双目上视。足太阳从目内眦开始，沿着头、背、臀、腿后侧一直到足小趾指甲外侧的至阴穴，故其太阳脉气断绝，会出现角弓反张的现象。手太阳之脉起于小拇指指甲旁的少泽穴，它循臂上肩，主水液所生病，所以太阳脉绝则液脱血亡，所以其色白。

接下来依次讲了少阳经、阳明经、少阴经、太阴经、厥阴经的脉气衰绝情况，十二经脉气绝、败坏的临床表现。三阳三阴各分手和足，一共十二条经脉，只有在搞懂了十二经脉起始、走向的基础上，才能理解清楚。

脉象的秘密

切脉象与观面象

中医给病人把脉时，三根指头按在病人手腕上，凝神静气，然后就知道你身体有什么病，你要注意什么，再给你开个处方。真是太神奇了！中医为什么要用三根指头而不是四根或五根指头号脉呢？中医究竟是怎么号脉的，什么时候号脉最好呢？我们今天要学习的《脉要精微论》，就回答了这样的问题。"脉要"就是切脉的要领，"精微"就是脉象的微妙变化。先看黄帝的发问——

黄帝问曰：诊法何如？岐伯对曰：诊法常以平旦，阴气未动，阳气未散，饮食未进，经脉未盛，络脉调匀，气血未乱，故乃可诊有过之脉。切脉动静而视精明，察五色，观五脏有余不足，六腑强弱，形之盛衰，以此参伍，决死生之分。

黄帝问：脉诊的方法是什么？

岐伯回答：脉诊的时间通常在平旦（太阳还没有升起的时候），这个时候，阴气没有扰动，阳气没有耗散，也没有进饮食，经脉之气还不充盛，络脉之气调和匀静，气血没有被扰乱，所以可以诊察出有病的脉象。诊察脉象动静的同时，也要审视眼睛的神气是否充盈，观看面部的五色，观察五脏六腑的虚实强弱，形体的盛衰，这些方法互相参照，综合分析，来决断疾病死生的情况。

这一段讲诊脉最好的时间是在平旦，也就是寅时（凌晨3：00—5：00），这在现实生活中比较困难。那怎么办呢？我们要灵活掌握，我们可以从为什么要平旦诊脉中得到启发，平旦诊脉是因为阴阳之气没有扰动，没有进食，气血没有乱，这其实已经说清了诊脉的要求，那就是要尽量避免内在因素和外在因素的干扰，比如要避免进食、运动、精神刺激等，这样才能使自己的气血不乱，才能让医生获得真实的脉象。

为什么脉象有这么大的作用呢？——

夫脉者，血之府也，长则气治，短则气病，数则烦心，大则病进，上盛则气高，下盛则气胀，代则气衰，细则气少，涩则心痛，浑浑革至如涌泉，病进而色弊，绵绵其去如弦绝，死。

脉是血液汇聚活动的场所。脉体长表示气充足流畅，脉体短表示气病，就是气弱、气虚导致血的运行无力、不流畅；数脉多见心里烦躁、烦热，大脉表示邪气太盛——脉象满指而大，大而有力表示邪气太盛，大而无力表示正气极度亏虚；上部脉盛大多见气高气急、呼吸急促，下部脉盛大多见腹部胀满——脉象分为上中下三部，上部在头，中部在手，下部在脚。为什么要分三部？就是对应天地人三才，这在后面一篇《三部九候论》中有详细说明。这里没有专门说手上的寸口脉为什么要用三根指头？其实也是对应天地人三才。究竟与外在的三才怎样对应，与内在的脏腑怎样对应，我们在讲后面有关篇章时再详细介绍。

岐伯接着说：代脉表示五脏之气衰弱——代脉就是脉来缓慢而有规则地停止，比如每跳五次停一次，或每跳三次停一次，甚至有每跳两次停一次的，表示脏气衰微，其病危重。细脉表示气虚衰少——细脉就是手指下感觉脉管细小，就是脉窄、波动小，有的形容脉细如丝，但脉起落搏指明显，能分清次数，表示气虚、血虚、阴虚，阴血不足脉管不充盈。涩脉多见于心脏疼痛——涩脉就是脉跳得很艰涩，如轻刀刮竹，刮到竹节的地方就要费点劲，这种脉细短，时不时停止，跳得艰涩不畅，脉道受阻，表明血少、血流不畅，津液亏损，气滞血瘀。脉来粗大急促如泉水上涌（原文"浑浑革至"的"革"有人解释为皮革，是不正确的，这个"革"字通"亟"字，是急迫的意思，在这里做副词，表示脉跳得像涌泉一样滚滚急促而来），这种脉象表示病势亢进，气血非常紊乱，常见面色晦暗无光；脉来绵软无力，脉去如琴弦断绝，这是死亡的征兆，说明阴阳分离了。

大家还记得吗，我在《五脏生成篇》中讲过八种重要的脉象，就是浮、沉、迟、数、小、大、滑、涩。滑脉就是把脉的时候感觉脉跳得很流利、圆滑，好像铁珠滚过玉盘那样，铁珠在三个手指下依次滚过去。都是一对一对的，这里讲了长短，也是一对；还有代脉，代脉和结脉是一对，结脉这里没有讲，其实代脉和结脉都是脉跳得慢并且有停止，只是代脉是有规则的停止，结脉是没有规则的停止；代脉停止的时间长一些，结脉停止的时间短一些；代脉是止而不能自还，结脉是止能自还。所以说"脉代者死，脉结者生"。

那么是不是切脉就能解决一切问题呢？不是！切脉一定要和望诊结合起来。我在前面讲《五脏生成篇》八种脉象之后还讲到了五色脉，就是五种面色和五种脉象是怎么配合起来诊断疾病的。

这里岐伯同样在讲了脉诊之后，马上又讲到"精明五色"——

夫精明五色者，气之华也。赤欲如白裹朱，不欲如赭；白欲如鹅羽，不欲如盐；青欲如苍璧之泽，不欲如蓝；黄欲如罗裹雄黄，不欲如黄土；黑欲如重漆色，不欲如地苍。

"精明"是什么？就是眼睛。眼睛的神采和面部的五色，是五脏精气表现出来的光华。正常的面色如果偏红色应该像白帛包裹着朱砂一样隐现出红润而有光泽，而不应该像赭石一样暗红带紫没有光泽，赭是红得发紫之色，红得太过了，没有光泽；正常面色如果偏白色就应该像白鹅的羽毛一样洁白而光洁，而不应该像盐一样白而晦暗，古代的盐不像今天的精盐那样洁白明亮，而是含有许多杂质，因此盐色是白中带灰的，带有不干净、晦暗的感觉；正常面色如果偏青应该像青苍色玉璧一样有光泽，而不应该像蓼蓝一样青而晦暗，这里的"蓝"指的是蓼蓝，它是做染料的一种草本植物，颜色蓝而沉晦、不润泽；正常面色如果偏黄应该像白罗纱包裹着雄黄一样黄而明朗有光泽，而不应该像黄土一样枯黄；正常面色如果偏黑应该像重漆一样黑而透亮，而不应该像地上的黑土、炭灰一样枯暗没有一点生气。

总结一下——

五色精微象见矣，其寿不久也。

如果脸上五色精气外泄的败象显现，这个病人的寿命也就不长了（"五色精微"的"微"应该是通假字，通"危"）。

那么要用什么来观察面色变化呢？当然是眼睛。眼睛有什么秘密呢？请看下一讲。

春夏秋冬四时脉象

　　大家都知道，中医诊断方法有四种，就是望、闻、问、切。上一讲我讲了望和切两种方法，切就是切脉，望就是看面色，还有望眼睛，望的范围还可以扩大，扩大到望病人的形体动作表现。闻包括两个方面，一个是听，听声音；另一个是嗅，就是闻气味，通过病人发出的各种异常声音和气味，来诊察病情。

　　接下来岐伯又讲了望诊和闻诊。岐伯说——

　　五脏者，中之守也。中盛藏满，气胜伤恐者，声如室中言，是中气之湿也。言而微，终日乃复言者，此夺气也。衣被不敛，言语善恶，不避亲疏者，此神明之乱也。仓廪不藏者，是门户不要也。水泉不止者，是膀胱不藏也。得守者生，关守者死。

　　五脏是人体精气、神气内守的地方。如果腹中邪气盛满，气机壅滞，气急喘息，容易惊恐，那么讲话声音重浊不清，像在密室中说话一样，这是中焦有湿邪的表现，也就是脾脏功能失常了，脾的湿气太重了。言语轻微，说话重复停顿，要过大半天才又说一句，这是精气被夺也就是气虚的表现，反映出肺脏功能减弱了。不知道穿衣盖被，讲话不知善恶好坏，不能分辨亲疏，不知避开生人，这是神明错乱的表现，反映出心脏功能失常了。脾胃这个仓库不能储藏水谷精气，大便泄泻不止，这是因为门户——肛门不能约束，小便不禁，这是因为膀胱不能闭藏，反映出肾脏功能失常了。总之五脏是守护精气的，能守住精气，病人就能生存，不能守住精气，病人就会死亡。

这里说的都是五脏的问题，接下来岐伯又说到五府——

头者精明之府，头倾视深，精神将夺矣。背者胸中之府，背曲肩随，府将坏矣。腰者肾之府，转摇不能，肾将惫矣。膝者筋之府，屈伸不能，行则偻附，筋将惫矣。骨者髓之府，不能久立，行则振掉，骨将惫矣。

头是藏精气、神气的地方，如果头部低垂，目陷无光，说明精神就要衰败了。背是支撑胸腔的部位，如果背弯曲而肩下垂，说明胸中脏气将要败坏，也反映心脏和肺脏的精气虚弱了。腰是肾脏所在的地方，如果腰不能转动，说明肾气将要衰惫。膝是筋汇聚的地方，所以膝为筋之府，如果不能屈伸，走路要弓着身子，这是筋的功能将要衰败，也反映肝脏的精气虚弱了。骨头是藏髓的地方，如果不能久站，行走摇摆不稳，这是骨的功能将要衰惫，也反映肾脏的精气虚弱了。

这里讲的五府，不是五脏六腑中的五腑，而是指头、背、腰、膝、骨。这也是望诊，望人的整个形体及其动作表现。"得强则生，失强则死。"如果这五府强健，说明五脏的精气还没有衰，那么就可以复生；如果这五府不强健了，说明五脏的精气已经衰亡了，那么人就会死亡。

接下来黄帝又问了四时诊脉的方法，一口气问了五个"奈何"——

帝曰：脉其四时动奈何？知病之所在奈何？知病之所变奈何？知病乍在内奈何？知病乍在外奈何？请问此五者，可得闻乎？

黄帝问道：脉象在四季中的变动是怎么样的？怎样知道疾病所在的部位？怎样知道疾病的变化？怎样知道疾病如何在体内发作？怎样

知道疾病如何在体外生成？（原文"乍"就是"作"，在西周的金文中"作"就写作"乍"。）请问这五个问题，可以讲给我听一听吗？

岐伯曰：请言其与天运转大也。万物之外，六合之内，天地之变，阴阳之应，彼春之暖，为夏之暑，彼秋之忿，为冬之怒，四变之动，脉与之上下，以春应中规，夏应中矩，秋应中衡，冬应中权。

岐伯说：请让我讲一讲脉象与天地运转相合的重大关系。（接着岐伯说了一段话，这段话读起来很有韵律，非常优美。）万物以外，六合以内，天地的变化，阴阳消长与之相应，就如春天气候开始温暖，发展为夏天气候暑热，秋天气候转凉，发展为冬天的寒冷，四时气候变动，脉象也随之发生升降浮沉的变化。春天脉象应该圆滑，符合"规"的特点；夏天脉象应该洪大势盛，符合"矩"的特点。校正圆形的工具叫"规"，校正方形的工具为"矩"，比喻标准法度。这里是指春天的脉象要和春天的自然界阳气初升相呼应，如同圆规画出来的弧线一样圆润；夏天的脉象要和夏天的阳气旺盛相呼应，如同用矩画出来的方形一样有棱角；秋天脉象应该浮沉适中，符合"衡"的特点；冬天的脉象应该下沉内伏，符合"权"的特点。权衡是称量物体轻重的器具。权，秤砣；衡，秤杆。这里是说秋天的脉象要和秋天阳气开始下降相呼应，就像秤杆一样浮沉适中；冬天的脉象要和冬天阳气开始闭藏相呼应，就像秤砣一样下坠而不浮动。

总结一下，春天气才刚生发，所以脉柔软如规之象；夏天气盛，所以脉洪大如矩之象；秋天气敛，因此像秤杆；冬天万物闭藏，因此脉中的气也收藏起来，像秤砣那样。

那么四季阴阳的变化是从什么节气开始的呢？——

是故冬至四十五日，阳气微上，阴气微下；夏至四十五日，阴气微上，阳气微下。阴阳有时，与脉为期，期而相失，知脉所分，分之有期，故知死时。微妙在脉，不可不察，察之有纪，从阴阳始，始之有经，从五行生，生之有度，四时为宜，补泻勿失，与天地如一，得一之情，以知死生。是故声合五音，色合五行，脉合阴阳。

冬至到立春的四十五天之间，阳气逐渐上升，阴气逐渐下降。夏至到立秋的四十五天之间，阴气逐渐上升，阳气逐渐下降。四季阴阳的升降是有一定时间规律的，人体脉象的变化也要和它相应。如果知道得病的脉象与正常脉象的分别，对比阴阳消长的时间规律，就可以知道病人死亡的时间。人体与四季阴阳的微妙变化都体现在脉象上，所以不能不详细诊察，诊察脉象是有纲纪的，就是要从辨别阴阳之气开始，辨别阴阳是有规律的，就是从结合五行开始，结合五行是有法度的，就是要和四季阴阳的变化相适宜，运用补法和泻法时不能与这些法则相违背，要使人体与天地自然之气保持统一，知道天人合一的道理，就能预知生死。所以诊病时，病人的声音要结合五音来分析，病人的面色要结合五行来分析，病人的脉象要结合四季阴阳来分析。

梦与我们的健康状态

人人都有做梦的经历，都对梦境充满了好奇。大家可能都听说过《周公解梦》和弗洛伊德解梦，但可能并不知道《黄帝内经》也讲解梦。这一讲我就来讲一讲《黄帝内经》是怎么解梦的。

《黄帝内经》一共有四篇讲到解梦，其中《素问》有三篇，《灵枢》有一篇。我们正在学习的这一篇《脉要精微论》讲到了解梦，解了十一个梦，大多都是一对一对说的，可以分成五组梦境。这一段解梦的描述和《灵枢》第四十三篇《淫邪发梦》的记载基本相同，我把这两篇相合起来说一下——

是知阴盛则梦涉大水恐惧，阳盛则梦大火燔灼，阴阳俱盛则梦相杀毁伤。上盛则梦飞，下盛则梦堕。甚饱则梦予，甚饥则梦取。肝气盛则梦怒，肺气盛则梦哭；短虫多则梦聚众，长虫多则梦相击毁伤。

第一对梦境："阴盛则梦涉大水恐惧，阳盛则梦大火燔灼"，阴气盛就会梦到跋涉大河而产生恐惧，阳气盛就会梦到大火燃烧。《淫邪发梦》："阴气盛，则梦涉大水而恐惧；阳气盛，则梦大火而燔焫。"晚上做梦梦到在大江大河中跋涉并且很恐惧，说明阴气太盛了。在另外一篇《素问》第八十篇《方盛衰论》中，则说这是肾气虚，结合起来应该是肾的阳气不足，阴气太盛，就会做这样的梦："肾气虚，则使人梦见舟船溺人，得其时则梦伏水中，若有畏恐。"为什么？因为肾属水，大江大河说明水太多了，阴气太盛了，阳气虚了，就会梦到水太大，人坐在船上船翻掉了，很害怕，恐惧，恐则伤肾。

如果梦到相反的情景，梦到大火燃烧，说明阳气太盛。《方盛衰论》："心气虚，则梦救火阳物，得其时则梦燔灼。"心气不足，具体说就是心阴气不足，所以心的阳气太盛，就会梦到在救火，或者阳物，就是属阳的、属火的东西，比如太阳、雷电之类。为什么？因为心属火，心的阳气太过，就会做这样的梦。那么如果"阴阳俱盛，则梦相杀毁伤"，阴阳都盛就会梦到相互残杀毁伤。梦到和别人打架，甚至拿着兵器、相互残杀，说明阴阳二气都太盛了，就在梦里面发泄。

第二对梦境："上盛则梦飞，下盛则梦堕"，人体上部气盛就会梦到飞腾，人体下部气盛就会梦到下堕。为什么？上面是阳，下面是阴。梦到向上面飞，说明人体上半部气太盛；梦到往下面坠，说明人体下半部气太盛。结合五脏，如果梦到往上飞，就是心气、肺气太盛了；如果梦到向下坠落，说明肾气、脾气太盛了。

第三对梦境："甚饱则梦予，甚饥则梦取"，吃得太饱就会梦到给予别人，饥饿时就会梦到向他人索取。

第四对梦境："肝气盛则梦怒，肺气盛则梦哭"，肝气偏盛就会梦到发怒，肝主怒，怒则伤肝；肺气偏盛就会梦到哭泣，肺主悲，悲则伤肺。《淫邪发梦》中是这么说的："肝气盛，则梦怒；肺气盛，则梦恐惧、哭泣、飞扬。"《淫邪发梦》在讲完肝气和肺气之后又说了心气、脾气、肾气，五脏之气都说了，很全面，这里补充一下："心气盛，则梦善笑恐畏；脾气盛，则梦歌乐、身体重不举；肾气盛，则梦腰脊两解不属。"

第五对梦境："短虫多则梦聚众，长虫多则梦相击毁伤"，体内寄生很多短虫（蛲虫——像线头一样的寄生虫，身体很小，白色）就会梦到众人集聚，体内寄生很多长虫（蛔虫）就会梦到人们相互攻击损伤。

从对这五对梦境的解析，我们可以看出《黄帝内经》解梦的方法是一种取类比象—取象比类的思维方法，也就是《周易》说的"同声相应，同气相求"的方法，就是按照可以看见或者感受到的事物形象来推测、联想同样状态、同样功能、同样性质的事物。比如往上飞那就是阳气太过，天上对应人体的上半身；往下坠落就是阴气太盛，坠到地上、坠到水里，地上、水里对应人的下半身。

《黄帝内经》将不同的梦境与不同的脏腑问题联系起来。以肝为例，肝为木，肝有问题的人，往往会梦到树木，根据病情的寒热虚实，梦中的树木情况是不一样的。如果梦到树木着了火，或者梦到特别郁郁葱葱的森林，表明肝火太旺。肝火太旺当然就易发怒，"肝气盛则梦怒"。如果梦见自己在树林里面走，而且一直在转悠，走不出来，或者趴在树下起不来了，这就是肝气太虚，是虚证。《方盛衰论》说："肝气虚，则梦见菌香生草，得其时则梦伏树下不敢起。"菌香生草就是梦到各种菌类、小草，梦见在草地上，不是树而是草，或者是稀稀拉拉几棵树，不是青葱翠绿的树，说明肝气虚了。

我们来比较一下弗洛伊德解梦，弗洛伊德1899年出版了《梦的解析》，标志着精神分析心理学的正式形成。弗洛伊德认为，人的心理包括意识和无意识现象，无意识现象又可以划分为前意识和潜意识。也可以这么说：人的意识实际上是由潜意识、前意识和表层意识组成。这就像大海中的冰山，潜意识是最底层的，它是人类最原始的本能，包括性欲冲动、饥渴等，它淹没在汪洋大海之中，在无尽的海底。中层的前意识则是接近于海平面的那一层，这层偶尔出现在海面之上。上层的表层意识也就是显意识，是浮出水面的冰山，始终受到阳光照耀。浮出水面的显意识，只是冰山的一角，大约占5%，而隐藏在水面底下的潜意识才是占主导部分的，大约占95%。

梦是什么？弗洛伊德认为，梦是通往潜意识的桥梁。梦不是偶然形成的联想，而是压抑的欲望——潜意识的情欲伪装的满足。弗洛伊德认为，在人进入梦境时，平时无法实现的潜意识，例如与性相关、与道德相关等等被社会道德伦理压抑的个性就开始突破底层的限制，跑到表层意识中来，将现实中无法实现的愿望符号化为形象，然后这一个个的形象慢慢连接起来变成梦境。但是由于各个符号形象已经是经过了伪装、变形、装饰而变成了梦，也就是说潜意识的本能到了表层意识时，已经与潜意识本来的样子大相径庭了，因此，我们平时做的梦总会感觉朦朦胧胧，不知所以然。既然如此，那梦究竟能不能分析呢？怎么分析呢？弗洛伊德认为有办法分析，那就是把各个形象拆分、追溯，找到最初始的组成部分。梦境的到来并不能意味着将来要发生什么，或者过去发生过什么，但是有一点可以肯定的是，它意味着你真正在意什么。任何梦都可分为显相和隐相：显相，梦的表面现象，是指那些人们能记忆并描述出来的内容，即类似于假面具；隐相，是指梦的本质内容，即真实意思，类似于假面具所掩盖的真实欲望。

两种方法相比较，我们可以发现，《黄帝内经》是从梦境分析一个人的病理，弗洛伊德是从梦境分析一个人的心理；《黄帝内经》是从梦境分析一个人的现实身体情况，弗洛伊德是从梦境分析一个人潜在的无意识情况。

弗洛伊德对梦的解释，已深入到内心深处的潜在动机，超出前人。但他在释梦中的主观性、任意性和神秘性也是显而易见的。他把人的一切梦的隐义都与梦者潜意识中的本能欲望联系起来，这就显得有些牵强了。尤其是他根据性欲理论来解释梦，不是把人看作社会的人，而近乎完全看成是一种生物，故一开始就受到人们的谴责。而《黄帝内经》将人的梦境放大到自然、社会，是把一个人当成一个生理—心理—社会—自然各个层面相结合的完整的人，因而其分析更加合理。

三根指头下面的秘密

我在这一篇《脉要精微论》开头替大家问了一个问题：把脉要用三根指头，不用四根或五根，其中有什么秘密？这一讲我就来解答这个问题。

首先我说一下切脉的总原则，《脉要精微论》用了八个字："持脉有道，虚静为保。"诊脉是有一定法则的，虚心静气才能确保脉诊的正确。这个"保"字也可以看作是"宝"，那就是诊脉以"虚静"作为宝贝，或者说"虚静"对诊脉是最宝贵的。老子《道德经》说："致虚极，守静笃。万物并作，吾以观复。夫物芸芸，各复归其根。归根曰静，静曰复命。"可见"虚静"才能"归根"，才能"复命"——复归根本，复归生命，使生命生生不息。因此，"虚静"是最宝贵的，是生命的根本状态。同样，要想了解生命的状态，也必须要"虚静"。首先心要放空，不能有杂念，然后平静下来，无欲无求，用三根指头去和患者的寸关尺感应、交流，不但能静静感受患者身体的信息，而且能感受大自然万物的信息，将身体和自然融为一体。

要把握六大诊脉大法。哪六大方法？就是四时加内外："春日浮，如鱼之游在波；夏日在肤，泛泛乎万物有余；秋日下肤，蛰虫将去；冬日在骨，蛰虫周密，君子居室。故曰：知内者按而纪之，知外者终而始之。此六者，持脉之大法。"春天脉象浅浮在体表，就如鱼儿浮游在水波中；夏天脉象在皮肤，浮洪粗大，就好像万物蓬勃生长；秋天脉象在皮肤下，就好像蛰虫将要伏藏；冬天脉象沉伏在骨，就好像蛰虫闭藏不出，人们避居室内。所以说：要知道人体内部的情况，可以通过脉象是否符合纲纪来判断；要知道人体外部的情况，可通过察看五色知道其终始。这六个方面，是脉诊最重要的法则。接下来，岐伯说了心脉、肺脉、肝脉、胃脉、脾脉、肾脉这六种脉象的具体情况，讲了从脉象上反映的病因、病形与治疗方法。

最后岐伯说了一种诊断疾病的方法——尺肤诊。尺肤诊是一种非常重要但却不被现在人所重视、几乎要失传的切脉方法，实在是很可惜。这一篇记载了这一方法。尺肤是从肘窝横纹到手腕横纹的皮肤。尺肤诊就是察看这个位置的肌肤润泽、粗糙、滑涩、冷热、软硬等情况，以测知全身病情。

我这里只做一下最简单的介绍：将前臂内侧，也就是从手腕横纹到肘横纹这样一段皮肤分为三个部分，从手腕到肘也就是从上到下，左手外侧分别对应心、肝、肾，右手外侧分别对应肺、胃、肾；左手内侧分别对应膻中、膈、季胁（胁下小肋骨），右手内侧分别对应胸中、脾、季胁。最上段对应咽喉，最下段对应少腹、腰、股、膝、胫、足。尺肤前面，对应身前的胸腹部；尺肤后面，对应身后的背部。从尺肤特定位置脉象的变化可以诊断出所对应的内脏和身体部位的病变情况。岐伯说了一大段，据不同脉象可诊断出不同疾病，说明各种疾病都可以通过切脉得知。比如在把脉的时候只能摸到上部的脉象，摸不到下部的脉象，就说明腰部和足部清冷。只能摸到下部的脉象，摸不到上部的脉象，就说明头部颈项疼痛。

这一段没有讲到现代中医把脉的寸口脉，现在我们看到的是三个指头把脉，把的是手腕那个位置，这个位置叫寸口。尺肤脉是不是寸口脉呢？历史上不少《黄帝内经》注家，还有一些脉学著作认为《素问·脉要精微论》这段经文其实是论述寸口脉。比如明代医学家吴昆、马莳、张介宾，清代医学家张志聪、高士宗等都这么认为。我认为这是古人全息思维的反映，全息思维就是任何一个部分都是整体的缩影，部分包含着整体的信息，并且有着整体的性质与功能。尺肤也好，寸口也好，都是相对独立的部分，都能反映整个身体的信息，并且它们反映的规律都是一样的。尺肤分三个部分，寸口也分三个部分。

现在我就来说一说寸口脉。寸口就在大拇指下方、后方手腕处，寸口又称"气口""脉口"，分为寸、关、尺三部。这里有一个高一点的骨头，叫手桡骨茎突处，此处好比一个关口，所以叫"关"。把中指按在这里，然后把食指按上去，无名指按上去，这样食指、中指、无名指分别按在上中下三个位置，这三个位置就分别叫寸、关、尺。为什么要分为三个部位，且用三根指头？这与天地人三才的思维是分不开的。从经络上看，寸口属于手太阴肺经，肺主气而朝百脉，肺的经脉起于中焦脾胃，脾胃为脏腑气血营养的来源，所以全身脏腑、经脉、气血的情况，都可以从寸口脉上反映出来，另外依据气口的状态可以判断人的生死。《素问·经脉别论》："权衡以平，气口成寸，以决死生。"

左手和右手的寸、关、尺三个部位恰好反映了五脏的信息，有一句口诀，大家一看就明白了，叫"左为心肝肾，右为肺脾命"。也就是左手的寸、关、尺分别对应心、肝、肾，右手的寸、关、尺分别对应肺、脾、命，命就是命门，在这里其实也就是肾。大家发现了没有，寸口脉的这种对应和尺肤脉的对应是一样的。

我发现这是一种生命全息的结构，早在《周易》的时代也就是距今三千年到二千三百年期间，我们的古圣先贤就发现了一个宇宙生命全息的结构规律，那就是文王八卦方位规律，文王八卦方位表面上看是讲自然地理的方位结构，其实也讲了人身体的方位结构，人的结构和天地结构是相同的，也是相通的。我在20世纪90年代曾写过一本书叫《易学与中医》，就将文王八卦的结构和寸口脉的结构作了对比，发现两者完全相同，文王八卦最上面是离卦为火，为心，左边从上到下依次为巽卦、震卦、艮卦，巽卦、震卦为木，为肝，最下面为坎卦，为水，为肾——这就是左为心肝肾。再看右边，右边从上到下依次为坤卦、兑卦、乾卦，因为右边的坤卦和左边的艮卦都为土，居于中央的位置，所以右边从上到下是兑卦、乾卦、坎卦，兑卦、乾卦为金，为肺，加上中央土为脾，最下方的坎卦为肾——这就是右为肺脾肾。古人很了不起吧？他们已经发现了天地和人体结构统一的规律了。你要问：为什么？很简单！因为他们没有电脑，没有手机，完全靠自己的心灵、意念来体悟生命、体悟宇宙。所以古人的体悟思维、灵感思维是现代人达不到的。这就是"持脉有道，虚静为保"。

脉象与五脏调养

一个正常人的脉象特点

我们谁都不想做一个不健康、不正常的人，都想做一个健康的、正常的人，《黄帝内经》称为"平人"，平平常常、没有病痛的人。那么"平人"有什么特点，怎么判断自己是不是一个"平人"呢？这一讲我们就来学习《平人气象论》。学了这一篇，你就可以判断自己是不是一个"平人"了。这一篇我尽量讲得通俗一点，讲要点，你看了以后自己就会判断了。

先说一下什么是"平人"——

黄帝问曰：平人何如？岐伯对曰：人一呼脉再动，一吸脉亦再动，呼吸定息脉五动，闰以太息，命曰平人。

黄帝问道：平人的脉象是什么样的？

岐伯答说：人一呼气脉搏跳动两次，一吸气脉搏也跳动两次，一呼一吸一共跳动四次，如果呼吸间有一个停顿，那么一共就是跳动五次，有时候偶尔有一次长呼吸，脉搏又会多跳动一次（"闰以太息"，"闰"是盈余的意思，也就是多出来的意思，"太息"就是长呼吸、深呼吸），这样平均起来，在人的一呼一吸的时间里，脉搏跳动五到六次，都属于正常的范围，这就是"平人"的脉搏。

一呼一吸叫"一息"。呼吸还是脉搏的动力之一。呼吸不同于其他运动的地方就在于，它是一个"半自主"的运动，因此古代的养生家发明了许多调息养练之术来延年益寿。通过呼吸还可以判断一个人中气是不是足，身体是不是健康。一般来说人的呼吸间隔时间大致相同，所以可以把一呼一吸作为标准来确定脉搏跳动是快还是慢。

人一呼脉一动，一吸脉一动，曰少气。人一呼脉三动，一吸脉三动而躁，尺热曰病温，尺不热脉滑曰病风，脉涩曰痹。人一呼脉四动以上曰死，脉绝不至曰死，乍疏乍数曰死。

如果呼气一次脉搏跳动一下，吸气一次脉搏跳动一下，表示正气衰少。如果呼气一次脉搏跳动三下，吸气一次脉搏跳动三下而且躁动不安，尺部（小臂内侧）皮肤发热，表示患温热病，尺部皮肤不热但脉象圆滑流利的，表示感受风邪发病，也就是脉七动以上还躁、滑，就是风，风为阳邪，受风后也容易出现数脉。脉象滞涩不畅的，脉涩说明气血不通，表示患了痹病。如果呼气一次脉搏跳动四次以上，就必死（表明阳邪到极点了，阴精枯竭了）；如果脉搏跳动停止，中断了不再来了，那也就必死（正气衰竭了）；如果脉搏跳动忽慢忽快，混乱无序，那也必死（表明体内阴阳二气错乱、气血衰败了）。

一个正常人的能量是靠什么呢？是靠胃气。岐伯说："平人之常气禀于胃，胃者平人之常气也，人无胃气曰逆，逆者死。"正常人的脉气来源于胃，胃气就是平人的正常脉气。人的脉象如果没有胃气，叫作逆，出现逆就会死亡。岐伯接着分析了在春夏秋冬四季中胃气的多少，是否引起五脏变化，根据胃气的有无、多少判断五脏的平脉、病脉、死脉。

为什么胃气这么重要？岐伯说："人以水谷为本，故人绝水谷则死，脉无胃气亦死。"人是把水谷作为根本的，所以人一旦断绝水谷就会死亡，脉象没有胃气也会死亡。胃，是个会意字。"田"指"承受五谷之土"。"田"与"肉"联合起来表示肉身中土地，是贮存五谷食物的农田。如果没有胃气了，会出现什么情况呢？"所谓无胃气者，但得真脏脉不得胃气也。"无胃气就是只能诊得真脏脉而不能诊得胃气了。真脏脉我们前面提到过，后面的《玉机真脏论》就专门讲真脏脉。

胃气实在是太重要了，胃气实际上是包含了脾胃之气，脾胃是"后天之本"。人从脱离母体以后，整个生命活动的物质基础可以说几乎都来自脾胃所生化的水谷精微，所以说有胃气，就意味着身体具备收纳、运化的功能，意味着人身还存着一股正气。遇到这样的脉象，病就有治愈的希望。所以一个人的脉象越是从容和缓，就说明这个人的胃气也就越充足，全身的正气也就越旺盛，人的身心就越健康。

最后岐伯分析了五脏每一脏的平脉、病脉、死脉三种情况。其中在讲到五脏的平脉时，都强调了"以胃气为本"这五个字。比如肝对应春天，"春以胃气为本"；心对应夏天，"夏以胃气为本"；脾对应长夏，"长夏以胃气为本"；肺对应秋天，"秋以胃气为本"；肾对应冬天，"冬以胃气为本"。

下面我就以心脉为例讲一下心的平脉、病脉、死脉三种情况——

平心脉来，累累如连珠，如循琅玕，曰心平，夏以胃气为本。病心脉来，喘喘连属，其中微曲，曰心病。死心脉来，前曲后居，如操带钩，曰心死。

正常心脉来时，像一颗颗串连的珠子连续不断跳动，如同玉珠一样滑润（琅玕：像珠子一样的玉石），这是心的平脉。心脏与夏天相应，夏天要以胃气为根本，脉象是和缓的。有病的心脉来时，急促而不稳定，像连续不断地喘气，并且其中有轻微弯曲、低陷，是心脏有病。死亡的心脉来时，脉象前面盛大高亢后面突然停止，如同抚摸衣带上的弯钩一样，这是心的死脉。

总结一下，这一篇主要讲述脉诊，首先介绍了平人的脉象，点明平人之脉"以胃气为本"，脉象有无胃气是临诊时判断生死的重要标准；然后讲述了四时相应的脉象、真脏脉对应的死亡日期，以及五脏的平脉、病脉与死脉三种不同的情况。那么真脏脉究竟是怎么一回事呢？请看下一讲。

辨别真脏脉的方法

这一讲我们学习《玉机真脏论》。什么叫"玉机"？就是刻写在玉版上的重要机密；什么是"真脏"？就是"真脏脉"。从题目上就可以看出这一篇主要是讲了两个大问题，一个是"玉机"，一个是"真脏"。

大家还记得吧，前面有一篇叫《玉版论要》，也是刻在玉版上的要领，这里又是《玉机真脏论》，都是表示太重要、太珍贵了。究竟是什么东西这么重要，非要刻在玉版上并珍藏在内府呢？黄帝在听了岐伯关于四时五脏脉法的分析之后，有一段非常生动的描写——

帝瞿然而起，再拜而稽首曰：善。吾得脉之大要，天下至数，五色脉变，揆度奇恒，道在于一，神转不回，回则不转，

乃失其机，至数之要，迫近以微，著之玉版，藏之脏腑，每旦读之，名曰《玉机》。

黄帝惊异地站起来，再次恭敬施礼说：您讲得太好了！我懂得了脉诊的根本要领和天下最重要的道理，考察面部五色和脉象的变化，揣测度量它们的异常与正常，道理只在于一个："神转不回，回则不转，乃失其机"——这句话在《素问》中的《玉版论要篇》也出现过，但本篇的论述更为详细。神要运转——按照天地四时运动规律运转，不能逆转、不能乱转、不能停止，如果神"回"了，就是逆转或者停止不运转，就会失去生机。这是极其重要的道理，接近天机，十分微妙，要把这些道理刻在玉板上，珍藏在内府，每天早晨拿出来诵读，所以取名为《玉机》。

请大家再一次记住这句话："神转不回，回则不转，乃失其机。"

这句话是黄帝在听了岐伯说的四时五脏脉法之后领悟到的，是"脉之大要""天下至数"。那么岐伯究竟说了什么能使黄帝如此感动、如此钦佩，以至于"瞿然而起，再拜而稽首"？岐伯说的是四时五脏脉法，简单地说就是春脉、夏脉、秋脉、冬脉，春夏秋冬分别对应肝心肺肾，所以就是肝脉、心脉、肺脉、肾脉，再加上脾脉，就是四时五脏脉，对四时脉的每一种脉，岐伯都用了一个形象的比喻："春脉如弦""夏脉如钩""秋脉如浮""冬脉如营"。什么意思？"春脉如弦"就是说春天的脉也就是肝脉要像琴弦一样，要长长的、直直的、滑滑的，要软弱而饱满；"夏脉如钩"，夏天的脉也就是心脉要像钩一样，来的时候充实而旺盛，去的时候轻松而细微；"秋脉如浮"，秋天的脉也就是肺脉像浮在水面上，轻虚的，来的时候很急速，去的时候好像树叶飘落；"冬脉如营"，冬天的脉也就是肾脉像军队的营垒，沉静，但内藏有生动的力量。四时的每一种脉都要恰到好处，不能太过，也不能不及，否则就是有病了。

四时四脏之脉讲完之后，又讲了脾脏的脉象，脾脉像土，"孤脏以灌四傍"，脾脉属土，位居于中央，是孤脏，有灌溉滋养四周脏腑的功能。什么是"孤脏"？是不是孤单、孤立的脏器的意思？我认为不是，因为这里岐伯的意思不说孤脏是脾脏，而是说没有配属时间，不主管四季中的某一季，是指它位居中土，在四季中与肝、心、肺、肾一起"主时"，所以这个"孤"是"独尊"、地位最尊大的意思。因为五行之中土独为尊，在四季称王。古时候的帝王就常常称"孤"。脾脉还有一个特点，那就是脾的平脉是看不见的，而其病脉的表现可以体察到。怎么体察、把握四时五脏之脉？关键就在于一个"神"字，所以才说"神转不回，回则不转，乃失其机"。当然这种"神转"的功夫是需要长期的临床实践的。我的父亲母亲已经有70年的临床经验了，现在每一次给病人把脉还是凝神静气、全神贯注，不敢大意。我认识一位老中医，他的左手长年戴个手套，从不用左手干粗活儿，只用来给人把脉，为的就是不失去神机。

接下来，岐伯说了一大段五脏病气怎样传变的话。五脏病气的传变是有规律的。什么规律？就是五行相生相克的规律。疾病一般是按照五行相克的规律传变的，比如风邪，"风者百病之长也"，风邪是引起各种疾病的祸首，被称为百病之长。如果风邪侵害人体，会使人毫毛竖直，皮肤毛孔紧闭而出现发热症状，如果没有及时治疗，病邪深入停留在肺，就会咳嗽、呼吸急促，再不及时治疗，病邪从肺（金）传变转行到肝（木），会出现胁肋疼痛、呕吐等症状，进一步病邪从肝传变转行到脾（土），会出现黄疸、腹中发热、心情烦躁、小便发黄的症状，进一步病邪从脾传变转行到肾（水），会出现小腹郁热疼痛、小便色白混浊的症状。

最后岐伯重点讲了"真脏脉"。什么是真脏脉？其实前面已经提到过，就是没有真气、真气败露的脉象。如果出现真脏脉，人就会死亡。什么叫没有真气？就是没有胃气了。为什么胃气这么重要？"岐伯曰：五脏者皆禀气于胃，胃者五脏之本也。"

五脏的真脏脉是一种什么情况呢？正常的肝脉应该是"春脉如弦"，一旦肝的真脏脉到来，脉象内外劲急，如同按压琴弦一样端直而长，过于紧急，就像循摸着刀刃一样锋利，加上面色发青发白，没有润泽，表示人就要死亡了。正常的心脉应该是"夏脉如钩"，一旦心的真脏脉到来，这个钩就变得坚实搏手，感觉有点刺到手了，如同循摸着薏苡子，像薏苡仁一样圆小坚硬，加上面色红黑无光泽，毫毛焦枯，表示人就要死亡了。正常的肺脉应该是"秋脉如浮"，一旦肺的真脏脉到来，盛大虚浮，如同用羽毛抚摸人的皮肤一样轻虚软弱，加上面色白红无光泽，毫毛枯焦，表示人就要死亡了。正常的肾脉应该是"冬脉如营"，一旦肾的真脏脉到来，搏击手指断绝欲停，如同用手指弹击石头一样坚实，加上面色黑黄无光泽，毫毛焦枯，表示人就要死亡了。正常的脾脉应该是像大地上的水缓缓浇灌四方，一旦脾的真脏脉到来，软弱无力忽快忽慢，加上面色黄青无光泽，毫毛焦枯，表示人就要死亡了。五脏的真脏脉一旦出现，就是死症，说明已经无法救治。

黄帝曰：见真脏曰死，何也？岐伯曰：五脏者皆禀气于胃，胃者五脏之本也，脏气者，不能自至于手太阴，必因于胃气，乃至于手太阴也，故五脏各以其时，自为而至于手太阴也。故邪气胜者，精气衰也，故病甚者，胃气不能与之俱至于手太阴，故真脏之气独见，独见者病胜脏也，故曰死。帝曰：善。

黄帝问道：为什么见到真脏脉就是死症呢？

岐伯回答说：真脏脉就是没有胃气的脉象。五脏的精气都禀赋于胃中水谷精微来滋养，胃是五脏的根本。五脏之气不能自行到达手太阴经寸口位置，必须要依赖胃气的推动，才能到达手太阴经寸口位置，五脏之气在各自所主导的时辰，以不同脉象和胃气一起到达手太阴经寸口位置。如果邪气亢盛，精气衰弱，导致发病严重，耗伤胃气，胃气虚衰，不能和五脏之气一起到达手太阴经寸口上，所以只能单独见到没有胃气的真脏脉，所以说，单独见到真脏脉时说明邪气太盛，脏气受损，所以就会死亡。

黄帝说：讲得好。

这一篇讲的内容还有很多，但主要就是讲了正常的四时五脏脉象和不正常的真脏脉象的情况。

一种全身诊脉的方法

在中华文化中，"三"是个非常重要的数字，我在20世纪90年代曾发表过一篇文章，名为《生命的"二体三用"模型》，我认为中国人的生命哲学是以"二"为本体，以"三"为作用。"二"就是阴阳，"三"其实代表的是"中"，是阴阳加上中，阴阳中和才能产生万事万物，"三生万物"。"三"在中华文化里面是一个意蕴丰富的数字。"三"蕴含的天、地、人——"三才"的思想，反映了天人合一、阴阳中和的宇宙观、生命观。《易经》用阴阳两个符号三次组合就是八卦，六次组合就是六十四卦；老子《道德经》说"道生一，一生二，二生三，三生万物"，"三"既是有限的终点，又是无限的起点，"三"所体现的中和思想是万事万物生生不息的根源。

这一讲我们要学习的这一篇叫《三部九候论》，"三部九候"就是三才思想在诊断中的具体应用。我们今天所说的"三部九候"通常指的是《难经》关于寸口脉的诊法，三部指的是"寸""关""尺"，这三部在按脉时各以"浮""中""沉"三种取法，共九候。我们这一篇《三部九候论》说的不是这个三部九候，而是人体身上的三个部位九个地方。东汉医圣张仲景在《伤寒论》序中提到了《黄帝内经》三部，可见它在早期临床中具有重要作用。为什么要分三部九候呢？我们先来看一看黄帝和岐伯的对话——

帝曰：愿闻天地之至数，合于人形血气，通决死生，为之奈何？岐伯曰：天地之至数，始于一，终于九焉。一者天，二者地，三者人，因而三之，三三者九，以应九野。故人有三部，部有三候，以决死生，以处百病，以调虚实，而除邪疾。

黄帝对岐伯说：我希望听闻天地之间最为深奥的理论，与人的形体气血如何相通，如何决断死生？

岐伯说：天地之间最为深奥的理论、最为精深的道理、最为精妙的数字，开始于一，终止于九。一代表天，二代表地，三代表人，天地人又各分为三，三三为九，来对应九野。所以人体分为三部，每部分为三候，可以用来决断生死，治疗百病，调治虚实，从而祛除邪气疾病。

岐伯说人体的三部九候就是一种天地之至数。三来源于三才，九是三与三的乘积。这与《易经》和《道德经》不无关系。《易经》以"六"为阴爻数，以"九"为阳爻数，"九"和"六"分别成为"阳"和"阴"的代称。《道德经》说"三生万物"。《素问》有一篇《六节藏象论》说"天以六六之节，人以九九制会"。三部九候究竟在哪个地方呢？——

帝曰：何谓三部？岐伯曰：有下部，有中部，有上部，部各

有三候，三候者，有天有地有人也，必指而导之，乃以为真。上部天，两额之动脉；上部地，两颊之动脉；上部人，耳前之动脉。中部天，手太阴也；中部地，手阳明也；中部人，手少阴也。下部天，足厥阴也；下部地，足少阴也；下部人，足太阴也。

黄帝问：什么叫作三部？

岐伯说：人体部位划分有下部（下肢），有中部（上肢），有上部（头部），每一部各有三候，三候用天、地、人来代表，必须有人当面指导，才能准确掌握部候的位置。头部的天候（上），是额头两旁的动脉（两额动脉，太阳穴）；头部的地候（下），是面颊两旁的动脉（大迎——下颌角前方）；头部的人候（中），是耳前的动脉（耳门）。上肢的天候，是手太阴肺经的动脉（寸口）；上肢的地候，是手阳明大肠经的动脉（合谷）；上肢的人候，是手少阴心经的动脉（神门——在手腕上，靠近小指的下方）。下肢的天候，是足厥阴肝经的动脉（足五里——在大腿内侧，大腿根部的下方；妇女取太冲——在足背，当第一、二跖骨结合部前方凹陷处）；下肢的地候，是足少阴肾经的动脉（太溪——在足内侧，内踝后方，当内踝尖与跟腱之间的凹陷处）；下肢的人候，是足太阴脾经的动脉（箕门——在大腿内侧，当两腿分开，席地而坐，其形如簸箕，穴在大腿内侧，左右对称）。

依据这上中下三部可以诊断哪些疾病呢？——

故下部之天以候肝，地以候肾，人以候脾胃之气。帝曰：中部之候奈何？岐伯曰：亦有天，亦有地，亦有人。天以候肺，地以候胸中之气，人以候心。帝曰：上部以何候之？岐伯曰：亦有天，亦有地，亦有人。天以候头角之气，地以候口齿之气，人以候耳目之气。三部者，各有天，各有地，各有人。三而成天，三而成地，三而成人。三而三之，合则为九，九分为九野，九野为九脏。故神脏五，形脏四，合为九脏。五脏已败，其色必夭，夭必死矣。

因此，下部下肢的天候可以诊察肝的病变，下肢的地候可以诊察肾的病变，下肢的人候可以诊察脾胃的病变。黄帝问：中部的情况怎么样呢？岐伯说：中部也有天地人三部。中部上肢的天候可以诊察肺的病变，上肢的地候可以诊察胸中的病变，上肢的人候可以诊察心脏的病变。黄帝问：上部的情况又怎样呢？岐伯说：上部也有天地人三部。上部头部的天候可以诊察头部的病变，头部的地候可以诊察口齿的病变，头部的人候可以诊察耳目的病变。人体的三部，各有天候，各有地候，各有人候。一共三个天候，三个地候，三个人候，三乘以三，合成九候，九候分别对应九野，九野对应人的九脏。所以人有五个神脏——心、肝、脾、肺、肾，四个形脏——膀胱、胃、大肠、小肠，合成九个脏腑。五脏已经败坏，面色必然枯槁，面色枯槁的病人就比较危险了。

帝曰：以候奈何？岐伯曰：必先度其形之肥瘦，以调其气之虚实，实则泻之，虚则补之。必先去其血脉而后调之，无问其病，以平为期。

黄帝问：怎样用九候诊断疾病呢？

岐伯回答：必须先度量病人形体的肥瘦，调节病人气的虚实，实证用泻法，虚证用补法。必须先去除血脉中的瘀滞，然后再调补气血，不论治疗什么疾病，都以达到气血阴阳平和为准则。

用"三部九候"的方法还可以判断生死，怎么判断？岐伯说了几句重要的话，可以作为法则——

形盛脉细，少气不足以息者危。形瘦脉大，胸中多气者死。形气相得者生，参伍不调者病。三部九候皆相失者死。

形体肥胖，脉象反而细小，气短不足以维持呼吸，病危。形体瘦弱，脉象反而盛大，胸中气塞胀满的，是死症。形体与脉象一致的病人能够生存，形体与脉象不协调、脉搏参差不齐，表示有疾病。三部九候的脉象都与疾病不相对应的，是死症。

所以三部九候的脉象要相互对应——

九候之相应也，上下若一，不得相失。一候后则病，二候后则病甚，三候后则病危。

九候的脉象相互对应，上下一致，不应该不相调和。九候中有一候脉象不一致的，就会生病；两候脉象不一致的，病情就会加重；三候脉象不一致的，就会病危。

三部九候体现了《黄帝内经》三才合一的整体思维，可惜现代很少有人使用了。

五脏怎么按时调养？

这一讲我们学习《脏气法时论》。一看这个题目就知道这一篇是讲什么的，脏气就是五脏之气，法时就是效法时间的变化规律。这一篇就是讲五脏之气与时间是怎样的对应关系，五脏怎么按照时间来调养。先看看黄帝的提问——

黄帝问曰：合人形以法四时五行而治，何如而从？何如而逆？得失之意，愿闻其事。岐伯对曰：五行者，金、木、水、火、土也，更贵更贱，以知死生，以决成败，而定五脏之气、间甚之时、死生之期也。

黄帝问道：结合人的形体情况，效法四时五行的变化规律来治疗疾病，什么是"从"——顺从这个变化规律？什么是"逆"——违背这个变化规律？治法的得和失的意旨，我希望了解一下。

岐伯回答：五行就是金、木、水、火、土，它有生克衰旺的更迭变化，依据这些变化，可以推测病人的死生，决定治疗的成败，进而确定五脏之气的盛衰、疾病轻重的时间（"间甚"就是轻重），以及死生的日期。

大家还记得吗？我曾在《黄帝内经》的开篇就说过，整部《黄帝内经》的理论基础就是阴阳五行。这里讲治疗人体疾病要效法四时五行，四时五行其实就是五时五行，依据五行之间的相生相克关系来预测疾病治疗的成与败。这里提到了一个前面从来没有出现过的五行的贵贱："更贵更贱，以知死生，以决成败。"什么是五行的贵贱？贵就是旺，贱就是衰。五行在一年四季中的强弱情况是不同的，依其旺衰程度，中国古人归纳出五种情景：旺、相、休、囚、死。旺——最旺，又写作"王"；相——次旺；休——小衰；囚——中衰；死——最衰。旺者为贵，死者为贱。比如木旺于春——春季木当令，木为旺，为贵；木灭于秋——秋天里木为死，因为秋天为金，金克木，故秋天里木为贱。

帝曰：愿卒闻之。

黄帝说：我希望能听你详尽地讲一讲。

岐伯曰：肝主春，足厥阴、少阳主治，其日甲乙；肝苦急，急食甘以缓之。心主夏，手少阴、太阳主治，其日丙丁；心苦缓，急食酸以收之。脾主长夏，足太阴、阳明主治，其日戊己；脾苦湿，急食苦以燥之。肺主秋，手太阴、阳明主治，其日庚辛；肺苦气上逆，急食苦以泄之。肾主冬，足少阴、太阳主治，其日壬癸；肾苦燥，急食辛以润之。开腠理，致津液，通气也。

于是岐伯就详细地说了五脏所对应的季节、日子以及五脏容易发生什么病变、适合用什么药物。按照五行木火土金水的次序，对肝心脾肺肾的意义作了说明。

首先是肝，"肝主春，足厥阴、少阳主治，其日甲乙；肝苦急，急食甘以缓之"。岐伯说：肝最旺盛的季节是春天。春天以足厥阴肝经和足少阳胆经为主治（肝胆为表里关系），肝胆对应的日子是甲日和乙日（春天、肝胆、甲乙都属于五行的木）。肝容易为拘急所苦——容易发生拘急类疾病（"拘急"指四肢拘挛难以伸展的症状，多由于风邪所致），应该马上食用甘味药来缓解它。

药物的五味作用：酸收、苦坚、甘缓、辛散、咸软。比如甘草，被称为国老——掌管教化的官职，国之重臣，李时珍说甘草是"调和众药有功，故有国老之号"，功能主治清热解毒，祛痰止咳，缓解胃腹挛急疼痛等，比如芍药甘草汤治疗挛急疼痛，疗效非常明显。

心最旺盛的季节是夏天。夏天要以手少阴心经和手太阳小肠经作为主治，它的旺日是丙日和丁日。心容易为缓散所苦——容易发生缓散一类疾病，应该马上食用酸味药来收敛它。

脾最旺盛的季节是长夏。长夏要以足太阴脾经和足阳明胃经作为主治，它的旺日是戊日和己日。脾容易为湿所苦——容易被湿邪困扰，脾失运化，水湿郁内，饮食不化，痰浊内生，应该马上食用苦味药来燥湿健脾。

肺最旺盛的季节是秋天。秋天要以手太阴肺经和手阳明大肠经作为主治，它的旺日是庚日和辛日。肺容易为气息上逆所苦，应该马上食用苦味药来宣发降泄上逆之气。

肾最旺盛的季节是冬天。冬天要以足少阴肾经与足太阳膀胱经作为主治，它的旺日为壬日和癸日。肾容易为干燥所苦——容易发生干燥的症状，应该马上食用辛味药来润养它。这样就可以开发腠理——发汗，运行津液，通畅气道——使脏腑之气运行通畅。

接下来，岐伯分别阐述了五脏病在一年、一月、一日中的轻重、死愈的变化情况，药物五味的补泻规则——

病在肝，愈于夏；夏不愈，甚于秋；秋不死，持于冬，起于春，禁当风。肝病者，愈在丙丁；丙丁不愈，加于庚辛；庚辛不死，持于壬癸，起于甲乙。肝病者，平旦慧，下晡甚，夜半静。肝欲散，急食辛以散之，用辛补之，酸泻之。

肝脏有疾病，到了夏天可以痊愈（木生火）——为什么？"肝木畏金，火能平之。子制其鬼，故愈。"子脏帮助母脏战胜疾病（子脏能够战胜克制母脏的五行）。如果夏天好不了，到秋天病情就会加重（金克木）；如果秋天不恶化，会维持到冬天（水生木），到来年春天病情就会有起色（木旺），需注意不能遭受风邪。患有肝病的人，在丙丁日就会出现好转（木生火）；如果丙丁日不能痊愈，到了庚辛日病就会加重（金克木）；如果庚辛日没有恶化，会维持到壬癸日（水生木），到了甲乙日病情就会有好转（木旺）。患有肝病的人，在早上（寅卯为木）会感觉精神较好，到了傍晚（申酉为金）状态变差（晡，音bū，即申时，午后三点至五点），到半夜（亥子为水）就会较为平静——旦慧、昼安、夕加、夜静。因为肝性条达发散而恶抑郁，所以使用辛味药来发散它，用辛味药来补益它——增加肝的发散功能，就用酸味来泻它——用酸味的收敛来减轻肝的发散功能。

下面接着说了心脏、脾脏、肺脏、肾脏的疾病，也都是遵循了这个"愈、甚、持、起"四步变化模式：我生时而愈，克我时而甚，生我时而持，本我时有起色。

夫邪气之客于身也，以胜相加，至其所生而愈，至其所不胜而甚，至于所生而持，自得其位而起。必先定五脏之脉，乃可言间甚之时，死生之期也。

总之，邪气侵袭人身体的时候，是以强凌弱的，疾病到了它所生的时间就可以治愈，到了它所不胜——也就是克制它的时间就会加重，到了它所生的时间就可以维持，到了它自身脏腑所旺的时间病情就会有起色。但必须先明确五脏各自的平脉，才能推测疾病的轻重时间和死生的日期。

那么要用什么食物、药物来调理呢？有一个原则就是"顺其性者为补，逆其性者为泻"，就是顺应五脏的属性来补它，逆反它的属性来泻它，如："肝欲散，急食辛以散之，用辛补之，酸泻之。"（木不宜郁，故欲以辛散之。顺其性者为补，逆其性者为泻，肝喜散而恶收，故辛为补、酸为泻。）

除了药物，还有针灸，对五脏病要取和这一脏相应的经络上的穴位，比如治疗肝病，要取足厥阴肝经和足少阳胆经的穴位；治疗心病要取手少阴心经和手太阳小肠经的穴位。

对于五脏还可以进行饮食的调养。怎么调养呢？请看下一讲。

五脏的饮食调理

通过上一讲的学习，我们知道了五脏和一年、一个月、一天的时间有密切关系，五脏病可以用不同味道的药物来进行补泻治疗。当然五脏也可以通过不同颜色、不同味道的食物来调理。《脏气法时论》最后讲到了五脏适合利用不同味道的食物来调理。

那么食物调理有没有方法呢？有！岐伯说——

肝色青，宜食甘，粳米、牛肉、枣、葵皆甘。心色赤，宜食酸，小豆、犬肉、李、韭皆酸。肺色白，宜食苦，麦、羊肉、杏、薤（xiè）皆苦。脾色黄，宜食咸，大豆、豕肉、栗、藿皆咸。肾色黑，宜食辛，黄黍、鸡肉、桃、葱皆辛。辛散，酸收，甘缓，苦坚，咸软。

先看肝，肝对应的颜色是青色，适宜食用甘甜味的食物，如粳米、牛肉、枣、葵的属性都是甘。因为肝苦急，急食甘以缓之。"肝欲散，急食辛以散之"。

心对应的颜色是红色，适宜食用酸味的食物，如小豆、李、韭菜都是酸的。心苦缓，宜酸物收之。"心欲软，急食咸以软之"。

肺对应的颜色是白色，适宜食用苦味的食物，小麦、羊肉、杏、薤（薤，根白如小蒜，似韭而无实）都是苦的。肺苦气上逆，宜食苦物泄之。"肺欲收，急食酸以收之"。

脾对应的颜色是黄色，适宜食用咸味的食物，大豆、猪肉、栗、豆叶都是咸的。脾贵在平和，为土，苦于干枯、坚硬，咸能润下、软坚。"脾欲缓,急食甘以缓之"。

肾对应的颜色是黑色,适宜食用辛味的食物,黄黍、鸡肉、桃、葱都是辛的。肾苦燥,宜辛物润之。"肾欲坚,急食苦以坚之"。

请大家注意,上面提到的五脏适合吃什么食物,是从五脏的特性和不同需要说的,不能太机械。还有每种味道列举的食物也不一定完全准确,我们使用的时候要灵活掌握。但有一点是肯定的,那就是五种味道的作用:辛散,酸收,甘缓,苦坚,咸软。辛味发散,酸味收敛,甘味缓和,苦味坚燥(坚固和干燥),咸味有软化硬块的作用。

酸,"能收、能涩",一般说来,固表止汗、敛肺止咳、涩肠止泻、固精缩尿、固崩止带这类药物多具有酸味。酸味药多用治体虚多汗、肺虚久咳、久泻肠滑等证。例如五味子固表止汗,乌梅敛肺止咳,五倍子涩肠止泻等。

苦,"能泄、能燥、能坚",例如清热泻火、通利大便、清热燥湿等药物多具有苦味。苦味药可以治疗热证、火证、便秘、阴虚火旺等证。例如黄芩、栀子清热泻火,大黄、枳实泻热通便。

甘,"能补、能和、能缓",滋养补虚、调和药性等药物多具有甘味。甘味药可治疗正气虚弱、身体诸痛、中毒解救等证。例如人参大补元气,饴糖缓急止痛,甘草调和药性并解药食中毒等。

辛,"能散、能行",例如解表药、行气药、活血药等多具有辛味。辛味药可治疗表证、气血阻滞之证。例如苏叶发散风寒、木香行气除胀等。例如款冬花润肺止咳,菟丝子滋养补肾等。

咸,"能下、能软",泻下、润下通便,消散结块的药物多是咸味,咸味药可治疗大便燥结、痰核、瘿瘤等证。例如芒硝泻热通便,海藻、牡蛎消散瘿瘤等。

最后岐伯强调——

毒药攻邪，五谷为养，五果为助，五畜为益，五菜为充，气味合而服之，以补精益气。此五者，有辛、酸、甘、苦、咸，各有所利，或散或收，或缓或急，或坚或软，四时五脏，病随五味所宜也。

毒药是可以用来攻逐病邪的，五谷是用来充养五脏之气的，五果是用来帮助五谷濡养人体的，五畜是用来补益脏腑的，五菜是用来充养脏腑的。和合食物的气味之后服食，可以补益精气。这五类食物具有辛、酸、甘、苦、咸的五种不同气味，各有作用，或散，或收，或缓，或急，或坚，或软。在治病防病的时候，需要根据具体情况合理选用五味。

这里所说的"毒药"泛指药物，因为药物都是有偏性的，如干姜偏热，黄芩偏寒，人有疾病就应该用有偏性的药物，才能调整阴阳偏盛，纠偏扶正。"药以治病，因毒为能。"当然不少药物的确是有毒性的，关键是要对证，还要注意用量。我的基本态度是不能因噎废食，要在正确辨证基础上，适当用"毒药"。但同时一定要加强"毒药"的科学实验研究，搞清楚它的作用机理。

接下来讲了饮食养生的四大法则——

五谷为养，五果为助，五畜为益，五菜为充。

五谷指五种谷物：稻、黍、稷、麦、菽，也就是粳米、黄黍、小豆、麦、大豆；五果指五种果实：桃、李、杏、栗、枣；五畜指五种动物肉类：牛、羊、猪、狗、鸡；五菜指五种蔬菜：葵、韭、藿、薤、葱。

为什么每一类要分为五种？当然是按照五行，其实每一类的五种食物基本都符合木火土金水五种属性。那每一类食物是不是只有五种呢？当然不是。这就是由《易经》开创的中国人的思维，就是把复杂的问题简单化，把一个一个的事物分成一类一类的事物，分两类就是阴阳，分四类就是四象，分五类就是五行，分八类就是八卦。按什么分类、归类呢？是按照属性、功能分类、归类的。每一类食物有很多很多，但按照五行的思维模式，所有食物各自的属性都可以归纳成五种。每一类的五种食物都具有酸、苦、甘、辛、咸的五种不同气味，有各自的属性作用，有的发散，有的收敛，有的缓和，有的急促，有的坚固。所以就有了五谷、五果、五畜、五菜。

我们再来看看这四类食物对人体所起的作用："五谷为养，五果为助，五畜为益，五菜为充。"五谷是用来营养身体的，五果是用来辅助营养的，五畜是用来补益身体的，五菜是用来补充身体的。显然这里说了两个意思。第一，不能偏食，要荤素搭配，粗细搭配，谷物、水果、肉类、蔬菜都要吃，因为人类是需要各种营养的。第二，谷物是主食，是最重要的，水果、蔬菜、肉类是辅助的。我们来看一看现在，不少人觉得自己很懂养生，在饮食上，他们不吃垃圾食品，很少吃肉，不吃辛辣东西，做菜很少放油，吃饭的时候先吃水果，再喝汤，再吃菜，菜是以蔬菜为主，只吃一点点肉，最后问要不要主食，头摇得像拨浪鼓。其实最后这一点步入了一个误区，《黄帝内经》讲了"五谷为养"，五谷才是营养我们身体的主食，是一定要吃的。很多人为了减肥而不吃主食，只吃蔬菜、水果，副食吃了不少，结果减肥效果往往很差，也是这个原因。希望大家按照"五谷为养"的法则来调节饮食。

正邪之气的补泻

这一讲我们一起来学习《离合真邪论》，这一篇所讨论的是真气与邪气分离与结合的情况。开篇先从天地人之间的相应变化，引出人体经气脉象的变化。先看黄帝的发问——

黄帝问曰：余闻九针九篇，夫子乃因而九之，九九八十一篇，余尽通其意矣。经言气之盛衰，左右倾移，以上调下，以左调右，有余不足，补泻于荥输，余知之矣。此皆荣卫之倾移，虚实之所生，非邪气从外入于经也。余愿闻邪气之在经也，其病人何如？取之奈何？

黄帝问道：我听闻关于九针有九篇论述，先生又从九篇上加以引申，演绎成九九八十一篇，我已经完全通晓其中的意义。《针经》上说气的盛衰，左右偏盛，治疗上部来调理下部，治疗左边来调理右边，气的有余和不足，用补泻的方法调理荥穴输穴，这些我都知道了。这些都是由于营气和卫气的偏盛、气血虚实的变化所引发的，并不是邪气从外界入侵经脉造成的。我现在希望听闻邪气入侵经脉，病人的情况是怎样的？又怎样取穴治疗？

岐伯对曰：夫圣人之起度数，必应于天地，故天有宿度，地有经水，人有经脉。天地温和，则经水安静；天寒地冻，则经水凝泣；天暑地热，则经水沸溢；卒风暴起，则经水波涌而陇起。夫邪之入于脉也，寒则血凝泣，暑则气淖泽，虚邪因而入客，亦如经水之得风也，经之动脉，其至也亦时陇起，其行于脉中循循然，其至寸口中手也，时大时小，大则邪至，小则平。其行无常处，在阴与阳，不可为度，从而察之，三部九候，卒然逢之，早遏其路。

岐伯回答说：圣人在制定治疗法则时，必须与天地的变化相对应，因此天有星宿度数，地有江河，人有经脉。天地气候温暖和煦，那么江河水流就安静平稳；天气寒冷大地冰冻，那么江河水流就凝结留滞；

天气大暑大地炎热，那么江河水流就沸腾溢满；天地暴风骤起，那么江河水流就波涛汹涌、大浪澎湃。（这里要注意风的影响。风为百病之长，虚邪因风而入。）病邪侵入经脉，寒邪侵入就会使血行凝结留滞，暑邪侵入就会使气血沸腾、流动加快，虚邪贼风侵入留滞人体，也就如江河水流遭遇暴风一样，经脉的气血也会出现波涛汹涌一样的情景。虽然气血依次运行于脉中，但到达寸口脉处，脉象就会时大时小，脉象盛大就表示邪气旺盛，脉象细小就表示病情平稳。邪气的运行没有常规，有时在阴经有时在阳经，很难估量，需要诊察三部九候的脉象才能确定病情，一旦察觉病位，尽早治疗阻遏病情发展。

那么怎么阻止病情发展呢？岐伯接着说：要用针刺补泻的方法。什么时候补？什么时候泻？《素问》有一篇《八正神明论》说"泻必用方，补必用圆"，就是说在"方"时用泻法，在"圆"时用补法。"方"就是方刚，正气方盛，"泻必用方"指过于旺盛的时候，要用泻法。"补必用圆"，"圆"就是正气运行畅通的时候，要用补法。这一篇则提出在邪气旺盛的时候要用泻法，正气不足的时候要用补法。这就是"有余者泻之，不足者补之"。

泻法怎么用针？"吸则内针，无令气忤，静以久留，无令邪布，吸则转针，以得气为故，候呼引针，呼尽乃去，大气皆出，故命曰泻。"在病人吸气时进针，进针时不能使气逆——不使气与针产生抵触，进针后要长时间留针，不要让邪气散发开来，吸气时转针，以"得气"为目的，等候病人呼气时捻针，呼气完毕再把针全部取出，这样，大的邪气都随针排出体外，所以命名叫泻法。从进针出针来说，就是在病人吸气时进针，呼气时拔针。当人吸气的时候，气血运动是加速的，并伴有力量的增强，呼气时则相反，气血运动是减退的，并伴有力量的减弱。这里提到一个词"得气"，很重要。得气就是有气感。病人出现酸、麻、重、胀、蚁行、触电等感觉；医生觉得针下沉紧、针灸像被吸住一样，说明经气感应了，叫得气。相反，在气还没到来的时候，针下的感觉是空空荡荡的。

帝曰：不足者补之奈何？岐伯曰：必先扪而循之，切而散之，推而按之，弹而怒之，抓而下之，通而取之，外引其门，以闭其神，呼尽内针，静以久留，以气至为故，如待所贵，不知日暮，其气以至，适而自护，候吸引针，气不得出，各在其处，推阖其门，令神气存，大气留止，故命曰补。

黄帝问：对于正气不足的虚证怎样用补法？

岐伯说：必须先用手循经抚摸穴位，然后用手按压布散经气，再用手推揉周围肌肤按压穴位，用手指弹击穴位使经脉怒张，一手抓按穴位一手进针，脉气通畅后就可以出针，出针要按住针孔，使真气闭守在内，在呼气将尽时进针，进针后要长时间留针静候其气，以得气为目的，留针候气就像等待贵客，忘掉时间早晚，得气时不失时机小心守护，等候吸气时出针，真气就得泄出，出针后要在各个针孔上揉按使针孔闭合，真气内存，经气留止体内，所以命名叫补法。（从进针出针来说，就是在病人呼气的时候进针，在病人吸气的时候拔针。）

我们已经知道了邪气盛的时候要用泻法，正气虚的时候要用补法，那么怎么才能知道邪气和正气的盛衰时机然后用针补泻呢？黄帝替我们问了这个问题，岐伯回答——

夫邪去络入于经也，舍于血脉之中，其寒温未相得，如涌波之起也，时来时去，故不常在。故曰方其来也，必按而止之，止而取之，无逢其冲而泻之。真气者，经气也，经气太虚，故曰其来不可逢，此之谓也。故曰候邪不审，大气已过，泻之则真气脱，脱则不复，邪气复至，而病益蓄，故曰其往不可追，此之谓也。不可挂以发者，待邪之至时而发针泻矣，若先若后者，血气已尽，其病不可下，故曰知其可取如发机，不知其取如扣椎，故曰知机道者不可挂以发，不知机者扣之不发，此之谓也。

邪气离开络脉进入经脉，就会留舍在血脉中，正邪相争，出现时寒时温的症状，脉象波动如波涛汹涌，起伏不定，时来时去，所以没有定处。所以说等到邪气刚好到来，必须按压阻止，阻止邪气发展后才开始进针，但不要在邪气最旺盛的时候用泻法。真气就是经脉正常之气，也就是正气，当邪气猖狂时正气就会虚弱，所以说邪气正冲时——最旺的时候不能用泻法。但是如果等到猖狂的邪气已经过去了，再用泻法也是不行的，因为这时真气已经虚脱了，真气一旦虚脱就不能恢复，邪气再次到来时，疾病就会加重，所以说邪气退去后也不可再用泻法。那么什么时候用泻法呢？用泻法一定要掌握时机，间不容发，要等待邪气刚刚来的时候就立即用泻法将邪气泻掉。一定要把握好"邪气初至"这个时机，如果先于邪气初至或在后于邪气初至，不但不能去邪反使血气受伤，疾病就不可能除去，所以说要知道用针就像发动弩箭一样敏捷，不会用针的就像扣击木椎一样迟钝，也就是说知道时机的人针刺时毫不迟疑，不知时机的人时机已经到了还在犹豫不决。

岐伯还介绍了一种放血的攻邪方法——

疾出以去盛血，而复其真气，此邪新客，溶溶未有定处也，推之则前，引之则止，逆而刺之，温血也。刺出其血，其病立已。

针刺时出针要快，放出瘀血，去除邪气，以恢复真气。因为这个时候邪气刚刚侵入经脉，还在到处流动没有定处，推动它就前进，牵引它就停止，所以要逆着邪气到来的方向针刺，刺出毒血，邪气随着血排泄出来，疾病立即就痊愈了。

这些都还是真气、邪气相离，也就是真邪未合、未有定处时的情况，如果二者相合，邪气就进入脏腑了。那应该怎么做呢？在本篇的最后岐伯说一定要用三部九候之法仔细地诊断，然后要结合天地阴阳来分析病情、依法治疗。总之治病在于保养真气，驱逐邪气。

怎么判断虚证和实证？

不知道大家听说过中医的"八纲辨证"没有？中医辨证治病有八大纲领，两两一对，那就是阴阳、寒热、表里、虚实。其中阴阳是总纲，寒热是定性，表里是定位，那么虚实是定什么呢？这一讲我们要学习的《通评虚实论》就回答了这个问题，是对虚实的全面系统讨论。

这一篇一开头黄帝就问了——

黄帝问曰：何谓虚实？岐伯对曰：邪气盛则实，精气夺则虚。
黄帝问道：什么叫虚实？
岐伯答说：邪气旺盛就是实证，精气衰弱就是虚证。

这里的精气就是正气，"夺"就是夺去，也就是减少了，衰弱了。所以"实"就是邪气多，"虚"就是正气少。大家想一想，这是确定疾病的什么啊？对了，是定量。当然把握这种虚实的量不是一件很容易的事，因为正气和邪气是相互交叉的，是一种你消我长的关系，正气多则邪气少，正气少则邪气多。

帝曰：虚实何如？岐伯曰：气虚者肺虚也，气逆者足寒也。

黄帝进一步问：虚实的情况是什么样的？

岐伯说：气虚首先是肺虚引起的（肺主一身之气），气机上逆会导致足部寒冷。

气逆又叫"厥逆"，如果气虚不能达到四肢末端，就会出现手脚冰凉的情况。那这里为什么只说"足寒"呢？这是因为足相对手来说离身体中心更远一些，因此中国有句老话叫"寒从脚下起"，就是这个意思。

非其时则生，当其时则死。余脏皆如此。

"非其时则生，当其时则死"是什么意思？有两种理解。一是"非其所克之时就会活，正当其所克之时就会死"。比如肺属金，肺虚不是出现在克制它的季节里就能活，出现在克制它的季节（夏季为火）里就会死亡。二是"非其所对应之时就会活，正当其所对应之时就会死"。比如肺所对应的时间是秋天，秋天里肺气是最旺的，如果这时反而气虚了，说明无可救药，就会死，其他季节则能活。这两种理解都有道理。其他各脏的情况也是如此。

一般来说，虚证最大的表现是面色苍白或萎黄，精神萎靡，身疲乏力，气短音低，自汗盗汗。实证最大的表现是面赤，气粗，痰壅，痞块症结，肿胀，腹痛拒按。但从临床来看，任何一个病证可能是虚证，也可能是实证，更可能是虚实兼有，如体虚之人又招了外邪，就是虚实兼有。比如腹痛，既可能是实证，也可能是虚证。那怎么来区别呢？一般来说，虚证必然身体虚弱，实证大多身体强壮；虚证者声息低微，实证者声高息粗；久病多虚，暴病多实。内在因素引起的比如体内阴阳失衡、体质虚弱大多是虚证，外在因素引起的比如外邪侵犯大多是实证。当然还要四诊合参，如果舌质淡嫩、胖大，脉象无力为虚；舌质苍老、厚腻，脉象有力为实。

在讨论了"虚实"之后，黄帝又问了两个概念"重实""重虚"——这个"重"究竟应该怎么读？《内经》教科书读为zhòng，明代大医家张介宾就说读平声，是重叠之义。我认为读chóng更好，是重叠、重复的意思。所以《阴阳应象大论》说的相应的几句名言，也应该读成"重阳必阴，重阴必阳""重寒则热，重热则寒"。

那么"重实"是什么意思呢？岐伯回答——

所谓重实者，言大热病，气热脉满，是谓重实。

所谓重实，就是患大热病，邪气炽热，脉象盛满，这就叫重实。

（张介宾解释："证脉皆实，是重实也。"）

帝曰：经络俱实何如？何以治之？

黄帝道：经脉和络脉都实的情况是什么样？怎么治疗？

经脉和络脉好比是大河和小溪，"经"是路径的意思，是经络系统中的主要路径，比如手足三阴三阳——十二条正经，在机体内部，贯穿上下，沟通内外；"络"就是"网络"，简单说就是主路分出的辅路，在机体的表面，纵横交错，遍布全身。经脉和络脉都"实"也是"重实"的一种表现。

岐伯曰：经络皆实，是寸脉急而尺缓也，皆当治之，故曰

滑则从，涩则逆也。夫虚实者，皆从其物类始，故五脏骨肉滑利，可以长久也。

岐伯说：经脉和络脉都实的情况，就是寸口脉急促而尺肤脉缓慢，都应当治疗，因此说脉象滑利为顺证，脉象滞涩为逆证。虚实的情况，都开始于万物的比类，所以五脏骨骼肌肉润滑流利的，生命就可以长久。

那么什么是"重虚"呢？——

帝曰：何谓重虚？岐伯曰：脉气上虚尺虚，是谓重虚。帝曰：何以治之？岐伯曰：所谓气虚者，言无常也。尺虚者，行步恇（kuāng）然。脉虚者，不象阴也。如此者，滑则生，涩则死也。

黄帝问：什么叫重虚？

岐伯回答：脉象虚弱、气虚、尺肤虚弱，就叫重虚。（《甲乙经》这一句写作"脉虚气虚尺虚"。）

黄帝问：怎样治疗呢？

岐伯回答：所谓气虚，就是出现声音低微、说话不能连续的非正常情况。尺肤虚，就是指络脉虚，就会出现两足发软，行步怯弱无力的情况（恇然就是怯弱，虚弱）。脉虚，就是寸口脉虚，表示手太阴肺经虚弱。出现了这种情况，如果脉象滑利就能活，如果脉象滞涩就会死亡。

帝曰：寒气暴上，脉满而实何如？岐伯曰：实而滑则生，实而逆则死。帝曰：脉实满，手足寒，头热，何如？岐伯曰：春秋则生，冬夏则死。脉浮而涩，涩而身有热者死。帝曰：其形尽满何如？岐伯曰：其形尽满者，脉急大坚，尺涩而不应也，

如是者，故从则生，逆则死。帝曰：何谓从则生，逆则死？岐伯曰：所谓从者，手足温也。所谓逆者，手足寒也。

黄帝问：寒气突然攻上，脉象实满盛大，将会如何？

岐伯回答：脉象坚实而滑利就能生还，脉象坚实但逆行就会死亡。

黄帝问：脉象坚实盛满，手足寒冷，头部发热，将会怎样？

岐伯回答：春秋季节就能生还，冬夏季节就会死亡——因为春季秋季为少阳、少阴，阴阳比较均衡，所以还有希望治愈；而夏季和冬季是太阳、太阴，阴阳太偏盛了，所以很难治愈。脉象浅浮、滞涩，加上身体发热的就会死亡。

黄帝问：整个形体肿胀将会如何？

岐伯说：形体肿胀的，就是脉象急促，盛大坚实，尺脉滞涩，像这样的情况，顺从就能生还，逆反就会死亡。

黄帝问：什么叫从就能生还，逆就会死亡？

岐伯回答：所谓从，就是手足温暖。所谓逆，就是手足寒冷。

从这一大段对话中，可以看出大部分都是说"脉满而实"，就是实证。脉中流动的是气血，脉虚则气血虚，为虚证；脉实则邪气盛，为实证。怎样判断同样是实证，有的可以治愈有的无法治愈呢？关键的一点在脉象是滑还是涩，是柔和还是僵硬。脉以胃气为本，胃气最大的特点就是柔和，滑就是柔和的表现，涩就是不柔和，涩表明胃气已经没有了，因此死期就要到了。有胃气则生，无胃气则败。大家还记得吗？没有胃气的脉象叫什么脉？真脏脉。

最后黄帝和岐伯讨论了痢疾、癫狂、消瘅（dān，消渴病）、痈疽、黄疸等十几种虚实病证的病因、病理表现以及针刺治疗方法，用这些病例进一步解释虚实的概念。所以学完了这一篇，你基本上就懂得怎么判断病证的虚实了。

《黄帝内经》治百病

肠胃与热病的诊疗

脾胃是气血生化的根本

这一讲我们学习《太阴阳明论》。从题目就可以看出是专门对太阴与阳明这两条经脉的论述。太阴脉有手太阴肺经和足太阴脾经，阳明脉有手阳明大肠经与足阳明胃经，这一篇主要讲足太阴脾经和足阳明胃经。为什么要单独讲它们两个呢？因为脾胃是"后天之本"，是"气血生化之源"，可以说人从呱呱坠地后，成长发育所需要的营养物质，都要靠脾胃的输送运化。所以《黄帝内经》中第一篇关于脏腑的专论，就是从脾胃开始的。

黄帝问曰：太阴阳明为表里，脾胃脉也，生病而异者何也？岐伯对曰：阴阳异位，更虚更实，更逆更从，或从内，或从外，所从不同，故病异名也。

黄帝问道：足太阴经与足阳明经互为表里，是脾胃所属的经脉，而发病却是不同的，这是什么原因呢？

岐伯回答说：足太阴脾经属于阴经，足阳明胃经属于阳经，各自循行部位不同，它们虚实的更替不同，顺逆的更替也不同，疾病有的从体内发生，有的从体外进入，内外病因不同，所生的病也就不同，病名当然也不同。

这两条经是怎么运行的呢？大体上说，足太阴脾经从足大趾内侧端的隐白穴开始，沿小腿内侧正中线、大腿内侧前缘上行，进入腹部，属脾，络胃，向上沿食道两旁，一直到舌下。足阳明胃经从眼部下边的承泣穴开始向下走，经过胸部、乳房，往下穿过膈肌（位于胸腔与腹腔之间的肌肉），属胃，络脾，继续往下行大腿前侧，小腿外侧前缘下行，到达足第二趾外侧端的厉兑穴，再和足太阴脾经的隐白穴相交。可见它们的循行路线是不同的。

帝曰：愿闻其异状也。岐伯曰：阳者，天气也，主外；阴者，地气也，主内。故阳道实，阴道虚。故犯贼风虚邪者，阳受之；食饮不节起居不时者，阴受之。阳受之则入六腑，阴受之则入五脏。入六腑则身热不时卧，上为喘呼；入五脏则䐜（chēn）满闭塞，下为飧（sūn）泄，久为肠澼（pì）。故喉主天气，咽主地气。故阳受风气，阴受湿气。故阴气从足上行至头，而下行循臂至指端；阳气从手上行至头，而下行至足。故曰阳病者上行极而下，阴病者下行极而上。故伤于风者，上先受之；伤于湿者，下先受之。

黄帝说：我希望听闻它们不同的状态。

岐伯说：阳气，就像天气，负责护卫人体外部；阴气，就像地气，负责滋养人体内部。所以阳气性质刚实固守于外，阴气性质柔虚守于内。——天地分阴阳，人体亦分阴阳，足太阴脾经是阴经，与地相应；足阳明胃经是阳经，与天相应。如果贼风虚邪侵犯人体的时候，那么阳气就先受侵害；如果饮食没有节制、起居没有规律，那么阴气就先受损伤。阳气受侵害，邪气会传入六腑；阴气受损伤，邪气会传入五脏。邪气传入六腑，会出现身体发热不得安卧的症状，气机上逆引发气喘；邪气传入五脏，会出现脘腹胀满闭塞不通的症状，向下引起飧（sūn）泄（完谷不化，大便泄泻），日久发病为肠澼（痢疾）。所以喉主司呼吸，与天气相通；咽饮食水谷，与地气相连。因此阳经容易感受风邪，阴经容易感受湿邪。所以阴经之气从足（足三阴）上行至头，再下行沿手臂内侧到达指端（手三阴），阴经都是从内侧走的；阳经之气从手（手三阳）上行至头，再下行到达足部（足三阳），阳经都是从外侧走的。所以说，阳经的病邪，先上行到达头顶再向下行；阴经的病邪，先下行到达趾端，再向上行。所以感伤风邪的，人体上部首先感受邪气；感伤湿邪的，下部首先感受邪气。

岐伯的解释非常巧妙，他没有单独叙述某一经的治病特点，而是从足太阴脾经和足阳明胃经入手，揭示了全部阴经与阳经的生理特点、病理特性、致病特点，我们由此举一反三，就可以了解其他脏腑与天地之气的联系。

接着黄帝问了三个问题。第一个问题——

帝曰：脾病而四肢不用何也？岐伯曰：四肢皆禀气于胃，而不得至经，必因于脾，乃得禀也。今脾病不能为胃行其津液，四肢不得禀水谷气，气日以衰，脉道不利，筋骨肌肉，皆无气以生，故不用焉。

黄帝问：脾病会引起四肢痿废不用，是为什么？

岐伯说：四肢的营养都禀赋于胃中水谷精气，但胃中水谷精气不能直接到达四肢经脉，必须依赖脾的转输，才能濡养四肢。如今脾病不能为胃运行水谷精气，四肢得不到水谷精气的濡养，四肢经气日益衰减，脉道不流利通畅，筋骨肌肉都没有精气的生养，所以四肢就痿废不用了。

脾，主肌肉，主四肢，要想维持四肢的正常生理活动，必须依靠脾胃运化水谷精微与津液来滋养，脾胃健运，则四肢营养充足，活动轻劲有力；脾失健运，转输无力，则四肢营养匮乏，倦怠无力，甚至痿废不用。所以《素问·痿论》中就提出"治痿独取阳明"——治疗痿证唯独从脾胃的基本原则。

黄帝问的第二个问题——

帝曰：脾不主时何也？岐伯曰：脾者土也，治中央，常以四时长四脏，各十八日寄治，不得独主于时也。脾脏者常著胃土之精也，土者生万物而法天地，故上下至头足，不得主时也。

黄帝问：脾不主宰四时是为什么？

岐伯说：脾五行属土，治理中央，通常在四时里分别长养四脏，在四季的最后十八日都是脾土主管的时候，所以脾不单独主管某个季节。脾脏经常为胃土转输水谷精气滋养全身，就如土地生养万物效法天地一样，所以脾可以运输精气从上到下，从头到足布散全身，而不单独主旺某个季节。

前面学过的《脏气法时论》中已经提过五脏的主时：肝主春，心主夏，脾主长夏，肺主秋，肾主冬。什么是长夏？《黄帝内经》一种说法是季夏，也就是夏天的最后一个月，阴历的六月。这里提出是春夏秋冬四季的最后十八日，四季的最后十八天加起来七十二天，这七十二天为长夏，都属土，是脾土旺盛和主管的时候。这说明脾土不单独主一个季节，而长旺于四季，并滋养其他四脏，肝、心、肺、肾得脾胃转输的精气，才能维持正常的生理活动。在八卦中，脾属坤卦，坤为大地，大地养育万事万物。就人体生命而言，脾胃是后天的根本。所以在日常生活中，我们要特别注意养护脾胃之气。

好，我们再来说黄帝问的第三个问题——

帝曰：脾与胃以膜相连耳，而能为之行其津液何也？岐伯曰：足太阴者三阴也，其脉贯胃属脾络嗌（yì），故太阴为之行气于三阴。阳明者表也，五脏六腑之海也，亦为之行气于三阳。脏腑各因其经而受气于阳明，故为胃行其津液。四肢不得禀水谷气，日以益衰，阴道不利，筋骨肌肉无气以生，故不用焉。

黄帝问：脾与胃只用一层膜相连，而脾能为胃运行津液，这是为什么？

岐伯说：足太阴脾是三阴——厥阴是一阴，少阴是二阴，太阴是三阴。它的经脉可以贯穿胃、连属脾、环绕咽喉，所以脾能把胃中水谷精气，也就是食物的营养运送到手足三条阴经。足阳明胃经与足太阴脾经互为表里，它们互相配合负责营养五脏六腑，也能将太阴经之气运行到手足三条阳经。五脏六腑各通过足太阴脾经接受来自足阳明胃经的水谷精气，所以脾可以为胃运行津液。如果四肢得不到水谷精气的营养，四肢的经气就会日益衰减，脉道不通畅，筋骨肌肉都没有气血的滋养，就会失去正常的功能了。

所以说脾胃的关系，是脏腑关系中最密切的一对，不单因为它们之间位置相近，同属中焦，更是因为它们同为气血生化之源，功能相互配合，彼此依靠，缺一不可。它们的关系可以归纳为三点：第一，一纳一运，纳运相合。胃主受纳腐熟水谷，脾主运化吸收水谷，转输水谷精微，它们密切合作，才能维持饮食正常的消化、吸收与转运，保证人体能量的来源。第二，一升一降，升降相因。脾气主升，胃气主降，相反相成，所以说脾胃是脏腑气机上下升降的枢纽。第三，一燥一湿，燥湿相济。脾喜燥恶湿，因为脾属阴，需要阳气的温煦推动，脾阳健才能运化升清；胃喜润恶燥，因为胃属阳，需要阴气的凉润通降，胃阴足才能受纳腐熟。

金元四大家之一的李杲就提出"人以胃气为本""百病皆由脾胃衰而生也"，可见脾胃的重要性。

胃经引起的怪病

这一讲我们学习《阳明脉解篇》，本篇专门解释足阳明胃经。上一篇《太阴阳明论》是论述足太阴脾经和足阳明胃经的，这一篇则是专门论述足阳明胃经的。

黄帝问曰：足阳明之脉病，恶人与火，闻木音则惕然而惊，钟鼓不为动，闻木音而惊何也？愿闻其故。岐伯对曰：阳明者胃脉也，胃者土也，故闻木音而惊者，土恶木也。

黄帝问道：足阳明胃经出现病变，会厌恶看见人和火，听闻木头碰撞发出的声音就会惊骇害怕，但听闻钟鼓的声音却不为所动。为什么听到木头声音就惊恐害怕呢？希望听闻其中的缘故。

岐伯回答说：足阳明经是胃的经脉，五行属土，所以听闻木头碰撞发出的声音就会惊骇，是因为土惧怕木的克制。——足阳明胃经热盛，是实火，胃火亢盛，则胃腑气虚，功能下降，胃属土，木克土，一旦听闻属木的声音，就会进一步挫伤胃气，使胃腑更为虚弱。而钟声属金，土生金，所以不会畏惧钟鼓声。

我个人认为，这里的"木音"，并不单纯指木头碰撞发出的声音，还应该包括五行属木的声音，比如五音中的角音。

帝曰：善。其恶火何也？岐伯曰：阳明主肉，其脉血气盛，邪客之则热，热甚则恶火。

黄帝说：讲得好。那厌恶火是什么原因呢？

岐伯说：足阳明胃经主全身的肌肉，其经脉气血旺盛，邪气侵犯就会发热，发热严重就会厌恶火。

帝曰：其恶人何也？岐伯曰：阳明厥则喘而惋，惋则恶人。

黄帝问：厌恶人是什么原因呢？

岐伯说：足阳明胃经气厥逆就会出现气喘和心中郁闷，心中烦闷不舒就会厌恶见人。

帝曰：或喘而死者，或喘而生者，何也？岐伯曰：厥逆连脏则死，连经则生。

黄帝道：足阳明胃经厥逆发生气喘，有的病人会导致死亡，有的病人却不会死亡，这是什么原因呢？

岐伯说：阳明胃经的经气发生厥逆，如果连累五脏就会死亡，如果连累经脉就能生还。

帝曰：善。病甚则弃衣而走，登高而歌，或至不食数日，逾垣上屋，所上之处，皆非其素所能也，病反能者何也？岐伯曰：四肢者诸阳之本也，阳盛则四肢实，实则能登高也。

黄帝说：讲得好。病情严重会导致病人丢弃衣服乱跑，登到高处唱歌，有的几乎数日不吃饮食，却能跳越墙壁、爬上屋顶，他能登上的地方，都不是他平时所能够登上去的，生病后反而能够上去，这是什么原因呢？

岐伯回答：人体四肢是全部阳气的根本，阳气亢盛就能充实四肢，四肢充实就能登高。

帝曰：其弃衣而走者何也？岐伯曰：热盛于身，故弃衣欲走也。

黄帝问：病人丢弃衣服乱跑是为何？

岐伯说：身体发热非常厉害，所以丢弃衣服乱跑。

帝曰：其妄言骂詈不避亲疏而歌者何也？岐伯曰：阳盛则使人妄言骂詈不避亲疏而不欲食，不欲食故妄走也。

黄帝问：病人胡言乱语、大肆叫骂，不避讳亲人和陌生人随便唱歌，这是什么原因呢？

岐伯说：这是因为阳气亢盛，阳气亢盛就会使人胡言乱语、大肆叫骂，不避讳亲人和陌生人，也不想饮食，不想吃饭，就会到处乱跑。

这里说的几种怪病都是由胃经热盛引起的。为什么这么说呢？在《素问》的《血气形志篇》中提到足阳明胃经是多气多血的经脉，而且胃为阳土，所以邪气容易化热，一旦发病就会热盛引发狂乱。足阳明胃经是阳经，其实三条阳经之气，都是主管皮肤肌肉的，邪气如果侵犯三阳经就会郁积而化热，当邪气中伤人体后，如果不及时治疗，就会先中伤皮毛，然后损伤肌肉，最后深入经脉、脏腑。而足阳明胃经又多血多气，比其他两条阳经更容易受邪发热，热甚就会恶火，身体热就会弃衣而走，四肢热就会登高妄走，热盛到胃就会不想吃饭。

胃又与心相通，胃的热气上逆于肺就会喘，上逆于心就会惊恐怕人，阳热太盛就会导致心神昏乱，病人就会妄言骂詈，不避亲疏，这些症状都与胃经的循行与性质有关。

这一篇黄帝围绕足阳明胃经一连问了七个问题，岐伯一一作了回答。从他们君臣问答中可以看出都是足阳明胃经热邪亢盛所表现出来的病证，岐伯一一分析了原因。为什么《黄帝内经·素问》在第一次专门论述足太阴脾经和足阳明胃经之后，还要单独列一篇来叙述足阳明胃经呢？显然说明了胃的重要性。

我曾在上一篇的最后，引用了金元四大家之一李杲的话："人以胃气为本""百病皆由脾胃衰而生也"。李杲十分强调脾胃在人体生命活动中的重要作用，认为脾胃为元气之本，是人生命活动的动力来源。他说："夫元气、谷气、荣气、清气、卫气、生发诸阳上升之气，此六者，皆饮食入胃，谷气上行，胃气之异名，其实一也。"我们前面说过：元气就是肾气，来源于先天，所以说肾为先天之本，而脾胃是后天之本。可是在李杲看来，元气、肾气也要依赖于后天水谷之气的不断补充，才能保持不断充盛，保持生命健康。如果脾胃之气充盛，化生有源，那么元气随之得到补充亦充盛；如果脾胃之气衰弱，那么元气也得不到充养而随之衰退。所以说胃气是元气之异名，"其实一也"。在这个观点指导下，李杲诊断内伤虚损病证，多从脾胃入手，强调以调治脾土为中心。脾胃在五行当中属于中央土，因此他的学说也被称作"补土派"。这一观点对后世影响很大，比如清代名医王旭高就说："胃气一虚，则百病丛生。"

我们今天讲养生也要高度重视脾胃的保养，既不能使脾胃受热邪，又不能使脾胃虚寒，所以就必须从饮食、起居、运动、情志等方面来调养。

热病传变的六个阶段

这一讲我们学习《热论》，顾名思义，这一篇是专门讨论热病的。这也是《素问》对一种病的第一篇专论，接下来还有两篇也是专论热病的，可见热病多么重要。热病，就是发热性的疾病。这一篇是《黄帝内经》中讨论热病最全面、最系统的篇目，它讲了热病的成因、症状、传变、治疗、预后、禁忌等。

先看黄帝的发问——

黄帝问曰：今夫热病者，皆伤寒之类也，或愈或死，其死皆以六七日之间，其愈皆以十日以上者何也？不知其解，愿闻其故。

黄帝问岐伯说：如今那些外感发热的疾病，大都属于伤寒一类，有的可以痊愈，有的却会死亡。死亡都在六七日之间就会发生，而痊愈的都在十日以上，这是为什么呢？我不明白这其中的道理，希望听您讲一讲。

"热病者，皆伤寒之类也"，这是非常重要的一个命题，即只要是发热的病，大都是伤寒一类。为什么？因为热和寒是相互对立、互相依存的，正常的人寒热是适当的，现在寒受损了，那么热就会加倍表现出来。我们可以想象一下太极图，太极图有白鱼有黑鱼，如果黑的部分少了，那么白的部分肯定就多了。

岐伯对曰：巨阳者，诸阳之属也，其脉连于风府，故为诸

阳主气也。人之伤于寒也，则为热病，热虽甚不死；其两感于寒而病者，必不免于死。

岐伯回答：巨阳，就是太阳，这里指的是太阳经。人体感受寒邪首先受累的就是太阳经，足太阳膀胱经是全身阳气的统领。因为足太阳膀胱经和风府穴相连——风府穴在后脑勺中间开始长头发的地方往上1寸的位置，这个地方最容易招受风邪，所以治疗和风有关的疾病，也是首选此穴。风府穴是督脉的穴位，督脉是阳脉之海。足太阳膀胱经和风府穴相连，所以主全身的阳气。人体受寒邪侵袭后，就会发为热病。有的热病看似厉害却不会导致死亡——因为不是表里两经同时感受寒邪；但如果表里两经同时感受寒邪而发病，就容易导致死亡。

人感受寒，就会发生热病。这是临床上一种普遍现象。所以伤寒就成为外感热病的总称。

帝曰：愿闻其状。岐伯曰：伤寒一日，巨阳受之，故头项痛腰脊强。二日阳明受之，阳明主肉，其脉侠鼻络于目，故身热目疼而鼻干，不得卧也。三日少阳受之，少阳主胆，其脉循胁络于耳，故胸胁痛而耳聋。三阳经络皆受其病，而未入于脏者，故可汗而已。

黄帝说：我想听听感受寒邪后的发病症状。

岐伯说：人体受到寒邪侵袭之后，第一天是太阳经感受寒邪，表现为头项部疼痛，腰和脊柱僵硬不舒。第二天病邪传入阳明经，阳明主管肌肉，阳明经脉挟鼻上行与两目相连，所以会出现身热、眼睛痛、鼻腔干燥、睡眠不安的症状。第三天病邪传入少阳经，"少阳主胆"（《针灸甲乙经》《黄帝内经太素》都写作"少阳主骨"），少阳经脉循胸胁而上络于耳，所以出现胸胁痛和耳聋的症状。如果三阳经脉都受到邪气侵袭而生病，邪气还在体表而没有入里入阴时，都可以通过发汗来治愈。

三条阳经感受寒邪的发病次序是太阳、阳明、少阳，在《素问》的《阴阳别论》中讲，太阳是三阳，阳明是二阳，少阳是一阳，也就是三阳到二阳到一阳，从多传到少，简单地记一下就是"太阳少"。

再看三条阴经——

四日太阴受之，太阴脉布胃中络于嗌（yì），故腹满而嗌干。五日少阴受之，少阴脉贯肾络于肺，系舌本，故口燥舌干而渴。六日厥阴受之，厥阴脉循阴器而络于肝，故烦满而囊缩。三阴三阳，五脏六腑皆受病，营卫不行，五脏不通，则死矣。

第四天病邪传入太阴经，因为太阴经脉散布在胃中，上络于咽，会出现腹胀和咽干的症状。第五天病邪传入少阴经，少阴经脉贯肾，络肺，上系舌根部，会出现口燥舌干而渴的症状。第六天病邪传入厥阴经，厥阴经脉环绕生殖器而连接着肝，所以会出现心情烦闷和阴囊收缩的症状。如果三阴三阳经脉和五脏六腑均受病，会使全身的营卫气血运行紊乱，五脏的精气闭塞不通，人就会死亡。

三条阴经感受寒邪的发病次序是太阴、少阴、厥阴，太阴是三阴，少阴是二阴，厥阴是一阴，也就是三阴到二阴到一阴，也是从多传到少，简单地记一下就是"太少厥"。

合起来六经的传变次序是"太阳少，太少厥"，也就是太阳—阳明—少阳—太阴—少阴—厥阴。阳为表，阴为里，寒邪先侵害外面，然后侵害里面。这种六经传变的次序对东汉张仲景影响极大，张仲景的《伤寒论》就是按照这个次序来辨证分型的。不过区别在于，本篇所论述的六经都是寒邪侵入而导致的热证、实证，而《伤寒论》所说三阴证却是寒证、虚证。

三阳三阴六日传变之后呢？——

其不两感于寒者，七日巨阳病衰，头痛少愈；八日阳明病衰，身热少愈；九日少阳病衰，耳聋微闻；十日太阴病衰，腹减如故，则思饮食；十一日少阴病衰，渴止不满，舌干已而嚏；十二日厥阴病衰，囊纵少腹微下，大气皆去，病日已矣。

如果不是阴阳表里同时感受寒邪的，到了第七天，太阳经病气会衰退，头痛会减轻；第八天阳明经病气会衰退，身热就逐渐退去了；第九天少阳经病气会衰退，耳聋好转，逐渐能听到声音；第十天太阴经病气会衰退，腹胀的症状会消失，恢复正常，食欲好转；第十一天少阴经病气会衰退，口舌不干了，烦闷不安的症状消失；第十二天厥阴经病气会衰退，收缩的阴囊松弛了，少腹部的拘急也舒缓了，各条经脉的邪气都已经消退，所以病也逐渐痊愈了。

这一节论述了人体感受寒邪后发为热病的症状及传变次序。本篇提到的一日、二日、三日……不能简单看成仅仅是天数，而要看成是疾病传变次序。

帝曰：治之奈何？岐伯曰：治之各通其脏脉，病日衰已矣。其未满三日者，可汗而已；其满三日者，可泄而已。帝曰：热病已愈，时有所遗者何也？岐伯曰：诸遗者，热甚而强食之，故有所遗也。若此者，皆病已衰而热有所藏，因其谷气相薄，两热相合，故有所遗也。

黄帝说：那么应该怎么治疗呢？

岐伯说：治疗的原则是"各通其脏脉"，各自使受邪的脏腑经脉气血通畅。这样就会使病邪逐渐衰退，病情好转。对这类病的治疗原则，一般来说，受病邪未满三日，病邪犹在体表，发汗治疗即可；受病已满三日，病邪已经进入人体内部，可泻热治疗。

黄帝说：有时热病已经痊愈，但还是有余热不退的情况发生，这是为什么呢？

岐伯说：凡是余热不退的，大多是因为在发热严重的时候勉强进食造成的，所以才有余热留在体内。像这样的情况，都是病势已经衰退但尚有余热蕴藏在内，如果勉强让患者进食，一定会因为水谷不化而生热，与体内残留的余热相合，所以会出现余热不退的情况。

那么热病的患者在饮食上有什么禁忌吗？岐伯说：当病人热病稍好转的时候，"食肉则复，多食则遗"，吃了肉食，病就会复发；如果饮食过多，就会出现余热不退的症状，这都是热病的禁忌。

以上讲的都是热病轻证——"不两感于寒者"（不是表里两条经同时感受寒邪），是可以治愈的。如果是表里两经同时感受寒邪又会怎样呢？

岐伯曰：两感于寒者，病一日则巨阳与少阴俱病，则头痛口干而烦满；二日则阳明与太阴俱病，则腹满身热，不欲食谵（zhān）言；三日则少阳与厥阴俱病，则耳聋囊缩而厥，水浆不入，不知人，六日死。帝曰：五脏已伤，六腑不通，营卫不行，如是之后，三日乃死何也？岐伯曰：阳明者，十二经脉之长也，其血气盛，故不知人，三日其气乃尽，故死矣。

岐伯说：阴阳两经表里同时感受寒邪，第一天是太阳和少阴两经同时受邪而发病，会出现太阳病的头痛，还会出现少阴病的口干、烦闷；第二天是阳明和太阴两经同时受病，会出现阳明病的身热、胡言乱语，还会出现太阴病的腹满、无食欲；第三天是少阳和厥阴两经同时受病，会出现少阳病的耳聋，还会出现厥阴病的阴囊收缩和四肢发冷。如果病情进一步发展，出现饮水不能下咽、神志不清等情况，到了第六天就会死亡。

黄帝说：如果病邪已经造成五脏精气损伤，六腑不通畅，营卫气血不能正常循行，像这样的病，为什么在三天以后才会死亡呢？

岐伯说：阳明经是十二经脉之长，这个经脉多气多血，所以病人容易神志昏迷，但阳明经中的气血仍能维持一段时间，三天以后阳明经的气血被耗尽，所以就会死亡。

大家可能会有疑问，为什么再过三天才死呢？这就要引出一个很重要的观点，就是"保胃气"。"保胃气"是治疗热病的根本，这个观点对后人启发颇多，《伤寒论》制方处处注意"保胃气，存津液"，对后来温病的发展也有很深的影响。

"凡病伤寒而成温者，先夏至日为病温，后夏至日为病暑"，凡是感受寒邪而引起的温热疾病，在夏至以前发病的就叫温病，在夏至以后发病的就叫暑病。也就是说，温病和暑病皆属伤寒之类，这是指广义伤寒。夏至在阳历的 6 月 21 日前后。

那么对热病怎么治疗呢？请看下一篇《刺热篇》。

治疗热病的针刺方法

这一讲我们学习《刺热篇》，这一篇是接着上一篇《热论》讲的，主要讲对各种热病的针刺方法，所以叫《刺热篇》。

首先是讲了五脏热病的表现和针刺方法——

肝热病者，小便先黄，腹痛多卧身热，热争则狂言及惊，胁满痛，手足躁，不得安卧，庚辛甚，甲乙大汗，气逆则庚辛死，刺足厥阴少阳，其逆则头痛员员，脉引冲头也。

肝发热病的，会出现小便先发黄、腹中疼痛、喜欢静卧、身体发热的症状，热邪与正气相争就会出现言语狂乱、惊骇不止、胸胁胀满疼痛、手足躁动、不能安卧的症状，遇到庚日辛日就会病情加重（庚辛为金，肝为木，金克木），遇到甲日乙日就会大汗淋漓而发热减退（甲乙为木）。如果病邪严重，肝气逆乱就会在庚日辛日死亡，治疗时要针刺足厥阴肝经和足少阳胆经的穴位。肝气逆乱就会头痛眩晕，这是因为热邪循肝脉上冲头部。

心热病者，先不乐，数日乃热，热争则卒心痛，烦闷善呕，头痛面赤无汗，壬癸甚，丙丁大汗，气逆则壬癸死，刺手少阴太阳。

心发热病的，先感觉心里闷闷不乐，过几天后才开始身体发热，热邪与正气相争就会出现突然心痛、烦躁郁闷、恶心、头痛、面色发红、无汗的症状，遇到壬日癸日就会病情加重，遇到丙日丁日就会大汗淋漓而发热减退。如果心气逆乱就会在壬日癸日死亡，治疗时要针刺手少阴心经和手太阳小肠经。

脾热病者，先头重颊痛，烦心颜青，欲呕身热，热争则腰痛不可用俯仰，腹满泄，两颔痛，甲乙甚，戊己大汗，气逆则甲乙死，刺足太阴阳明。

脾发热病的，先感觉头部沉重，面颊疼痛，心中烦躁，额头发青，想要呕吐，身体发热，热邪与正气相争就会出现腰部疼痛不能俯仰、腹部胀满泄泻、两颌疼痛的症状，遇到甲日乙日就会病情严重，遇到戊日己日就会大汗淋漓，脾气逆乱就会在甲日乙日死亡，治疗时要针刺足太阴脾经和足阳明胃经。

肺热病者，先淅然厥，起毫毛，恶风寒，舌上黄身热，热争则喘咳，痛走胸膺背，不得大息，头痛不堪，汗出而寒，丙丁甚，庚辛大汗，气逆则丙丁死，刺手太阴阳明，出血如大豆，立已。

肺发热病的，先感觉寒冷颤抖，毫毛竖起，厌恶风寒，舌苔发黄，身体发热，热邪与正气相争就会出现气喘咳嗽、胸膺背部走窜疼痛、不能深呼吸、头痛剧烈不堪忍受、出汗怕冷的症状，遇到丙日丁日就会病情加重，遇到庚日辛日就会大汗淋漓发热减退。如果肺气逆乱就会在丙日丁日死亡，治疗时要针刺手太阴肺经和手阳明大肠经，针刺出血像黄豆大小，病情立即就会好转。

肾热病者，先腰痛胻（héng）酸，苦渴数饮身热，热争则项痛而强，胻寒且酸，足下热，不欲言，其逆则项痛员员淡淡然，戊己甚，壬癸大汗，气逆则戊己死，刺足少阴太阳。诸汗者，至其所胜日汗出也。

肾发热病的，先感觉腰部疼痛、脚胫酸软，口渴难耐频繁饮水，身体发热，热邪与正气相争就会出现颈项疼痛强硬、脚胫寒冷酸困、足底发热、不想说话的症状，肾气逆乱就会出现颈项疼痛、头晕目眩、摇晃不定的情况，遇到戊日己日就会病情加重，遇到壬日癸日就会大汗淋漓、发热减退。如果肾气逆乱就会在戊日己日死亡，治疗要针刺足少阴肾经和足太阳膀胱经。各脏热病大汗淋漓的时候，都是到了各脏旺盛的日子，所以能大汗出而热退。

总结一下，五脏热病要选取和这一脏相应的经脉穴位，还有与这条经相表里的经脉上的穴位。

五脏热病有什么表现呢？——

肝热病者，左颊先赤，心热病者，颜先赤，脾热病者，鼻先赤，肺热病者，右颊先赤，肾热病者，颐先赤，病虽未发，见示色者刺之，名曰治未病。热病从部所起者，至期而已；其刺之反者，三周而已；重逆则死。诸当汗者，至其所胜日，汗大出也。

肝发热病的左脸颊先发红，心发热病的额头先发红，脾发热病的鼻子先发红，肺发热病的右脸颊先发红，肾发热病的两腮先发红。虽然热病还没发作，见到脸部显示出红色就应该针刺治疗，这名叫"治未病"。热病发作先表现为面部五脏所主的位置发红，及时治疗到了脏气旺盛的时日就能痊愈；如果刺法用反了，要到第三个脏气旺盛的时日才能痊愈；"重逆"就是严重误治、一误再误，就会死亡。各脏热病应当出汗的，到了发病的脏正气旺盛的时日，就会大汗淋漓、发热减退。

这里所讲的五脏热病都属于实热，所以要用发汗把它排泄出来。

那对于这种热病应当如何调治呢？——

诸治热病，以饮之寒水乃刺之，必寒衣之，居止寒处，身寒而止也。

各种治疗热病的方法，都是要先给病人喝些凉水再针刺治疗，病人必须穿凉快的衣服，居住在凉爽的地方，这样就能使病人发热减退，病就容易好了。

这是非药物疗法，和现代医学的物理降温法有些类似，所不同的是，现代物理降温法常用温水擦拭身体，用冰袋敷在身体表面，甚至是卧于冰床，这是到了比较严重的阶段，需更追求降温的速度而采用的方法。而《黄帝内经》说的这种以寒饮、寒衣、寒居的生活方式，常运用于体温没有明显增高、局部出现实热证的现象。这体现出中医治未病的优势。另外我们现代医学所说的炎症，所对应的大多是热证，对付炎症现在往往用消炎药。而在中医看来，这些消炎药，无论是西药、中药饮片还是中成药，大多性质寒凉，过度服用容易伤及脾胃的正气。而采取寒饮、寒衣、寒居的生活方式调整，一来能够平衡火热的征象，二来可以激发人体免疫力，在外邪不盛、正气未虚时是更好的选择。

接下来是讲根据热病的先发症状怎么进行针刺——

热病先胸胁痛，手足躁，刺足少阳，补足太阴，病甚者为五十九刺。热病始手臂痛者，刺手阳明太阴而汗出止。热病始于头首者，刺项太阳而汗出止。热病始于足胫者，刺足阳明而汗出止。热病先身重骨痛，耳聋好瞑，刺足少阴，病甚为五十九刺。热病先眩冒而热，胸胁满，刺足少阴少阳。

热病先出现胸胁疼痛、手足躁动的症状，治疗针刺时要泻足少阳胆经，补足太阴脾经，病情严重的用"五十九刺"的方法。热病刚开始先手臂疼痛的，针刺手阳明大肠经和手太阴肺经，病人汗出后就停针。热病刚开始在头部的，针刺颈项的足太阳膀胱经，病人汗出后就停针。热病刚开始在足胫部的，针刺足阳明胃经，病人汗出后就停针。

　　　　　　　　　　　　第三章　《黄帝内经》治百病

热病先出现身体发重、骨节疼痛、耳聋喜欢闭目的，针刺足少阴肾经，病情严重的用五十九刺法。热病先出现头目眩晕、身体发热、胸胁胀满的，针刺足少阴肾经和足少阳胆经。

五十九刺：针刺五十九个穴位。说法不一，《素问·水热穴论》有一种说法，唐代王冰有一种说法，那就是包括手三阴经和手三阳经的井穴（穴位都位于手指的末端处，手三阴经之井穴：少商、少冲、中冲，手三阳经之井穴：商阳、少泽、关冲），还有头部、颈部、胸部、背部、四肢上的腧穴，针刺不同地方的穴位可以泻不同部位的实热。

本篇最后讲了治疗热病的特定穴位，都在脊椎上——

热病气穴：三椎下间主胸中热，四椎下间主膈中热，五椎下间主肝热，六椎下间主脾热，七椎下间主肾热，荣在骶也，项上三椎，陷者中也。

治疗热病的穴位：第三节脊椎下的穴位主治胸中热病，第四节脊椎下的穴位主治膈中热病，第五节脊椎下的穴位主治肝热病，第六节脊椎下的穴位主治脾热病，第七节脊椎下的穴位主治肾热病，营血有热可针刺尾骶部的穴位——长强穴，以及颈项上第三椎中央凹陷处的穴位——大椎穴。

可以看出这些穴位在脊椎上是从上到下排列，分别对应的内脏也是从上往下排列的。

那么热病有什么不同的表现方式吗？有。请看下一讲。

四种热病的病因和治法

这一讲我们学习《评热病论》，从题目上就可以看出这一篇是对热病的评论，它评论了热病的病理变化和预后吉凶，主要是对四种热病进行评论。哪四种热病呢？我们来看一看黄帝的发问——

黄帝问曰：有病温者，汗出辄复热，而脉躁疾不为汗衰，狂言不能食，病名为何？岐伯对曰：病名阴阳交，交者死也。帝曰：愿闻其说。岐伯曰：人所以汗出者，皆生于谷，谷生于精，今邪气交争于骨肉而得汗者，是邪却而精胜也，精胜则当能食而不复热。复热者邪气也，汗者精气也，今汗出而辄复热者，是邪胜也，不能食者，精无俾也，病而留者，其寿可立而倾也。且夫《热论》曰：汗出而脉尚躁盛者死。今脉不与汗相应，此不胜其病也，其死明矣。狂言者是失志，失志者死。今见三死，不见一生，虽愈必死也。

黄帝问道：有得温热病的人，出汗后身体又立即发热，脉象躁乱疾速，并没有因为出汗而减退，言语狂乱不能吃食物，这种病的名字是什么？

岐伯回答道：病名叫阴阳交，是死症。（在这一篇中，阴就是食物、精气，而阳就是热。）

黄帝说：希望听闻其中的道理。

岐伯说：人之所以出汗，都是由水谷入胃，再化生精微形成汗液，如今邪气与正气在骨肉间交结相争而出汗，是邪气退却精气胜利的表现，精气胜利就应当能吃食物不再发热。再次发热是邪气引起的，汗是精气形成的，如今出汗后身体又立即发热的原因，是邪气战胜了正气，不能吃食物的病人，精气匮乏，无力抗邪造成病邪留滞体内，病人的生命就危在旦夕了。而且《热论》中说：汗出后脉象仍旧躁乱盛大的病人，就会死亡。如今的脉象不与出汗后的正常脉象相应，这是正气不能战胜病邪，很明显病人就会死亡。言语狂乱的病人是神志失常，神志失常也会死亡。如今见到了三种死亡情况，见不到一线生机，虽然病人暂时痊愈也必定会死亡。（到了"阴阳交"这个地步的时候，明显是阳热过亢了，阴精马上就要衰竭，这就是所谓的"阴阳离决，精气乃绝"，因此情况就很危险了。）

帝曰：有病身热汗出烦满，烦满不为汗解，此为何病？岐伯曰：汗出而身热者风也，汗出而烦满不解者厥也，病名曰风厥。帝曰：愿卒闻之。岐伯曰：巨阳主气，故先受邪，少阴与其为表里也，得热则上从之，从之则厥也。帝曰：治之奈何？岐伯曰：表里刺之，饮之服汤。

黄帝问：有病人出现身体发热出汗、烦躁郁闷的症状，但是烦闷却没有因为汗出而缓解，这是什么病呢？

岐伯回答：出汗但身体发热是感受了风邪，出汗后烦闷没有缓解是气机上逆，病名叫风厥（"厥"，这里指气逆）。

黄帝说：希望全部听闻其中的道理。

岐伯说：太阳经主宰一身阳气（《热论》说："巨阳者，诸阳之属也。"足太阳膀胱经是全身阳气的统帅），所以最先感受邪气，少阴经（足少阴肾经）和太阳经（足太阳膀胱经）互为表里，少阴经感受到太阳经的热邪就会随之上逆，随之上逆就成为厥证。

黄帝问：应该怎样治疗？

岐伯回答：针刺表里两经，饮用内服的汤药。——不足者补之，有余者泻之，以平为期，无论何病。之所以要饮药，在于病邪已经入里，所以光用针法已经不够了。

　　帝曰：劳风为病何如？岐伯曰：劳风法在肺下，其为病也，使人强上冥视，唾出若涕，恶风而振寒，此为劳风之病。帝曰：治之奈何？岐伯曰：以救俯仰。巨阳引精者三日，中年者五日，不精者七日。咳出青黄涕，其状如脓，大如弹丸，从口中若鼻中出，不出则伤肺，伤肺则死也。

　　黄帝问：劳风病是什么样的？

　　岐伯回答：劳风病的受邪部位是在肺部，会出现头颈强直僵硬，目视不明，唾液黏痰，厌恶吹风、寒冷颤抖，这就是劳风病（劳风病的起因大多在于过劳伤精，是风邪侵犯到肺部的一种热病）。

　　黄帝问：怎样治疗？

　　岐伯回答：先要救治头项强直僵硬不能俯仰的情况——先要调治肺气，使呼吸通畅，头颈能够自由俯仰。在足太阳膀胱经上取穴针刺引动经气，如果是精力充沛的青壮年三天就能痊愈，中年人五天就能痊愈，精气不足的人七天就能痊愈。劳风病人咳出青黄黏痰，痰如同脓液，大小如同弹丸，应该从口中或鼻中排出，不能排出就会损伤肺，肺受损伤就会死亡。

　　帝曰：有病肾风者，面胕（fū，同"肤"）痝（máng）然壅，害于言，可刺不？岐伯曰：虚不当刺，不当刺而刺，后五日其气必至。帝曰：其至何如？岐伯曰：至必少气时热，时热从胸背上至头，汗出手热，口干苦渴，小便黄，目下肿，腹中鸣，身重难以行，月事不来，烦而不能食，不能正偃，正偃则咳甚，病名曰风水，论在《刺法》中。帝曰：愿闻其说。岐伯曰：邪之所凑，其气必虚，阴虚者阳必凑之，故少气时热而汗出也。小便黄者，少腹中有热也。不能正偃者，胃中不和也。正偃则咳甚，上迫肺也。诸有水气者，微肿先见于目下也。

黄帝说：有患肾风病的，面部皮肤浮肿壅起（瘫然：肿大、浮肿的样子），导致言语不利，这样的情况可以针刺吗？（肾风是什么病呢？肾主水，风动肾水，则使水液代谢失常，因此面部、脚部水肿。）

岐伯说：这是虚证，不应当针刺，不应当针刺却进行了针刺，五天后病气必然到来。

黄帝问：病气到来会怎样？

岐伯回答：病气到来必然会出现气短，时常发热，发热时从胸背部向上行至头部，出汗，手心发热，口干多渴，小便色黄，眼睑下浮肿，腹中鸣响，身体沉重难以行动，女子则月经不来，烦闷不能进食，不能仰卧，一旦仰卧就会咳嗽加重，这种病名叫"风水"，在《刺法》中有详细论述。

黄帝道：希望听闻其中的缘故。

岐伯说：邪气能够侵袭的地方，正气必定虚弱。肾阴亏虚，阳邪必定趁虚而入，所以出现短气、时时发热、出汗的症状。小便色黄，是因为少腹中有热。不能仰卧，是因为胃中不和。仰卧时咳嗽就会加重，水气向上压迫肺。各种有水气的病人，目下先出现微肿的情况。

《灵枢·口问》里有"邪之所在，皆为不足"，《素问·刺法论》中有"正气存内，邪不可干"，都是强调外因通过内因起作用。

接着岐伯还详细解释了水邪到腹部、胃肠，侵害到心肺的情况，对女子来说就导致月经不来。

以上就是黄帝和岐伯对阴阳交、风厥、劳风、肾风这四种热病的病因、症状、治法、预后的讨论。

阴阳失调的五种情况

这一讲我们学习《逆调论》。"逆调"就是失调，不协调、不正常的意思。什么失调？当然就是"阴阳失调"。这一篇讨论了阴阳失调所引起的五种病证。

一开头黄帝就向岐伯发问——

黄帝问曰：人身非常温也，非常热也，为之热而烦满者何也？岐伯对曰：阴气少而阳气胜，故热而烦满也。帝曰：人身非衣寒也，中非有寒气也，寒从中生者何？岐伯曰：是人多痹气也，阳气少，阴气多，故身寒如从水中出。

黄帝问道：人的身体不是正常的温度（温度不正常），不是正常的发热（一说"常"通"裳"，人体不是穿很多衣裳而温度升高、发热），这种体内感到发热而且烦闷的情况究竟是什么原因呢？

岐伯回答：这是因为阴气衰少、阳气充盛，所以身体发热、心中烦闷。

黄帝问：人的身体感到寒冷并不是衣服单薄，也没有被寒气中伤，寒冷从体内生成，这是什么原因呢？

岐伯回答：这种人多有气机阻痹不通，阳气衰少，阴气盛多，所以感觉身体寒冷如同从冷水中出来一样。

这里讨论的两个问题都是与衣物多少无关的，是内热、内寒之证，是阴阳失调的一种表现。内生之病必有相应的内在原因。例如，有的人特别怕冷，穿衣服明显比别人多，但是穿了很多衣服也不觉得暖和；而有的人怕热，到了夏天必须开空调，否则就受不了，不是穿得少了就能感到凉快。这些表现都是因为人偏离了阴阳中和的状态，体内阳盛就会怕热，阴盛就会怕寒。

帝曰：人有四肢热，逢风寒如炙如火者何也？岐伯曰：是人者阴气虚，阳气盛，四肢者阳也，两阳相得而阴气虚少，少水不能灭盛火，而阳独治，独治者不能生长也，独胜而止耳，逢风而如炙如火者，是人当肉烁也。

黄帝问：有的人四肢发热，遇到风寒就感觉身热得像烤炙和火烧一样，是什么原因？

岐伯回答：这种人是阴气虚衰，阳气亢盛，四肢属于阳，亢盛的阳气充实四肢，所以四肢发热。阳气更加亢盛，阴气更加虚少，衰少的阴水不能熄灭旺盛的阳火，造成阳气单独统治人体，阳气独旺，阴气就不能生长，阳气独胜导致阴气停止化生，遇到风邪，四肢就发热得像烤炙和火烧一样，这种人会出现肌肉消瘦干枯。

这是阴阳失调的第二种表现："肉烁"，阳盛阴虚导致四肢发热和肌肉消瘦，常常手心热、脚心热，手掌、脚底的肌肉就会消瘦，还伴有汗多而干燥的现象。

帝曰：人有身寒，汤火不能热，厚衣不能温，然不冻栗，是为何病？岐伯曰：是人者，素肾气胜，以水为事，太阳气衰，肾脂枯不长。一水不能胜两火，肾者水也，而生于骨，肾不生则髓不能满，故寒甚至骨也。所以不能冻栗者，肝一阳也，心二阳也，肾孤脏也，一水不能胜二火，故不能冻栗，病名曰骨痹，是人当挛节也。

黄帝说：有的人全身寒冷，即用热水温熨、烤火都不能使身体变热，穿厚衣服也不感觉温暖，但又不出现恶寒发抖，这是什么病？

岐伯说：这种人平常肾水气盛，经常接触水湿，导致太阳经阳气虚衰，肾中的阴精由于得不到阳气的温暖而枯竭不能生长。肾为水脏，主统骨头，肾阴精不能生长就导致骨髓不能充满，因此就会寒冷至骨，但却不会出现恶寒发抖。这叫"一水不能胜两火"，一水就是肾水，两火就是肝火和心火，是因为肝是第一个阳脏，心是第二个阳脏，肝中有"相火"，心为"君火"，只有一个独阴的肾水，一个独阴的肾脏——水脏不能战胜两个火脏，所以不出现恶寒发抖，这种病名叫骨痹，病人会出现骨节拘挛——收缩，不能屈伸。

这是阴阳失调的第三种病证，叫骨痹。其内因是由于肾阳虚衰，外因则是寒邪入骨，可见阳虚不能制阴，导致阴寒太盛，再加上感受风寒湿之外邪，所以就会造成"骨痹"。由于肝肾同源，肾水不足则不能生木，肾主骨，肝主筋，因此而出现筋失濡润、肢节挛缩的症状。

黄帝又问了第四种病"肉苛"——

帝曰：人之肉苛者，虽近衣絮，犹尚苛也，是谓何疾？岐伯曰：荣气虚，卫气实也，荣气虚则不仁，卫气虚则不用，荣卫俱虚，则不仁且不用，肉如故也。人身与志不相有，曰死。

黄帝问：有的人肌肉麻木沉重（"苛"是麻木沉重），虽然穿上棉衣，仍然感觉麻木沉重，是叫什么病？

岐伯回答：这是因为营气和卫气都虚弱，营气虚弱就会出现皮肉麻木不仁，卫气虚弱就会出现肢体不能举动。如果营气和卫气都虚弱，就会出现皮肉既麻木不仁又不能举动（原文的"肉如故"《黄帝内经太素》作"肉如苛"，肌肉麻木沉重）。如果又出现神志不能支配身体活动，人的身体与神志不能相互为用时，病人就会死亡。

肉苛的原因也是营卫之气虚弱，导致自身阴阳失去平衡，造成皮肉麻木不仁、四肢不能举动。

最后黄帝又问了阴阳失调的第五种病证：喘息——

帝曰：人有逆气不得卧而息有音者，有不得卧而息无音者；有起居如故而息有音者，有得卧行而喘者；有不得卧不能行而喘者，有不得卧卧而喘者，皆何脏使然？愿闻其故。

黄帝说：有的人气逆不能安卧而呼吸有声音，有的人不能安卧而呼吸没有声音；有的人起居跟往常一样可以安卧但呼吸有声音，有的人能够安卧呼吸没有声音但行动时会有气喘的声音；有的人不能安卧也不能行动而且气喘，有的人不能安卧，一旦躺下就会气喘，这些都是哪些脏腑导致的？希望听闻其中的缘故。

这里黄帝问了三种状态下六种"喘息"的情况。岐伯作了回答——

岐伯曰：不得卧而息有音者，是阳明之逆也，足三阳者下行，今逆而上行，故息有音也。阳明者胃脉也，胃者六腑之海，其气亦下行，阳明逆不得从其道，故不得卧也。《下经》曰：胃不和则卧不安。此之谓也。夫起居如故而息有音者，此肺之络脉逆也，络脉不得随经上下，故留经而不行，络脉之病人也微，故起居如故而息有音也。夫不得卧卧则喘者，是水气之客也，夫水者循津液而流也，肾者水脏，主津液，主卧与喘也。帝曰：善。

岐伯说：不能安卧而呼吸有声音的，是足阳明胃经之气上逆，足三阳经应该是从头到足下行，如今足阳明经脉气逆向上行，所以呼吸有声音。足阳明经是胃脉，胃是六腑之海，胃气也是顺胃脉下行，如今足阳明经脉气上逆，胃气不能循脉道下行，所以就不能平卧。《下经》中说："胃不和则卧不安"，胃气不调和睡眠就不安宁，说的就是这种情况。起居跟往常一样而呼吸有声音的，是肺的络脉之气上逆——经络是气血的通道，包括经脉和络脉两部分，经脉是纵行的主干道，络脉是从经脉分出来的分支、岔道。肺络脉之气不能随经气上下运行，所以留滞在经脉中不能循行，就会气喘，但因为络脉发病比较轻微，所以起居跟往常一样只是呼吸有气喘的声音。不能安卧，一旦躺下就会气喘的，这是肾水之气侵犯所导致，水气是按津液循行的道路来流动的，肾是水脏，主统全身的津液，肾病不能主水液运行，就会出现不能平卧与气喘。

黄帝说：讲得好。

这里岐伯只解释了六种情况中的三种，都是比较严重的情况，有气喘声的。有人说是脱简，我看未必，因为他把三种状态下严重的气喘情况都讲了，所以不严重的、不气喘的情况就没必要再解释了。总之，它们的原因涉及胃、肺、肾三个脏。

《逆调论》所讲的五种阴阳失调的情况——内寒内热、肉烁、骨痹、肉苛、气喘，其病因就是阴阳失调，具体表现为水火失调、气血失调、营卫失调、脏腑和经络功能失调。由此说明人体的阴阳必须保持平衡协调。让我们再记一下《生气通天论》中的名言："阴平阳秘，精神乃治；阴阳离决，精气乃绝。"

疟疾与咳嗽的诊疗

疟疾的病因及治疗（附屠呦呦发现青蒿素）

大家都知道我国第一位获得诺贝尔生理学或医学奖的本土科学家是屠呦呦，她发现了青蒿素，挽救了千百万人的生命。青蒿素是专门治疗疟疾的药物，疟疾是一种传染病，按现代科学的研究，是由于蚊子叮咬而感染疟原虫所引起的虫媒传染病，也可以是输入带疟原虫者的血液而引起的。主要表现是全身发冷、发热、多汗，长期多次发作后，可引起贫血和脾肿大。疟疾的发作是有规律的，是周期性的。我们今天要学习的《疟论》，就是专门讲疟疾的。

疟疾是什么原因引起的呢？又应该怎么治疗呢？——

黄帝问曰：夫痎（jiē）疟皆生于风，其蓄作有时者，何也？岐伯对曰：疟之始发也，先起于毫毛，伸欠乃作，寒栗鼓颔，腰脊俱痛，寒去则内外皆热，头痛如破，渴欲冷饮。

黄帝问道：疟疾都是由风邪引起的——痎疟，是疟疾的通称。它的休止和发作有固定的时间，这是为什么呢？

岐伯回答：疟疾开始发作时，先出现毫毛竖起，然后伸懒腰，打呵欠，继而寒冷战栗，两颌骨抖动，腰脊疼痛，等到寒冷过去以后又感觉全身内外都在发热，头痛剧烈像要破裂，口渴喜欢冷饮。

帝曰：何气使然？愿闻其道。岐伯曰：阴阳上下交争，虚实更作，阴阳相移也。阳并于阴，则阴实而阳虚，阳明虚则寒栗鼓颔也；巨阳虚则腰背头项痛；三阳俱虚则阴气胜，阴气胜则骨寒而痛；寒生于内，故中外皆寒；阳盛则外热，阴虚则内热，外内皆热则喘而渴，故欲冷饮也。此皆得之夏伤于暑，热气盛，藏于皮肤之内，肠胃之外，此荣气之所舍也。此令人汗空疏，腠理开，因得秋气，汗出遇风，及得之以浴，水气舍于皮肤之内，与卫气并居。卫气者，昼日行于阳，夜行于阴，此气得阳而外出，得阴而内薄，内外相薄，是以日作。

黄帝问：这是什么邪气引起的？希望听闻其中的道理。

岐伯说：这是因为阴阳上下相互交争，虚实交替更作，阴阳相互移动转化。阳气转移到阴气所在的地方，和阴气合并，就会使阴气相对充实而阳气相对虚衰。如果阳明经气亏虚就会寒冷战栗、鼓动两颔——阳明经经过两颔；如果太阳经气亏虚就会腰背和头项疼痛——太阳经经过头部、背部；如果三条阳经之气都亏虚就会阴气偏胜，阴气偏胜就会骨节寒冷疼痛。这种偏胜的寒气从体内生成，因此内外都感觉寒冷。阳气盛实就感觉外热，阴气亏虚也会感觉内热，内外都发热就会气喘口渴，所以想喝冷饮。这都是在夏天感伤暑气，暑热邪气亢盛，潜藏在皮肤内和肠胃外，这是营气停留的地方。这会使人的汗孔打开，出汗，等到秋天天气转凉，汗出时遭遇风邪，或者沐浴时水气侵袭，水气停留在皮肤内，风邪、水邪和卫气合并在一起了。卫气白昼运行于阳经——三阳经，黑夜运行于阴经——三阴经，邪气随卫气循行于体表，阳经就会向体外发散而发作疟疾，循行于里面，阴经就会潜伏在体内向里面侵犯。阴阳相互搏斗，因为卫气的运行是有规律的，每天到达体表，所以每日发作疟疾一次。

这里岐伯说的疟疾的发病原因是"阴阳之上下交争，虚实更作，阴阳相移"。虽然没有说出疟原虫，但却明确说出了是"邪气"引起的，这种外来的邪气，显然包含疟原虫。这里岐伯用阴阳交替、卫气昼夜运行，解释了每天发作一次的疟疾。

帝曰：其间日而作者何也？岐伯曰：其气之舍深，内薄于阴，阳气独发，阴邪内著，阴与阳争不得出，是以间日而作也。

黄帝问：疟疾隔日发作是为何？

岐伯说：这是邪气停留的部位较深，向内迫近人体阴的地方（体内较深的地方），运行较慢，而阳气运行较快，邪气与阳气运行不同步，所以阳气独自运行于外，而邪气留驻在内，阳气每两天能到达阴的地方（体内较深的地方）与邪气相争一次，而邪气在阴处（体内较深的地方）不能外出与阳气相争，所以隔日才发作。

接下来，黄帝和岐伯又讨论了疟疾发作的特殊情况："其作日晏与其日早者"，有的疟疾发作的时间一天比一天推迟，有的一天比一天提前；有的疟疾"先寒而后热"、有的"先热而后寒"。先寒而后热的叫寒疟："先伤于寒而后伤于风，故先寒而后热也，病以时作，名曰寒疟。"先热而后寒的叫"温疟"："此先伤于风而后伤于寒，故先热而后寒也，亦以时作，名曰温疟。"此外还有只热而不寒的叫瘅（dān）疟："但热而不寒者，阴气先绝，阳气独发，则少气烦冤，手足热而欲呕，名曰瘅疟。"瘅的意思是"热"。

对疟疾怎么治疗呢？且看黄帝发问——

帝曰：夫经言有余者泻之，不足者补之。今热为有余，寒为不足。夫疟者之寒，汤火不能温也；及其热，冰水不能寒也，此皆有余不足之类。当此之时，良工不能止，必须其自衰乃刺之。其何故也？

黄帝说：医经上说邪气盛实有余的应当用泻法，正气亏虚不足的应当用补法。如今发热是邪气盛实有余的表现，寒战是正气亏虚不足的表现。疟疾发病寒冷时，即使是用热水温熨和烤火都不能使之温暖；等到发热时，即使是冰水也不能使之寒凉，这些症状都属于邪气有余和正气不足的一类表现。一旦遇到这种情况，就是再高明的医生也不能阻止病情，必须等到病势自行衰退后才能针刺治疗。这是什么原因呢？

岐伯也引用医经回答——

方其盛时必毁，因其衰也，事必大昌。此之谓也。夫疟之未发也，阴未并阳，阳未并阴，因而调之，真气得安，邪气乃亡。故工不能治其已发，为其气逆也。

等到邪气盛极时如果用针刺攻邪必定会损伤正气，应该趁邪气衰退时针刺，治疗必然获得显著成果。在疟疾未发病时，阴气和阳气还没有合并，还在相对平静的状态下运行，这个时候给予适当的调治，正气就能安定，邪气就会消亡。所以医生不能在疟疾已经发病时进行治疗，是因为已经到了正邪交争逆乱的时候。

这里提出了用针刺方法治疗疟疾的总原则，那就是要在邪气衰退时和邪气未发时进行治疗。到了病势正盛的时候，高热、大汗、脉乱，这时是不可以针刺治疗的。这是《黄帝内经》"不治已病治未病"的具体体现。

具体怎么用针刺来治疗疟疾呢？下一篇《刺疟篇》作了详细的介绍。

这里我来介绍一下屠呦呦是怎么发现用青蒿素来治疗疟疾的。

在20世纪60年代，在氯喹抗疟失效、人类遭受疟疾的侵害而无能为力的情况下，屠呦呦接受了抗疟研究任务。当时的基本思路是收集整理中医药典籍、民间验方，走访名老中医，最终汇集了640余种治疗疟疾的中药单秘验方，整理了多达808种可能有效的中药。一开始并未考虑使用青蒿，因为它的抑制率极不稳定，在12%~80%。后来屠呦呦看到了东晋葛洪《肘后备急方》的记载："青蒿一握，以水二升渍（zì），绞取汁，尽服之。"取一把新鲜青蒿，用二升水浸泡，用洁净的白细布或纱布包裹，绞取过滤出汁液，然后一次全部服下。屠呦呦看到"绞取"两个字一下子眼睛一亮，是"绞取"而不是"煎煮"，说明不能加热，高温会使青蒿的活性成分受损。于是她马上改用沸点只有35℃的乙醚作为溶剂从黄花蒿中提取得到青蒿素。青蒿素的治疗效果由30%多一下子提高到95%，对疟原虫的抑制率达到100%。

青蒿素救了千百万人的生命，世界卫生组织称它是"世界上唯一有效的疟疾治疗药物"。2015年屠呦呦荣获诺贝尔生理学或医学奖，是第一位也是至今为止唯一获得诺贝尔科学奖的中国本土科学家，是第一位也是至今为止唯一获得诺贝尔生理学或医学奖的华人科学家。中国人为之骄傲！中医人为之骄傲！

治疗疟疾的针刺大法

我在上一讲《疟论》中介绍了疟疾的发病原因和治疗原则，还附带介绍了屠呦呦是怎样发现青蒿素治疗疟疾的，这一讲我来讲一讲《刺疟篇》，从题目上就知道这一篇是讲怎么用针刺治疗疟疾的。这一篇主要讲了十二种疟疾的症状和针刺方法。

首先是六经疟疾——

足太阳之疟，令人腰痛头重，寒从背起，先寒后热，熇（hè）熇暍（yē）暍然，热止汗出，难已，刺郄（xì）中出血。足少阳之疟，令人身体解㑊（yì），寒不甚，热不甚，恶见人，见人心惕惕然，热多汗出甚，刺足少阳。足阳明之疟，令人先寒，洒淅洒淅，寒甚久乃热，热去汗出，喜见日月光火气乃快然，刺足阳明跗（fū）上。

足太阳膀胱经的疟疾，会令人腰部疼痛，头部沉重，寒冷从背部起始，先寒后热，热势猛烈，高热停止后汗出，难以治愈，治疗时针刺委中穴出血。足少阳胆经的疟疾，会令人身体倦怠无力（"解㑊"即倦怠、懒惰），恶寒不严重，发热也不严重（少阳主枢，居半表半里），厌恶见人，见到人就会感到心中恐惧，发热时间长，出汗很厉害，治疗时针刺足少阳胆经。足阳明胃经的疟疾，会令人先感觉寒冷（阳明者，两阳合明，阳热光明之气也，病则反其本，故寒冷），恶寒逐渐加重，恶寒很久后才发热，热势退去时出汗……治疗时针刺足阳明胃经足背上的冲阳穴——足背最高处，脚拇趾二趾后足背动脉跳动的地方。

　　　　　　　　　　　　　　　第三章　《黄帝内经》治百病

足太阴之疟，令人不乐，好大息，不嗜食，多寒热汗出，病至则善呕，呕已乃衰，即取之。足少阴之疟，令人呕吐甚，多寒热，热多寒少；欲闭户牖而处，其病难已。足厥阴之疟，令人腰痛少腹满，小便不利如癃（lóng）状，非癃也，数便，意恐惧，气不足，腹中悒悒，刺足厥阴。

足太阴脾经的疟疾，会令人闷闷不乐，喜好长叹息，不想进食（脾主化谷，脾病则不嗜食），多发寒热，出汗也多，疾病发作时经常呕吐，呕吐后病势减轻，治疗时针刺足太阴脾经。足少阴肾经的疟疾，会令人剧烈呕吐，多发寒热，热多寒少；病人想要关闭门窗而居。这种病难以治愈，治疗时针刺足少阴肾经。足厥阴肝经的疟疾，会令人腰部疼痛，少腹胀满，小便不利，如同癃闭病的症状——癃闭病就是小便不通，尿闭病。为什么？因为肝主疏泄水液。但实际上不是癃闭病。小便频数不畅，病人心中恐惧，正气不足，腹中郁滞不畅，治疗时针刺足厥阴肝经。

讲完了六经的疟疾，接着讲六脏的疟疾——

肺疟者，令人心寒，寒甚热，热间善惊，如有所见者，刺手太阴阳明。心疟者，令人烦心甚，欲得清水，反寒多，不甚热，刺手少阴。肝疟者，令人色苍苍然，太息，其状若死者，刺足厥阴见血。脾疟者，令人寒，腹中痛，热则肠中鸣，鸣已汗出，刺足太阴。肾疟者，令人洒洒然，腰脊痛宛转，大便难，目眴眴然，手足寒，刺足太阳少阴。胃疟者，令人且病也，善饥而不能食，食而支满腹大，刺足阳明太阴横脉出血。

肺疟，会令人心中寒冷，冷极就会转为发热，发热时容易受惊，如同见到可怕的东西，治疗时针刺手太阴肺经和手阳明大肠经。心疟，会令人心中非常烦躁，想喝清凉的水，外表症状反而恶寒多，发热不严重，治疗时针刺手少阴心经。肝疟，会令人面色发青，经常叹息，状如死人——肢体僵直不柔和，治疗时针刺足厥阴肝经，刺出血。脾疟，会令人寒冷，腹中疼痛，发热时伴有肠中鸣响，然后出汗，治疗时针刺足太阴脾经。肾疟，会令人畏寒怕冷，腰脊疼痛难以转侧，大便困难，目眩眼花，手足寒冷，治疗时针刺足太阳膀胱经和足少阴肾经。胃疟，发作时人容易饥饿，但不能进食，进食就会感觉腹部胀满膨大，治疗时针刺足阳明胃经，再针刺足太阴脾经的络脉，刺出血。

接下来从脉搏和病证的角度讲了治疗疟疾的各种针刺方法。比如——

疟发，身方热，刺跗上动脉，开其空，出其血，立寒。疟方欲寒，刺手阳明太阴、足阳明太阴。疟脉满大急，刺背俞，用中针，傍伍胠俞各一，适肥瘦出其血也。疟脉小实急，灸胫少阴，刺指井。

疟疾发作身体刚要发热时，要针刺足背上的动脉，开其孔穴（原文"开其空"的空就是孔），刺出血，立刻就热退转寒。刚要发寒时，针刺手阳明大肠经和手太阴肺经，足阳明胃经和足太阴脾经。疟疾病人脉象盛满洪大急促，立即针刺背部的腧穴。疟疾病人脉象细小坚实急促，立即艾灸少阴经在小腿上的穴位，针刺趾端的井穴。

针刺的时机非常重要——

凡治疟，先发如食顷乃可以治，过之则失时也。

凡治疗疟疾，其最佳时机是在发病前大约一顿饭的时间内，过了这个时候就会失去时机。

十二疟者，其发各不同时，察其病形，以知其何脉之病也。先其发时如食顷而刺之，一刺则衰，二刺则知，三刺则已，不已刺舌下两脉出血，不已刺郄中盛经出血，又刺项已下侠脊者必已。

上述十二种疟疾，它们发作的时间各有不同，观察病人的症状，就知道是哪一条经脉发病。在发作前约一顿饭的时间内就立刻针刺，第一次针刺病情就会衰减，第二次针刺病情就会显著好转，第三次针刺病情就会痊愈。如果不能痊愈，就针刺舌下的两脉也就是廉泉穴，直至出血，再不痊愈，就针刺委中穴位充血的经脉，刺出血，并针刺项部以下挟着脊柱两旁的穴位，疟疾必然痊愈。

总而言之，"刺疟者，必先问其病之所先发者，先刺之"，针刺治疗疟疾，必须先询问病人最先发作的部位，然后对这个地方先进行针刺。比如"先头痛及重者，先刺头上及两额两眉间出血。先项背痛者，先刺之"，先感觉头痛头重的，就先针刺头上以及两额、两眉间的穴位——头顶百会穴，两额之间的悬颅穴，两眉之间的攒竹穴，刺出血；先感觉项背疼痛的，就先针刺颈项和背部。有的则要针刺相应的关键穴位，比如"先腰脊痛者，先刺郄中出血"，先感觉腰脊疼痛的，就先针刺委中穴，刺出血。"先手臂痛者，先刺手少阴阳明十指间"，先感觉手臂疼痛的，就先针刺手少阴经和手阳明经十指间的井穴。"先足胫酸痛者，先刺足阳明十指间出血"，发病时先感觉脚和小腿酸痛的，就先针刺足阳明经十趾间的井穴，刺出血。

总结一下，这一篇主要讲述六经疟、六脏疟的症状与具体治法，提出了治疗疟疾的针刺要领、最佳针刺时机、最先针刺部位，是一篇非常实用的治疟指南。

寒热邪气传变的秘密

我曾经讲过，《黄帝内经》出现频率最高的一个词就是"气"，中国人讲话离不开"气"字，一个人高兴了喜气洋洋，不高兴了会生气；一个人顺利是气顺，不顺利是气不顺；人活一口气，人死断了气。气是生命的能量，是生命的本源。从哲学意义上说，中医是气本论，西医是原子论；中医是讲整体动态的，西医是讲分析还原的。《黄帝内经》将人的生命看成是气的生命，阴阳是两种气，五行是五种气。脏腑是气的组织，经络是气的道路；如果气足，那么这个人就健康，气虚就生病。

那么"气厥"会怎样呢？《气厥论》就专门讲了这个问题。气厥的意思很多，表示气闭、昏倒、昏厥，也表示气逆、气乱。气厥病就是由于气机逆乱，升降不正常，阴阳之气不相顺接，而致手足厥冷、突然昏倒而能复苏的一种病证。

本篇讲述了由于气机逆乱而导致寒邪和热邪在五脏六腑之间互相传变，进而产生各种疾病，说明寒热邪气厥逆发病变化多端，也说明脏腑间联系密切，脏腑发病会彼此影响、互相传变。病邪之所以传变，就是因为脏腑气机的逆乱，所以本篇名"气厥"。

先看寒邪是怎么传变的——

黄帝问曰：五脏六腑，寒热相移者，何？岐伯曰：肾移寒于肝（脾），痈肿少气。脾移寒于肝，痈肿筋挛。肝移寒于心，狂隔中。心移寒于肺，肺消，肺消者饮一溲二，死不治。肺移寒于肾，为涌水，涌水者，按腹不坚，水气客于大肠，疾行则

鸣濯濯如囊裹浆，水之病也。

黄帝问道：五脏六腑之间寒邪热邪是怎样相互转移的？

岐伯回答说：肾脏的寒邪转移到肝——应该是"脾"，《黄帝内经太素》《针灸甲乙经》都写作"脾"，会发生肿痛、气虚。脾脏的寒邪转移到肝，会发病为痛痿肿痛和筋脉拘挛。肝脏的寒邪转移到心，会发生癫狂和胸中隔塞不畅。心脏的寒邪转移到肺，会发生"肺消"病，"肺消"病会出现饮水一分，小便要排二分的症状，是无法治疗的死症。肺脏的寒邪转移到肾，会发生"涌水"，涌水病会出现腹部胀满，但按压它并不坚硬，这是因为水气停留在大肠，所以在快步走路时会听到腹中肠鸣，声音就像皮袋里装了水一样，这是水邪泛滥——津液代谢不正常引发的疾病。

这里讲的是五脏寒邪的转移变化。再看五脏热邪的转移变化——

脾移热于肝，则为惊衄（nǜ）。肝移热于心，则死。心移热于肺，传为膈消。肺移热于肾，传为柔痓（zhì）。肾移热于脾，传为虚，肠澼（pì）死，不可治。

脾脏的热邪转移到肝，会发病为惊骇和鼻衄（流鼻血）。肝脏的热邪转移到心，可能会导致死亡。心脏的热邪转移到肺，会发生为膈消病——也叫上消，上焦燥热，津液干少，口渴多饮，是消渴病的一种。肺脏的热邪转移到肾，会发病为柔痓——主要症状是骨强直、筋柔无力，肢体举动困难。肾脏的热邪转移到脾，会发病为虚损，重者导致肠澼（就是暴痢，起病急骤、高热、腹痛下痢），就成无法治疗的死症。

这部分讲了五脏热邪的转移变化。接下来讲"腑"的热邪的转移变化——

胞移热于膀胱，则癃（lóng）溺血。膀胱移热于小肠，膈肠不便，上为口糜。小肠移热于大肠，为伏瘕（jiǎ），为沉。大肠移热于胃，善食而瘦入，谓之食亦。胃移热于胆，亦曰食亦。胆移热于脑，则辛颏（è）鼻渊，鼻渊者，浊涕下不止也，传为衄蔑瞑目，故得之气厥也。

胞宫的热邪转移到膀胱，会发病为小便不利和尿血。膀胱的热邪转移到小肠，会发病为肠道隔塞、大便不通，热邪上炎发病为口舌糜烂、口腔溃疡。小肠的热邪转移到大肠，会发病为伏瘕——腹中有潜伏的包块（瘕：腹部的积块），下行发病为痔疮。大肠的热邪转移到胃，会发病为饮食增加、身体消瘦，病名叫食亦——虽多食但仍然消瘦。胃的热邪转移到胆，也会发病为食亦。胆的热邪转移到脑，会引起鼻根辛辣疼痛（颏，鼻梁、鼻根），造成鼻渊病，鼻渊病会出现鼻流浊涕不止的症状，日久会传变为鼻中出血，目暗不明。以上各种症状，都是因为脏腑之气逆乱造成的。

本篇文字不足三百，主要论述五脏六腑（包括奇恒之腑的胞宫、大脑）之间的寒热相移。这里有一个难解之谜，就是传变的次序，以五脏为例，肾—脾—肝—心—肺—肾，这个次序中既有五行相生又有五行相克，还有五行反侮，乍一看令人摸不着头脑。其实，这其中的奥秘就在先天、后天八卦图当中，脏腑相移的次序就是后天八卦转向先天八卦的次序。

先看肾转移到脾，肾为水，为坎卦；脾为土，为坤卦。肾在后天八卦中是北方，脾在先天八卦中是北方，刚好是在北方的位置从后天之肾转到先天之脾。再看从脾转到肝，刚好是在西南方的位置，后天之脾转到先天之肝（肝为木，为巽卦）；从肝转到心，刚好是在东方的位置，后天之肝转到先天之心（肝为木，为震卦；心为火，为离卦）；从心转到肺，刚好是在南方的位置，后天之心转到先天之肺（肺为金，为乾卦）；从肺转到肾，刚好是在西方的位置，后天之肺转到先天之肾（肺为金，为兑卦；肾为水，为坎卦）。

所以只要你懂得先天、后天八卦，这个秘密一下子就解开了。所以说医易同源，"不知易不足以言大医"。当然前提是要学习《易经》，要懂得先天、后天八卦，如果大家有兴趣，还请大家看看我的书《张其成讲易经》。

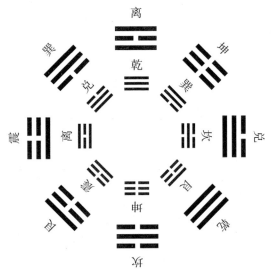

后天八卦（外层）与先天八卦（内层）

咳嗽的原因和治疗

我们很多人都有过咳嗽的经历，咳嗽起来十分难受。你知道咳嗽是什么原因引起的吗？我们平常应该怎样预防咳嗽呢？这一讲我们就来学习《咳论》。黄帝一上来就替我们问了这个问题——

黄帝问曰：肺之令人咳何也？岐伯对曰：五脏六腑皆令人咳，非独肺也。

黄帝问道：肺病会引起咳嗽，这是为什么呢？

岐伯回答说：五脏六腑生病都会令人咳嗽，不单单是肺病。

这个命题非常重要，一直作为中医治疗咳嗽的依据被遵守。咳嗽的病因，不单单是肺病造成的，五脏六腑受邪发病都可能引起咳嗽，为什么呢？岐伯接着说——

皮毛者肺之合也，皮毛先受邪气，邪气以从其合也。其寒饮食入胃，从肺脉上至于肺则肺寒，肺寒则外内合邪因而客之，则为肺咳。

肺外合于皮毛，皮毛先感受邪气，邪气会从皮毛影响肺。寒冷的饮食进入胃中，寒邪在胃中会循从肺脉上行至肺引发肺寒，肺寒就导致外邪与内寒相合，一起侵客于肺，发病为肺咳。——说明肺咳是最常见的咳嗽，并且常常与脾胃联系在一起。

五脏各以其时受病，非其时各传以与之。人与天地相参，故五脏各以治时感于寒则受病，微则为咳，甚者为泄为痛。乘秋则肺先受邪，乘春则肝先受之，乘夏则心先受之，乘至阴则脾先受之，乘冬则肾先受之。

五脏各自在其所主管的时令中受病——如肝主春，心主夏，肺主秋，肾主冬，这并不是在肺的所主时令受病，而是其他脏腑把病邪传给了肺导致咳嗽。人和天地自然是相参的——相合相应的，所以五脏在各自所主的时令里感受寒邪，就会生病，发病轻微就咳嗽，发病严重就泄泻腹痛。在秋天肺先感受邪气，在春天肝先感受邪气，在夏天心先感受邪气，在长夏至阴之时脾先感受邪气，在冬天肾先感受邪气。

本节讲述五脏的咳嗽与各脏主时的受邪有关，说明咳嗽的发病与四时之气的变化关系密切，这对临床治疗也有一定意义。

提到咳嗽，我们一般都会认为是肺系的病证，然而本篇告诉我们，"五脏六腑皆令人咳"，并对各种病因的咳嗽作了讨论——

帝曰：何以异之？岐伯曰：肺咳之状，咳而喘息有音，甚则唾血。心咳之状，咳则心痛，喉中介介如梗状，甚则咽肿喉痹。肝咳之状，咳则两胁下痛，甚则不可以转，转则两胠下满。脾咳之状，咳则右胁下痛阴阴引肩背，甚则不可以动，动则咳剧。肾咳之状，咳则腰背相引而痛，甚则咳涎。

黄帝问：五脏咳嗽有什么差异？

岐伯回答：肺咳的症状，咳嗽而且气喘，呼吸有声音，严重的甚至唾血。心咳的症状，咳嗽时会心痛，咽喉不畅如同有东西梗塞一样，严重的甚至咽喉肿痛喉痹。肝咳的症状，咳嗽就出现两侧胁肋下部疼痛，严重的甚至疼痛不能转侧，转侧就会两胁下胀满难忍。脾咳的症状，咳嗽就会右胁下隐隐作痛牵引肩背，严重的甚至不可以行动，行动就会咳嗽加剧。肾咳的症状，咳嗽就会腰背部相互牵引疼痛，严重的甚至咳吐涎水。

帝曰：六腑之咳奈何？安所受病？岐伯曰：五脏之久咳，乃移于六腑。脾咳不已，则胃受之，胃咳之状，咳而呕，呕甚

则长虫出。肝咳不已，则胆受之，胆咳之状，咳呕胆汁。肺咳不已，则大肠受之，大肠咳状，咳而遗失（矢）。心咳不已，则小肠受之，小肠咳状，咳而失气，气与咳俱失。肾咳不已，则膀胱受之，膀胱咳状，咳而遗溺。久咳不已，则三焦受之，三焦咳状，咳而腹满，不欲食饮，此皆聚于胃，关于肺，使人多涕唾而面浮肿气逆也。

黄帝问：六腑咳嗽是什么样的？从哪里感受病邪？

岐伯说：五脏咳嗽日久，就会转移到六腑。脾咳不愈，就会使胃受病，胃咳的症状，是咳嗽而且呕吐，呕吐严重甚至能吐出蛔虫。肝咳不愈，就会使胆受病，胆咳的症状，是咳嗽并且吐出胆汁。肺咳不愈，就会使大肠受病，大肠咳的症状，是咳嗽并且大便失禁（"遗失"就是"遗矢"，矢，大便）。心咳不愈，就会使小肠受病，小肠咳的症状，是咳嗽时放屁。肾咳不愈，就会使膀胱受病，膀胱咳的症状，是咳嗽时遗尿。以上各种咳嗽日久不愈，就会使三焦受病，三焦咳的症状，是咳嗽腹满，不想进食饮水，这些咳嗽邪气都会聚集在胃，循肺脉上行影响肺，则使人涕唾增多，面部浮肿，咳嗽气逆。

关于"六腑咳"，最常见的是胃咳。有研究表明，慢性咳嗽的四大主因之一，就与胃食管反流相关，中医称为胃气上逆，常见的症状如嗳气、泛酸、恶心、呕吐、痰涎等，这就是文中说的"咳而呕"。这种咳嗽应当治疗胃病，胃病痊愈则咳嗽自然痊愈。此外，肺久咳传之于大肠在老年人中也比较常见，可以出现脏腑同病的现象。如患慢性阻塞性肺部疾病引起的咳嗽，由于肺气的虚衰，久而久之，子病及母，母病及子，造成脾肾两衰，脾虚则大肠失约，肾虚则膀胱无力，因此咳嗽时管不住大小便。总的来说，虽然五脏六腑的疾病都会令人咳，但肺、胃两个脏腑最为重要，是咳嗽的根本内因，而咳嗽的外因则常是寒邪。

帝曰：治之奈何？岐伯曰：治脏者治其俞，治腑者治其合，浮肿者治其经。帝曰：善。

黄帝问：怎样治疗呢？

岐伯说：治疗五脏的咳嗽应当取俞穴，治疗六腑的咳嗽应当取合穴，咳嗽导致浮肿的，治疗相关脏腑的经穴。

黄帝说：讲得好。

岐伯提到的俞（输）穴、合穴、经穴是什么穴位呢？是五输穴中的三种穴位。五输穴是肘关节以下、膝关节以下的五个特定穴位，从手指、脚趾往上分别有井、荥、输、经、合五个特定穴位，好比是木、火、土、金、水五行。在十二经脉上，每条经脉都有自己的五输穴，合计六十个穴位。井穴多位于手指端、趾指端，好比是水的源头；荥穴多位于指（趾）、掌（跖）关节附近，好比是萦绕的泉水；输穴多位于掌指或跖趾关节之后，好比有大的水流输出了；经穴多位于手腕、脚踝关节以上，好比水流变大，经气旺盛，畅通无阻到达的部位；合穴位于肘、膝关节附近，好比江河水流汇入湖海，经气由此深入会合于脏腑的部位。

治疗咳嗽常取的穴位是五输穴中的第三穴输穴、第四穴经穴、第五穴合穴。这一点在临床上应该引起重视。在刚刚受寒的时候也可以按摩这三个穴位，可以预防咳嗽的发生。

一些复杂病症的诊疗

十四种疼痛和九种气机变化

我想我们每一位朋友都有疼痛的体验，有各种各样的疼痛，我们今天学习的这一篇《举痛论》就列举了十四种疼痛的不同表现，并一一分析了它们的病因病机。

黄帝问曰：余闻善言天者，必有验于人；善言古者，必有合于今；善言人者，必有厌于己。如此，则道不惑而要数极，所谓明也。今余问于夫子，令言而可知，视而可见，扪而可得，令验于己而发蒙解惑，可得而闻乎？

黄帝问道：我听说善于谈论天道的人，一定能在人事中得到应验；善于谈论历史的人，一定能与当前的实际联系在一起；善于谈论人事的人，一定能与自己的实际情况结合起来。——这里一连提出三个重要命题：言天验人，言古合今，言人厌己（厌：合）。只有这样，才能透彻地掌握事物的规律而不被表象所迷惑，这就是所谓的明晓通达。现在我想请教先生，能否将您问诊所知、望诊所见、切诊所得的情况告诉我，以使我有所体会，解除疑惑，可否听听您的见解呢？

岐伯再拜稽首对曰：何道之问也？帝曰：愿闻人之五脏卒痛，何气使然？岐伯对曰：经脉流行不止，环周不休，寒气入经而稽迟，泣而不行，客于脉外则血少，客于脉中则气不通，故卒然而痛。

岐伯行两次叩拜礼后回答说：不知您想问的是哪些方面的道理呢？

黄帝说：我想听听人体的五脏突然发生疼痛，是什么邪气导致的呢？

岐伯回答说：人体经脉中的气血运行周流，循环不息，如果寒邪侵入经脉，停留不去，那么经脉的气血就会运行不畅。如果寒邪侵袭了经脉的外面，那么经脉就会收缩变细，气血就会减少；如果寒邪停留于经脉中，那么气血就不通畅。这两种情况都会突然发生疼痛。

岐伯指出导致卒痛的主要外邪是寒邪，病机是寒邪使气血凝滞，不能在经脉中顺畅运行，所以导致疼痛。疼痛的机制有两方面，一个是"不通则痛"，一个是"气虚则痛"。不通则痛，是指气血堵塞了会引起疼痛，中医有句非常有名的话"痛则不通，通则不痛"。气血虚了也会痛。气血虚了，不能滋养肢体、筋脉、肌肉，都引起疼痛。这里讲的是以寒实引起疼痛为主。寒为阴邪，属性主收引凝滞，侵袭人体后，最易损伤阳气，气血得寒则凝，得温则行，使疼痛缓解。

接下来，黄帝一口气说了十四种疼痛——

帝曰：其痛或卒然而止者，或痛甚不休者，或痛甚不可按者，或按之而痛止者，或按之无益者，或喘动应手者，或心与背相引而痛者，或胁肋与少腹相引而痛者，或腹痛引阴股者，

或痛宿昔而成积者，或卒然痛死不知人有少间复生者，或痛而呕者，或腹痛而后泄者，或痛而闭不通者，凡此诸痛，各不同形，别之奈何？

黄帝说：有的疼痛会突然停止，有的疼痛非常剧烈而持续不止，有的疼痛很剧烈而不可按压，有的疼痛按压后就会停止，有的疼痛按压也不见缓解，有的疼痛按压时跳动应手，有的疼痛是心和背部牵引作痛，有的胁肋和小腹部牵引作痛，有的腹痛牵引到大腿内侧，有的腹痛长时间不止而形成积块，有的突然疼痛导致昏厥，不知人事，过一会儿又苏醒过来，有的疼痛伴有呕吐，有的腹痛兼有泄泻，有的腹痛时大便闭塞不通。这些疼痛的情况，症状表现各不相同，应该怎样区别它们呢？

岐伯一一做了回答，分析了十四种疼痛的病因病机。总的来说，疼痛的病因主要是寒邪，寒多热少，寒为阴邪，气血受寒以后就凝结不通，不通则痛。具体地说有"寒气客于脉外"（客是侵犯、停留）、"寒气客于经脉之中"、"寒气客于肠胃之间"、"寒气客于侠脊之脉"、"寒气客于背俞之脉"、"寒气客于厥阴之脉"、"寒气客于小肠膜原之间"、"寒气客于五脏"、"寒气客于肠胃"、"寒气客于小肠"等情况。比如经脉受寒，经脉拘急而牵引、疼痛，如果得热则寒散，经脉舒展，疼痛也就停止了。就像腹痛的时候，我们习惯拿热水袋暖肚子，临床上常常用香附丸来理气散寒止痛。如果持续疼痛是因为重复感受寒邪，经脉不再通畅了，病程也就延长了，就成了虚寒证，临床上常用附子理中丸温里散寒止痛。又比如疼痛按了不会减轻也不会加重，这是因为寒气停留在背部深层的经脉，按它也达不到寒气的那个位置，所以触按它并不会改变疼痛。

在讨论了疼痛的病因病机后，黄帝和岐伯又讨论了九种气机的

　　　　　　　　　　　　　　第三章　《黄帝内经》治百病

变化——

帝曰：善。余知百病生于气也，怒则气上，喜则气缓，悲则气消，恐则气下，寒则气收，炅则气泄，惊则气乱，劳则气耗，思则气结，九气不同。何病之生？

黄帝说：说得好！我已知道各种疾病都是由于气的变化引起的（"百病生于气也"是一个十分重要的观点）。暴怒会使气上逆，大喜会使气涣散，大悲会使气消除，恐惧会使气下沉，遇寒会使气收敛，受热会使气外泄，受惊会使气紊乱，过度劳累会使气耗散，思虑会使气郁结。这九种气的变化是各不相同的。临床上会发生什么样的疾病呢？

岐伯曰：怒则气逆，甚则呕血及飧（sūn）泄，故气上矣。喜则气和志达，荣卫通利，故气缓矣。悲则心系急，肺布叶举，而上焦不通，荣卫不散，热气在中，故气消矣。恐则精却，却则上焦闭，闭则气还，还则下焦胀，故气不行矣。寒则腠理闭，气不行，故气收矣。炅则腠理开，荣卫通，汗大泄，故气泄。惊则心无所倚，神无所归，虑无所定，故气乱矣。劳则喘息汗出，外内皆越，故气耗矣。思则心有所存，神有所归，正气留而不行，故气结矣。

岐伯说：大怒会使肝气上逆，血液也会随气上逆，严重的会造成呕血，如果肝气影响到脾胃的消化功能，还会发生飧泄，所以说怒则气上。高兴时气和顺而情志畅达，营卫之气通畅，所以说是喜则气缓。大悲会使心联系其他器官的经脉拘急，还会影响到肺，使肺叶张大抬高，而上焦闭塞不通，营卫之气不能布散全身，热气停留于胸中，时间长了会转化为热，耗损肺气，所以说悲则气消。恐惧会使肾脏的精气受损，而精气受损会导致人体的上焦闭塞不通，下部的气无法上行，使人体的下部胀满，所以说恐则气下。寒冷之气侵袭人体，会使汗孔闭塞，阳气不能向外通行而收敛于内，所以说寒则气收。火热之气会使人的汗孔舒张开，营卫之气随着汗液大量外泄，所以说热则气泄。受惊会使人心悸而精神无所依附，心神不安，疑虑不定，所以说惊则气乱。过度劳累会使人气喘汗出，气喘会耗损体内的气，汗出过多会损耗体表的气，内外的气都受到损耗，所以说劳则气耗。思虑过多，精神过度集中，就会使体内的正气停留于某一处，导致正气郁结而不能正常循行，所以说思则气结。

本段主要论述了一个观点"百病生于气"，任何疾病都是气机的逆乱和失调引起的。九气为病基本上都是情志引起的疾病，所谓的七情六欲都可以归结为五类，那就是怒、喜、思、忧、恐，这叫五志。这个五志分别对应的是五行，也就分别影响到人的五脏，那就是肝、心、脾、肺、肾。这里是从气的角度总体来说，提出情志对人体健康的影响，提醒我们要良好地管理自己的情绪，这给我们今天所有人敲响了警钟，要想健康，首先要管理好自己的情绪，情绪不舒畅是百病之源。

六种腹部疾病的治疗

你们是不是有过肚子疼的体验？人的肚子——腹部，好比是一座城堡，里面住着肝、脾、肾等脏腑。怎样区分和治疗腹部的疾病呢？我们今天就来学习《腹中论》，这一篇一共讲了六种腹部疾病。其中第一种叫鼓胀——

黄帝问曰：有病心腹满，旦食则不能暮食，此为何病？岐伯对曰：名为鼓胀。帝曰：治之奈何？岐伯曰：治之以鸡矢醴，一剂知，二剂已。帝曰：其时有复发者何也？岐伯曰：此饮食不节，故时有病也。虽然其病且已，时故当病，气聚于腹也。

黄帝问道：有一种病心腹胀满，早晨进食后晚上就不能进食，这是什么病？

岐伯回答：病名是鼓胀。

黄帝问：如何治疗？

岐伯说：用鸡矢醴来治疗，一剂就能见效，两剂病就能痊愈。

黄帝问：有时会复发的原因是什么？

岐伯说：这是饮食不节制，所以有时疾病会复发。虽然有时疾病看起来快要痊愈，实际上病根还没根除，一旦饮食不节制，使邪气又聚集在腹中，鼓胀就会复发。

鼓胀病的病因是腹中脾土气虚，不能消化五谷，导致早上、中午吃了饭，晚上就吃不下了，引发腹部虚胀如鼓。而饮食不节则是鼓胀病复发的主要因素，这就提醒患者一定要谨遵医嘱，即使病愈也要养成良好的生活习惯，避免复发。

针对鼓胀病的治疗，这里提出了一个药方，这还是在《黄帝内经》中第一次出现药方。这是个单方，只有一味药——鸡矢醴，药少而精专。鸡矢醴是用干净的鸡屎晒干后炒黄，放在米酒中发酵制成的。鸡在八卦中是巽卦，属于风木，由于脾土难以运化导致胀满不食，风木可克制土气；"醴"，是用稻米酿造而成的甜米酒，《汤液醪醴论》提到过。后世医生有用鸡矢醴治疗鼓胀成功的案例。

第二种腹中病叫"血枯"——

帝曰：有病胸胁支满者，妨于食，病至则先闻腥臊臭，出清液，先唾血，四肢清，目眩，时时前后血，病名为何？何以得之？岐伯曰：病名血枯，此得之年少时，有所大脱血，若醉入房中，气竭肝伤，故月事衰少不来也。帝曰：治之奈何？复以何术？岐伯曰：以四乌鲗（zéi）骨一蘆（lú）茹二物并合之，丸以雀卵，大如小豆，以五丸为后饭，饮以鲍鱼汁，利肠中及伤肝也。

黄帝说：有一种病胸胁胀满，妨碍饮食，发病时会先闻到腥臊气味，口出清液，先唾血，四肢清冷，双目眼花，看不清，时常大小便出血，病名叫什么？病因是什么？

岐伯说：病名叫血枯，这是因为在年少时出现过大失血，才得的血枯病，或者醉后恣行房事，肾气衰竭，肝血损伤，女子月经就会衰少不来。

黄帝说：怎样治疗？用什么方法恢复？

岐伯说：用四份乌贼骨，一份蘆茹，二种药物混合，用麻雀蛋制成药丸，做成像小豆那么大小的药丸，饭前服用五丸，用鲍鱼汤送服，可以缓解胸胁胀满、通利肠道，还可以补益被损伤的肝。

这就是《黄帝内经》记载的第二个古方："乌鲗骨蘆茹丸"。乌鲗骨即乌贼骨，也叫海螵蛸（piāo xiāo），有补肾益精、收敛止血、疏通血脉的功效。蘆茹就是茜（qiàn）草，有凉血止血、祛瘀通经的功效。所以可以治疗血枯。为什么要用鲍鱼汁服下？这是因为鲍鱼味咸气臭，主利下行，可以利肠中。

第三种和第四种腹中病叫"伏梁"——

帝曰：病有少腹盛，上下左右皆有根，此为何病？可治不？

岐伯曰：病名曰伏梁。帝曰：伏梁何因而得之？岐伯曰：裹大脓血，居肠胃之外，不可治，治之每切按之致死。帝曰：何以然？岐伯曰：此下则因阴，必下脓血，上则迫胃脘，生膈，侠胃脘内痛，此久病也，难治。居脐上为逆，居脐下为从，勿动亟夺。论在《刺法》中。帝曰：人有身体髀（bì）股胻（héng）皆肿，环脐而痛，是为何病？岐伯曰：病名伏梁，此风根也。其气溢于大肠而著于肓，肓之原在脐下，故环脐而痛也。不可动之，动之为水溺涩之病。

黄帝问：有一种病小腹盛实胀满，按压上下左右部位都坚硬不移，如同有根，这是什么病？可以治疗么？

岐伯回答：病名叫伏梁。

黄帝问：伏梁是什么原因所致？

岐伯回答：少腹包裹大量脓血，留滞在肠胃外部，不可能治愈，治疗时不能重按，重按就会致死。

黄帝问：为什么会这样？

岐伯回答：病在下腹位置靠近二阴，大小便会排下脓血，病在上腹位置迫近胃脘，就会使横膈与胃脘间发生内痛，这是因发病日久，难以治愈。伏梁部位在脐上为逆证，在脐下为顺证，不能急切按摩治疗夺伤真气。关于伏梁病的论治在《刺法》中。

黄帝问：有的人大腿、小腿都发肿，并且环绕脐部周围疼痛，是什么病？

岐伯回答：病的名字叫伏梁，这是感受风寒邪气所致。风寒邪气侵犯大肠后留滞在肓膜——心脏以下、膈膜以上的部位，肓膜的根源在脐下气海处，所以环绕肚脐疼痛。不可以用攻下法治疗，误用攻下就会导致小便涩滞不利。

伏梁病是腹中有坚硬的积块，是血气实引发的肿胀。为什么叫伏梁？"伏梁，如梁之横伏于内也。"这里提到了两种伏梁病，一种是腹部的肿胀，一种是腿部疼痛连累肚脐疼痛。虽然都叫伏梁，但要区别对待。

第五种叫"热中消中"——

> 帝曰：夫子数言热中消中，不可服高粱芳草石药，石药发瘨（diān），芳草发狂。夫热中消中者，皆富贵人也，今禁高粱，是不合其心，禁芳草石药，是病不愈，愿闻其说。岐伯曰：夫芳草之气美，石药之气悍，二者其气急疾坚劲，故非缓心和人，不可以服此二者。帝曰：不可以服此二者，何以然？岐伯曰：夫热气慓悍，药气亦然，二者相遇，恐内伤脾，脾者土也而恶木，服此药者，至甲乙日更论。

消中，属于消渴病，也就是今天说的糖尿病的一种，热中和消中病的两个禁忌：一是忌食肥甘厚腻的食物，二是忌用芳香类药物和金石类药物。"石药发瘨，芳草发狂"，金石类药物会使人发癫，芳香类药草会使人发狂。"夫热中消中者，皆富贵人也"——患热中消中病的人，都是家境富贵的人，你要让他不吃肥甘厚腻食物，他们是不愿意的，是不合他们心意的。可是又不能使用芳草类和金石类药物，因为"芳草之气美，石药之气悍，二者其气急疾坚劲，故非缓心和人，不可以服此二者"。芳草气味馨香发散，金石气味猛悍，这两类药物气味都是坚劲猛烈的，所以不是心平气和的人是不能服用这两类药的。为什么呢？因为这两种病都是热气留中，如果再吃肥甘厚腻生热的食物，服用芳香悍热的药物，二者相遇，如同火上浇油，就会大伤脾气，加重病情。脾属土，木克土，再遇到木旺的甲日、乙日，恐怕会更加严重。

第六种腹中病叫"厥逆"——

帝曰：善。有病膺肿颈痛胸满腹胀，此为何病？何以得之？岐伯曰：名厥逆。帝曰：治之奈何？岐伯曰：灸之则瘖（yīn），石之则狂，须其气并，乃可治也。帝曰：何以然？岐伯曰：阳气重上，有余于上，灸之则阳气入阴，入则瘖；石之则阳气虚，虚则狂；须其气并而治之，可使全也。

黄帝说：好。有一种病膺肿——胸肿，颈痛，胸腹胀满，是什么病？怎样得病的？

岐伯说：病名叫厥逆。

黄帝问：如何治疗？

岐伯回答："灸之则瘖，石之则狂"，"瘖"即"喑"，大家都知道龚自珍有一首诗"九州生气恃风雷，万马齐喑究可哀"，"喑"就是哑。如果用灸法就会失音，如果用针石就会发狂，要等到阴气阳气上下相互合并时，才可以治疗。

黄帝问：为什么？

岐伯回答：人的阳气亢盛往上升，阳气在上部已经是有余的，再用灸法就是以火助火，阳气更加亢盛，耗损阴液，阴液不能滋养，喉咙就会失音；用砭石针刺，阳气随之外泄，会导致阳气亏虚，阳气无法滋养，心神就会发狂；要等到阴气阳气上下互相合并时治疗，才可以使病人痊愈。

以上是讲了六种腹中病，最后讲到怀孕，怀孕并不是腹中病。怎么才能知道妇女怀孕呢？岐伯说：身体看似有病，但不见病脉。当妇人腹中血气和平，就不是生病了，而是怀孕。这是正常情况。《周易》

的说法，"至哉坤元……万物资生"，腹中之气，好比是坤土之气。如果腹中血气和平，就是怀孕了；如果腹中胀痛发热，就是三阳经的病变。

所以只要知道了气血的流行规律，也就明白气血是正常还是不正常，判断疾病也就容易了。

不同腰痛的针刺方法

腰痛是几乎每个人都会发生的一种常见症状，这一篇专门讲腰痛的针刺治疗方法，所以叫《刺腰痛篇》。从经络上来分析腰痛，可分为足三阳脉病变引起的腰痛、足三阴脉病变引起的腰痛，还有经络支脉病变引起的腰痛。先看足三阳脉病变引起的腰痛——

足太阳脉令人腰痛，引项脊尻（kāo）背如重状，刺其郄（xì）中。太阳正经出血，春无见血。少阳令人腰痛，如以针刺其皮中，循循然不可以俯仰，不可以顾，刺少阳成骨之端出血，成骨在膝外廉之骨独起者，夏无见血。阳明令人腰痛，不可以顾，顾如有见者，善悲，刺阳明于骱（héng）前三痏（wěi），上下和之出血，秋无见血。

足太阳膀胱经病变引起的腰痛，疼痛牵引颈部、背脊、臀部，如同负重的状态，治疗时应针刺委中穴，要刺出血，但在春季就不要刺出血。——委中穴在足太阳膀胱经上，膝盖弯曲时膝盖后的凹陷的地方，朋友们可以自己摸一下，把腿弯曲起来，后面形成一个窝，叫腘窝，这就是委中穴，也叫腘中穴，针灸"四总穴歌"中有一句就是"腰背委中求"。足少阳胆经引起的腰痛，疼痛如同用针刺入皮肤中，逐渐加重使身体既不能前后俯仰，又不能左右转动，要针刺足少阳经成骨首端——就是阳陵泉穴，在膝外侧高骨突起处，也就是在小腿外侧、腓骨头前下方凹陷处，刺出血，但在夏季就不要刺出血。足阳明胃经病变引起的腰痛，不可以左右转动，如果转动就会出现幻觉，容易悲伤，治疗时针刺足阳明经胫骨前的足三里穴，要刺"三痏"，就是针刺三次。"痏"指针刺的次数。要刺出血，使上下气血调和，但在秋季就不要刺出血。——足三里是个非常有名的穴位，在小腿外侧，在外膝眼下三寸的地方，膝眼长得有点像牛鼻子，也叫犊鼻，在它的下方3寸就是足三里。这个穴位也是非常有名的，针灸"四总穴歌"中有一句就是"肚腹三里留"，就是说一切肚子、腹部的毛病都可以针刺足三里。

再看足三阴脉引起的腰痛——

足少阴令人腰痛，痛引脊内廉，刺少阴于内踝上二痏，春无见血，出血太多，不可复也。厥阴之脉令人腰痛，腰中如张弓弩弦，刺厥阴之脉，在腨（shuàn）踵鱼腹之外，循之累累然，乃刺之，其病令人善言默默然不慧，刺之三痏。

足少阴肾经病变令人腰痛，疼痛牵引脊柱内侧，治疗时针刺足少阴经内踝上复溜穴两次，刺出血，但在春季不要刺出血，出血太多，就会损伤肾气，不易恢复。足厥阴肝经病变令人腰痛，腰部拘紧如同张开的弓弦一样，治疗时针刺足厥阴肝经，在小腿肚和足跟之间，会摸到一串串硬结，就用针刺这个部位，这个病会使人多言语或沉默郁闷不乐，需要针刺三次。

以上是讲了足三阳、足二阴（没有讲足太阴）引起的腰痛。接着讲十种特殊的脉引起的腰痛，这些特殊的脉其实都是十二经脉的支脉，比如解脉，就是足太阳膀胱经分散在膝关节后的小分支。解脉病变引起的腰痛，会牵引肩部，眼睛视物模糊，时常遗尿，治疗时针刺解脉，也就是在膝后筋肉分界处、委中穴外侧的横脉，刺出血。另外还讲了同阴之脉、阳维之脉、衡络之脉、会阴之脉、飞阳之脉等引起的腰痛。

最后再一次讲述不同腰痛的针刺部位——

腰痛侠脊而痛至头，几几然，目晾（huāng）晾然欲僵仆，刺足太阳郄中出血。腰痛上寒，刺足太阳阳明；上热，刺足厥阴；不可以俯仰，刺足少阳；中热而喘，刺足少阴，刺郄中出血。腰痛，上寒不可顾，刺足阳明；上热，刺足太阴；中热而喘，刺足少阴。大便难，刺足少阴。少腹满，刺足厥阴。如折不可以俯仰，不可举，刺足太阳。引脊内廉，刺足少阴。腰痛引少腹控䏚（miǎo），不可以仰，刺腰尻交者，两髁（kē）胂（shèn）上。

腰痛挟连脊背疼痛，到达头部拘急不舒，双目视物模糊，好像要跌倒，治疗时针刺足太阳经委中穴，刺出血。腰痛时感觉身体上部寒冷，治疗时针刺足太阳经和足阳明经；感觉身体上部发热，治疗时针刺足厥阴经；腰痛不能前后俯仰，治疗时针刺足少阳经；胸中发热气喘，治疗时针刺足少阴经，针刺委中穴，刺出血。腰痛时，感觉身体上部寒冷，头项强直不能回顾，治疗时针刺足阳明经；感觉身体上部发热，治疗时针刺足太阴经；胸中发热气喘，治疗时针刺足少阴经。大便困难的，治疗时针刺足少阴经。小腹胀满，治疗时针刺足厥阴经。腰痛如同折断一样不可前后俯仰，四肢不能举动，治疗时针刺足太阳经。腰痛牵引脊柱内侧，治疗时针刺足少阴经。腰痛牵引小腹季胁下部，不能后仰，治疗时针刺腰臀交会处，部位在两踝胂上的下髎穴。

以上一共讲了十三种腰痛的针刺方法。总的来说，就是什么经脉引起的腰痛就针刺这条经脉上的穴位。作为普通人来说，要搞清楚各种腰痛针刺不同经脉的什么穴位，是很困难的。有一点大家搞清楚就可以了，那就是腰痛主要是足太阳膀胱经的问题，或者说足太阳膀胱经引起的腰痛病居多，治疗最常用的穴位就是腘窝之中的委中穴，"腰背委中求"。

这一篇的最后几句话很重要，我要再说一下。原文是："以月生死为痏数，发针立已。左取右，右取左。"根据月亮的盈亏计算针刺次数，针刺后会立即痊愈。取穴时左侧疼痛针刺右侧穴位，右侧疼痛针刺左侧穴位。这是针刺的一条重要原则，在《八正神明论》中有三句话"月生无泻，月满无补，月郭空无治"，月亮初生时候不能用泻法，月亮圆满时不能用补法，月亮黑暗时不要治疗。这就是要按照天时的变化来调理血气，说明人和天时自然是一个整体。还有"左取右，右取左"，说明人体生命本身也是一个整体。可见《黄帝内经》天人合一的整体思维是中医学的灵魂。

风为百病之长

一个人为什么会得病？宋代名医陈无择依据《黄帝内经》的理论将一个人得病的原因，归结为三种，也就是内因、外因、不内外因，内因就是七情致病——喜、怒、忧、思、悲、恐、惊，外因就是六淫——风、寒、暑、湿、燥、火，不内外因就是除了七情内因和六淫外因以外的原因，包括饮食、劳倦、仆伤、虫毒等。其中外因中排第一位的就是"风"。什么是风呢？是不是我们平常感受到自然界刮的风呢？我们来学习《风论》。

先看黄帝的发问——

黄帝问曰：风之伤人也，或为寒热，或为热中，或为寒中，或为疠风，或为偏枯，或为风也，其病各异，其名不同，或内至五脏六腑，不知其解，愿闻其说。

黄帝问：风邪损伤人体，有时发病为寒热，有时发病为热中，有时发病为寒中，有时发病为疠风，有时发病为偏枯，有时发病为其他风证，发病各有不同，病名也不同，有时内侵到五脏六腑，我不知道应该怎么解释，希望听听您的高见。

黄帝一连问了感受风邪的六种情况：寒热、热中、寒中、疠风、偏枯和其他风证。

岐伯一一作了解释。什么是"寒热"，为什么会"寒热"？岐伯说——

岐伯对曰：风气藏于皮肤之间，内不得通，外不得泄，风者善行而数变。腠理开则洒然寒，闭则热而闷，其寒也则衰食饮，其热也则消肌肉，故使人怢（tū）栗而不能食，名曰寒热。

岐伯回答说：风邪侵犯人体后潜藏在皮肤间，向内不能进一步侵入，向外也不能宣泄排出，风邪善于行动，变化多端，使腠理开泄就会感觉寒冷，使腠理闭塞就会身体发热烦闷，寒冷就会引起饮食衰减，发热也会引起肌肉消瘦，所以使人寒战而不能进食，病名叫寒热病。

什么是热中，什么是寒中呢？ ——

风气与阳明入胃，循脉而上至目内眦，其人肥则风气不得

外泄，则为热中而目黄；人瘦则外泄而寒，则为寒中而泣出。

风邪从足阳明胃经侵入胃，沿着经脉向上到内眼角，如果病人形体肥胖，毛孔紧密，风邪不能外泄，留滞体内郁久化热，就会发病为热中，出现眼珠发黄；如果病人形体消瘦，毛孔疏松，阳气外泄就会感觉寒冷，发病为寒中，出现双目流泪。

什么是"偏枯"？——

风气与太阳俱入，行诸脉俞，散于分肉之间，与卫气相干，其道不利，故使肌肉愤䐜（chēn）而有疡，卫气有所凝而不行，故其肉有不仁也。

风邪从太阳经——足太阳膀胱经、手太阳小肠经侵入，行走到所有经脉的穴位，散布在肌肉之中，与卫气结合在一起，经脉不通畅，因此使肌肉肿胀高起形成疮疡，卫气凝滞不能运行，因此肌肉麻木不仁（有的导致半身不遂，就是偏枯。如果从寒热的角度说，偏枯就是身体半边热半边寒）。

什么是"疠风"？——

疠者，有荣气热胕（fú），其气不清，故使其鼻柱坏而色败，皮肤疡溃，风寒客于脉而不去，名曰疠风。

"疠风"即我们今天说的麻风病，是风邪化热郁阻荣气，日久血脉溃乱不清所致，因此会使鼻柱败坏、面色枯槁，皮肤疮疡溃烂，主要病因是风寒侵犯经脉滞留不去，病名叫疠风。

在解释完风邪导致的五种病证以后，岐伯又讲了风邪在不同的季节、不同的日期会损伤不同的脏腑——

以春甲乙伤于风者为肝风，以夏丙丁伤于风者为心风，以季夏戊己伤于邪者为脾风，以秋庚辛中于邪者为肺风，以冬壬癸中于邪者为肾风。

春季甲日、乙日感受风邪发病为肝风——因为春天在五行为木，甲日、乙日也为木，春季甲日、乙日被风邪所伤害，自然就影响到肝木，形成肝风。夏季丙日、丁日感受风邪发病为心风，长夏戊日、己日感受风邪发病为脾风，秋季庚日、辛日感受风邪发病为肺风，冬季壬日、癸日感受风邪发病为肾风。

风中五脏六腑之俞，亦为脏腑之风，各入其门户所中，则为偏风。风气循风府而上，则为脑风。风入系头，则为目风，眼寒。饮酒中风，则为漏风。入房汗出中风，则为内风。新沐中风，则为首风。久风人中，则为肠风飧（sūn）泄。外在腠理，则为泄风。

风邪中伤五脏六腑的俞穴，也发病为脏腑风，俞穴是进入机体的门户，各脏腑俞穴被风邪中伤，就会发病为偏风——就是偏枯，半身不遂。风邪循行风府穴向上入侵脑部，就发病为脑风。风邪侵入头部连带双目，就发病为目风，出现眼睛畏寒。饮酒后感受风邪，就发病为漏风。行房汗出时感受风邪，就发病为内风——内通"纳"，指交媾。刚洗头后感受风邪，就发病为首风。风邪留滞人体中日久，内犯肠胃，就发病为肠风飧泄。风邪停留在体外腠理毛孔，就发病为泄风。

这里又列举了八种不同的风邪。

故风者百病之长也，至其变化，乃为他病也，无常方，然致有风气也。

"风者百病之长"这句话非常重要，《黄帝内经》多次提到。风邪是引发多种疾病的首要因素，至于风邪侵入人体后产生的变化，能引发其他的疾病，就没有常规了，然而致病因素都有风邪。为什么"风者百病之长"？这是由风邪具有"善行而数变"的特点所决定的。风性主动，变化最快，风邪致病不仅导致疾病变化多端，而且导致疾病没有一定的部位。

听了岐伯对各种风邪的介绍后，黄帝进一步发问——

帝曰：五脏风之形状不同者何？愿闻其诊及其病能。

黄帝说：五脏风的症状有何不同？希望听您说说对五脏风的诊断要点以及病态表现。

岐伯曰：肺风之状，多汗恶风，色皏（pěng）然白，时咳短气，昼日则差，暮则甚，诊在眉上，其色白。心风之状，多汗恶风，焦绝善怒吓，赤色，病甚则言不可快，诊在口，其色赤。肝风之状，多汗恶风，善悲，色微苍，嗌（yì）干善怒，时憎女子，诊在目下，其色青。脾风之状，多汗恶风，身体怠堕，四肢不欲动，色薄微黄，不嗜食，诊在鼻上，其色黄。肾风之状，多汗恶风，面痝（máng）然浮肿，脊痛不能正立，其色炲（tái），隐曲不利，诊在肌上，其色黑。

岐伯回答说：肺风的症状，出汗多厌恶风，面色淡白，时常咳嗽气短，白天减轻，晚上加重，诊察时注意两眉间，颜色发白。心风的症状，出汗多厌恶风，口干舌燥，容易发怒，易受惊吓，面色发红，病情严重就会言语不利，诊察时注意舌部，舌质颜色发红。肝风的症状，出汗多厌恶风，容易悲伤，面色轻微发青，咽喉干燥，容易发怒，男性会因病而厌恶异性，诊察时注意目下方，颜色发青。脾风的症状，出汗多厌恶风，身体倦怠沉重，四肢不想动，面色微黄，不想进食，诊察时注意鼻部，颜色发黄。肾风的症状，出汗多，怕风，面部浮肿，腰脊疼痛不能直立，面色发黑如煤烟灰，小便不利，诊察时注意两颧，颜色发黑。

在讲完五脏风以后，岐伯接着还讲了胃风、首风、漏风、泄风的病态表现。虽然不同风证的表现千差万别，但均有恶风汗出这一特点，这对风证的鉴别具有重要意义。

总结一下，"风者百病之长"，风邪可以在各个时间侵入人体各个部位，从而产生各种疾病。但风邪毕竟是外因，外因要通过内因才能起作用。如果把身体比作一台计算机，那么身体的组织结构、器官这些"硬件"，人与人之间是差不多的；但由于每台计算机所安装的软件不一样，所以输入同样的信息，输出的结果却大不相同。一个人体质虚弱、正气不足，好比软件出了问题，程序设置有疏漏，邪气就会从疏漏的地方进入，就会导致人生病；如果正气足，软件没有问题，那么邪不可干，风邪就进入不到人体，也就形成不了疾病。所以我们每个人都要注意增强自身体质。

从五体痹到五脏痹

这一讲我们学习《痹论》，这是对痹病的专论。痹病是个什么病呢？"痹"就是"闭"，气血闭住了，不通畅了，不能濡养筋脉关节，导致肢体关节及肌肉酸痛、麻木，有的关节不能屈伸，有的关节肿大灼热。这一类的病就叫痹病，类似于我们今天所说的风湿病。

我的父亲李济仁专门研究这个病，他以这一篇《痹论》的理论为指导，结合多年的临床经验，写过一本书《痹证通论》，对这一篇做了研究发挥。

痹病是怎样发生的呢？——

黄帝问曰：痹之安生？岐伯对曰：风寒湿三气杂至，合而为痹也。其风气胜者为行痹，寒气胜者为痛痹，湿气胜者为著痹也。

黄帝问：痹病是怎样发生的？

岐伯回答：是由风寒湿三种邪气混杂而至，相合侵犯人体形成的（这一句点明了痹病的病因，说明导致痹病的原因是一种复合邪气，涉及六淫中的三种邪气）。其中风邪偏胜的称为行痹——感受风邪出现肢体关节疼痛，痛处游走不定；寒邪偏胜的称为痛痹——感受寒邪出现肢体关节疼痛，痛处相对固定，得热就减轻；湿邪偏胜的称为著痹——"著"通"着"，执着，这里指感受湿邪以后肢体关节疼痛，痛点固定。

这是按照痹病的症状特点将痹病分为三类：行痹、痛痹、着痹；如果按照发病部位对痹病进行分类，则可分为五类：骨痹、筋痹、脉痹、肌痹、皮痹，可以称为"五体痹"。

帝曰：其有五者何也？岐伯曰：以冬遇此者为骨痹，以春遇此者为筋痹，以夏遇此者为脉痹，以至阴遇此者为肌痹，以秋遇此者为皮痹。

黄帝问：痹病又可分为五种，为什么？

岐伯回答：在冬天遭遇邪气（"此"指风寒湿三种邪气）得病的称为骨痹——因为冬天五行为水，对应肾脏，肾主骨；在春天遭遇邪气得病的称为筋痹——因为春天为木，对应肝脏，肝主筋；在夏天遭遇邪气得病的称为脉痹——因为夏天为火，对应心脏，心主血脉；在长夏遭遇邪气得病的称为肌痹——"至阴"就是长夏，长夏为土，对应脾脏，脾主肌肉；在秋天遭遇邪气得病的称为皮痹——秋天为金，对应肺脏，肺主皮毛。

帝曰：内舍五脏六腑，何气使然？岐伯曰：五脏皆有合，病久而不去者，内舍于其合也。

黄帝问：痹病向内侵犯停留在五脏六腑，是什么邪气造成的？

岐伯回答：五脏都有与它表里相合的五体，病邪日久不能除去，就会向内侵犯停留在与五体相合的五脏中。

骨、肉、筋、皮、脉如果长时间感受到风寒湿邪气的侵犯，旧病还没有好，又感受了新的邪气，就会通过五体入侵五脏，就会从五体痹病演变为五脏痹病。

怎么演变呢？——

故骨痹不已，复感于邪，内舍于肾。筋痹不已，复感于邪，内舍于肝。脉痹不已，复感于邪，内舍于心。肌痹不已，复感于邪，内舍于脾。皮痹不已，复感于邪，内舍于肺。

所以骨痹日久不愈，重复感受邪气，就会内侵留舍在肾。筋痹日久不愈，重复感受邪气，就会内侵留舍在肝。脉痹日久不愈，重复感受邪气，就会内侵留舍在心。肌痹日久不愈，重复感受邪气，就会内侵留舍在脾。皮痹日久不愈，重复感受邪气，就会内侵留舍在肺。

如果按照木、火、土、金、水五行的次序，可以简单地归纳一下：筋、脉、肌、皮、骨五体痹会分别演变为肝、心、脾、肺、肾五脏痹。那么五脏痹的症状有什么不同呢？——

所谓痹者，各以其时重感于风寒湿之气也。凡痹之客五脏者，肺痹者，烦满喘而呕。心痹者，脉不通，烦则心下鼓……

痹病是各脏在所主时令里重复感受风寒湿的邪气引发的。凡是痹病侵犯五脏，症状是各不相同的。比如肺痹的症状是烦闷胀满，气喘呕吐。心痹的症状是血脉不通，心烦心悸就像敲鼓……

总之——

阴气者，静则神藏，躁则消亡，饮食自倍，肠胃乃伤。淫气喘息，痹聚在肺；淫气忧思，痹聚在心；淫气遗溺，痹聚在肾；淫气乏竭，痹聚在肝；淫气肌绝，痹聚在脾。诸痹不已，亦益内也。其风气胜者，其人易已也。

"阴气"（这里是指五脏精气），安静就精神内藏，躁动就容易消散，饮食过量，肠胃就会受伤。邪气侵犯引起呼吸喘促，是痹邪内聚在肺；邪气侵犯引起忧愁思虑，是痹邪内聚在心；邪气侵犯引起遗尿，是痹邪内聚在肾；邪气侵犯引起疲乏衰竭，是痹邪内聚在肝；邪气侵犯引起肌肉瘦削，是痹邪内聚在脾。各种痹病日久不愈，就会日益内侵。其中风邪偏盛的痹病，病人是容易治愈的。

帝曰：痹，其时有死者，或疼久者，或易已者，其故何也？

岐伯曰：其入脏者死，其留连筋骨间者疼久，其留皮肤间者易已。

黄帝问：同患痹病，有的人死亡，有的疼痛日久，有的容易痊愈，是什么缘故？

岐伯回答：邪气侵入五脏就会死亡，邪气留连在筋骨间就会疼痛日久，邪气停留在皮肤间就容易痊愈。

有一点要注意，就是痹病发生的原因除了感受风寒湿外在的邪气以外，还和饮食不节、起居无度有关。

帝曰：其客于六腑者何也？

黄帝问：痹邪侵犯六腑是什么原因呢？

岐伯回答——

此亦其食饮居处，为其病本也。六腑亦各有俞，风寒湿气中其俞，而食饮应之，循俞而入，各舍其腑也。

这也是饮食不节、起居无度导致的，是痹病的根本原因。六腑也各有俞穴，一旦风寒湿邪气中伤六腑俞穴，再加上饮食不节造成的损伤，内外相应，邪气就会循着俞穴侵入体内，各自留舍在相应的六腑中。

那么对痹病怎么治疗呢？——

帝曰：以针治之奈何？岐伯曰：五脏有输，六腑有合；循脉之分，各有所发，各随其过，则病瘳（chōu）也。

黄帝问：用针刺如何治疗？

岐伯回答：五脏各有输穴，六腑各有合穴——输穴和合穴是五输穴中的两个，井、荥、输、经、合，输穴是五输穴中的第三穴，合穴是第五穴。经脉循行的部位，各有发病的征兆，应该根据各自发病的部位选取相应的穴位进行针刺治疗，痹病就能痊愈（瘳，病愈）。

这里只讲了针刺的方法，没有讲药物治疗。后世医家按照《黄帝内经》的理论，不断探索，不断研发，积累了治疗各种痹病的宝贵经验，研制了很多有效的方剂。当然痹病的病因、病理是复杂的，一定要区分不同类型——证候，搞清楚不同的病因病理，有针对性地用药才能起作用。

最后黄帝和岐伯讨论了痹病的不同症状产生的病因病理——

帝曰：善。痹或痛，或不痛，或不仁，或寒，或热，或燥，或湿，其故何也？岐伯曰：痛者，寒气多也，有寒故痛也。其不痛不仁者，病久入深，荣卫之行涩，经络时疏，故不通，皮肤不营，故为不仁。其寒者，阳气少，阴气多，与病相益，故寒也。其热者，阳气多，阴气少，病气胜阳遭阴，故为痹热。其多汗而濡者，此其逢湿甚也，阳气少，阴气盛，两气相感，故汗出而濡也。

黄帝说：好。痹病有的疼痛，有的不痛，有的麻木不仁（没有感觉），有的感觉寒冷，有的感觉发热，有的皮肤干燥，有的皮肤湿润，这是什么缘故？

岐伯回答：痹病疼痛的是寒气多，有寒邪所以才痛。痹病不痛但麻木不仁的，是疾病日久，邪气深入，营气卫气运行滞涩不畅，经络气血空虚，所以不痛，皮肤得不到营养，所以麻木不仁。痹病感觉寒冷的，是因为病人本来就阳气衰少，阴气偏多，阴气与寒邪相和，所以感觉寒冷。痹病发热的，是因为病人本来就阳气偏多，阴气衰少，病邪与阳气相合侵犯阴气，所以就会发热。出汗多而且皮肤湿润，这是感受湿邪太重，身体阳气衰少，阴气偏盛，湿邪与阴气相互感应，所以出汗多，皮肤湿润。

最后岐伯总结说："凡痹之类，逢寒则虫，逢热则纵。"凡是痹病一类的疾病，遇到寒气就会筋脉痉挛拘急（"虫"在《黄帝内经太素》《针灸甲乙经》都写作"急"），遇到热就会筋脉弛缓。这是痹病的一个特点。

五种痿病的治疗

上一讲讲了《痹论》，这一讲要讲《痿论》，《痿论》紧接在《痹论》之后。痹病和痿病是什么关系呢？我的父亲李济仁提出"痹痿统一论"，他以《黄帝内经》这两篇专论为指导，总结历代医家治疗痹病和痿病的经验，结合他自己对痹病和痿病的认识以及临床体会，在撰写《痹证通论》以后，又撰写了《痿证通论》，痹与痿是统一的，临床上往往痹痿同病，诊断治疗这一类病，主要是要调肝肾——养血舒筋；其次是要调脾胃——健脾和胃。当然痿病和痹病毕竟是有区别的，痹病主要表现为肢体关节闭阻不通、疼痛麻木，痿病主要表现为身体某部位萎缩、失去功能。

这一篇的开头，黄帝就单刀直入地发问——

黄帝问曰：五脏使人痿何也？岐伯对曰：肺主身之皮毛，心主身之血脉，肝主身之筋膜，脾主身之肌肉，肾主身之骨髓。故肺热叶焦，则皮毛虚弱急薄，著则生痿躄（bì）也。心气热，

则下脉厥而上，上则下脉虚，虚则生脉痿，枢折挈，胫纵而不任地也。肝气热，则胆泄口苦筋膜干，筋膜干则筋急而挛，发为筋痿。脾气热，则胃干而渴，肌肉不仁，发为肉痿。肾气热，则腰脊不举，骨枯而髓减，发为骨痿。

黄帝问：五脏都能使人发生痿病，这是为什么？

岐伯回答：肺主管全身的皮毛，心主管全身的血脉，肝主管全身的筋膜，脾主管全身的肌肉，肾主管全身的骨髓。因此如果肺感受热邪损伤津液，肺叶焦枯，就会皮肤干燥、毫毛焦枯，热邪时间长久就会发病为痿躄（躄，原指下肢痿软无力、脚不能行走，这里指四肢痿软无力）。如果心感受热邪，会使下部血脉气逆上行，气血上逆就会引起下部血脉空虚，血脉空虚就会发病为脉痿，膝关节就像折断了一样使不上力，腿筋松弛而不能在地上行走。如果肝感受热邪，就会胆汁外泄，口中发苦，筋膜得不到营养而干枯，导致筋脉拘急痉挛，发病为筋痿。如果脾感受热邪，就会胃中津液耗干而口渴，肌肉得不到营养而麻木不仁，发病为肉痿。如果肾感受热邪，灼伤肾精就会腰脊痿软不能举动，发病为骨痿。

人的五脏如果感受热邪就会发生五种痿病——五体痿，按照木、火、土、金、水五行的次序，五脏肝、心、脾、肺、肾分别对应五体：筋、脉、肉、皮、骨，发为五痿：筋痿、脉痿、肉痿、痿躄、骨痿。
五种痿病是怎么形成的呢？——

帝曰：何以得之？岐伯曰：肺者，脏之长也，为心之盖也，有所失亡，所求不得，则发肺鸣，鸣则肺热叶焦。故曰：五脏因肺热叶焦，发为痿躄，此之谓也。

黄帝问：痿病是怎么引起的？

岐伯回答：肺是各脏之长，在五脏中位置最高，覆盖在心脏上，如果精神上受到刺激，欲望得不到满足，那么肺气就不舒畅，呼吸喘鸣有声，日久气郁化热，会使肺叶枯焦。所以说，五脏因为肺热叶焦得不到滋养，才发病为痿躄的。

可见精神因素是起始原因，"肺热叶焦"是关键原因。由于精神欲望得不到满足，最终引起肺叶枯焦，无法将津液输送到全身，就会得痿躄病。

后面岐伯又分别回答了脉痿、筋痿、肉痿和骨痿的发病原因。如悲哀太过，气机郁结使心包络隔绝不通，发病为心血向下溢出脉外，经脉空虚，最终发为脉痿。如果无穷无尽地胡思乱想，愿望又得不到满足，意志浮游在外不能安定，加上房事太过劳累，就会造成筋弛阳痿，发病为筋痿。如果感受湿邪，长期处在潮湿环境中，水湿停留在体内，肌肉受湿邪侵害而麻木不仁，发病为肉痿。如果长途跋涉，劳累疲倦过度，遇到天气酷热而感到口渴，就会阳气化热内侵，导致热邪留舍在肾，造成肾水亏虚不能克制火热，就会灼伤阴精，骨头枯槁、骨髓空虚，发病为骨痿。

总之，五种痿病都是由于精神情志不舒畅、生活起居不规律引起，然后造成五脏受损伤，最后引起相对应的痿病：肺热导致痿躄，心包阻隔和心血下溢导致脉痿，肝肾亏虚导致筋痿，脾湿化热导致肉痿，耗伤肾精导致骨痿。

还有一点要注意，就是五种痿病都与热相关，但热的来源各有不同，肺、心、肝的痿病都是由于个人情志不能抒发而郁积成热造成的，脾的痿病是因为外感水湿化热造成的，肾的痿病是外感热邪、耗散肾阴造成的。

那么五种痿病怎么区别呢？——

岐伯曰：肺热者色白而毛败，心热者色赤而络脉溢，肝热者色苍而爪枯，脾热者色黄而肉蠕动，肾热者色黑而齿槁。

岐伯回答：肺热引发的痿病，会出现面色发白，毛发枯败；心热引发的痿病，会出现面色发红，体表血络充盈——体表小络脉充血；肝热引发的痿病，会出现面色发青，指甲枯槁，还有前面说的筋脉痉挛紧缩；脾热引发的痿病，会出现面色发黄，肌肉软弱无力；肾热引发的痿病，会出现面色发黑，牙齿枯槁松动，腰脊不举。

那么，对于痿病应该怎样治疗呢？这一篇的最后提出了"治痿独取阳明"的根本大法。"独取阳明"就是只需要选取足阳明胃经。对针灸来说就是选取足阳明胃经上的穴位，对用药来说就是要使用调理脾胃的药物。"治痿独取阳明"是强调脾胃在治疗痿证中的作用。

帝曰：如夫子言可矣，论言治痿者独取阳明何也？岐伯曰：阳明者，五脏六腑之海，主润宗筋，宗筋主束骨而利机关也。冲脉者，经脉之海也，主渗灌溪谷，与阳明合于宗筋，阴阳总宗筋之会，会于气街，而阳明为之长，皆属于带脉，而络于督脉。故阳明虚则宗筋纵，带脉不引，故足痿不用也。帝曰：治之奈何？岐伯曰：各补其荥而通其俞（输），调其虚实，和其逆顺，筋脉骨肉。各以其时受月，则病已矣。帝曰：善。

为什么"治痿独取阳明"？岐伯从两个方面做了分析：第一，"阳明者，五脏六腑之海，主润宗筋，宗筋主束骨而利机关也。"足阳明胃经是五脏六腑营养的源泉，主宰滋润濡养宗筋——宗筋是三阴三阳的经筋，宗筋是诸筋之会，宗筋主管约束关节，有利关节；第二，阳明脉是诸脉之长，可以统领每条经脉。比如阳明脉与冲脉相会合，冲脉是十二经脉之海，阳明脉可以将水谷精微运送到冲脉滋养诸经；阳明脉还与带脉、督脉有密切联系，带脉有约束各经脉的作用，督脉有调节所有阳气的作用。所以如果阳明胃经气不足，那么这些经脉都得不到营养，就会导致宗筋松弛，无法约束关节，带脉也不能约束收引诸脉，就会出现肌肉萎缩，软弱不能行动。可见阳明脉是导致痿病的关键，所以说"治痿独取阳明"。针刺阳明脉可以补益气血，使气血充足，筋脉得养，痿病则缓。常用的治疗痿证所选穴位：上肢的"肩髃、曲池、合谷、阳溪"皆为手阳明经穴位，下肢的"髀关、梁丘、足三里、解溪"皆为足阳明经的腧穴。

此外还要兼取五脏的荥穴和输穴——

各补其荥而通其俞（输），调其虚实，和其逆顺，筋脉骨肉。

荥穴和输穴是五输穴井、荥、输、经、合中的第二穴和第三穴。补其荥穴，可以补五脏的真气；通其输穴，可以疏通五脏的热邪。从而调节五脏的虚实，使五脏的气血运行平和畅通，那么五脏对应的筋脉肌皮骨五体也就正常了。还要注意"各以其时受月"，在各脏所主管的月份进行治疗，"则病已矣"，五体痿病也就治愈了。各脏所主管的月份在《诊要经终论》中说得明白：阴历正月二月在肝，三月四月在脾，五月六月在头，七月八月在肺，九月十月在心，十一月十二月在肾。

最后讲一个故事。明末清初有位名医叫李中梓，曾给一患者治疗两足痿软、神气不足的疾病，先是开来安神壮骨的药，没有效果，又改用滋养肝肾、通脉利湿的二妙散，还是没有效果，重新诊断发现脉象都正常，按之也不甚虚，只有脾部的脉象重按才能取得，涩而无力，断定是脾虚气陷，不能制水，湿气坠于下焦，所以才出现两足痿软无力，于是采用补中益气汤（黄芪、人参、白术、陈皮、升麻、柴胡、甘草、当归），并加大一倍升麻的用量以升举阳气，结果数日即愈。由此可见"治痿独取阳明"的大法，是非常有实用价值的。

寒厥与热厥

这一讲我们学习《厥论》。"厥"是什么意思呢？《说文解字》的解释是"发石也"，意思是憋足力气在山崖上采石头，引申为憋气用力、喘不过气来而昏倒。所以"厥"就是昏厥、昏倒的意思。历代医家多把"厥"解释为气机逆乱，阴阳之气不顺、不接而昏厥。《黄帝内经》"厥"字出现了三百多次，作病名的有"薄厥""大厥""煎厥""暴厥""尸厥"等，这些"厥"都是昏倒的意思。前面我们学过一篇叫《气厥论》，是指脏腑之气厥逆，也就是气运行逆乱不顺。

我们今天要学的这一篇讲的寒厥、热厥、六经厥，又是什么意思呢？我们先来看看黄帝的发问——

黄帝问曰：厥之寒热者何也？岐伯对曰：阳气衰于下，则为寒厥；阴气衰于下，则为热厥。

黄帝问：厥病分寒热，这是为什么？

岐伯回答：阳气从人体下部开始衰弱，就发病为寒厥；阴气从人体下部开始衰弱，就发病为热厥。

这个"下"究竟是什么地方呢？就是足下、脚下。接着黄帝就问了——

帝曰：热厥之为热也，必起于足下者何也？岐伯曰：阳气起于足五指之表，阴脉者集于足下而聚于足心，故阳气胜则足下热也。

黄帝问：热厥发病感觉发热，必定起始于脚下，这是为什么？

岐伯说：阳气的运行从脚的五个趾头外侧开始，阴经之气汇集在脚下，聚结在脚心，如果阴气不足、阳气偏胜，就会脚下发热。

帝曰：寒厥之为寒也，必从五指而上于膝者何也？岐伯曰：阴气起于五指之里，集于膝下而聚于膝上，故阴气胜则从五指至膝上寒，其寒也，不从外，皆从内也。

黄帝问：寒厥发病感觉寒冷，必定是从脚的五个趾头上行到膝盖，这是为什么？

岐伯回答：阴气从脚的五个趾头的内侧开始，集中在膝下而聚结在膝上，如果阳气不足、阴气偏胜，阴寒就会从脚的五个趾头开始上行到膝盖，这种阴寒，不是从外面侵入人体的，而是体内阳气不足、寒从内生。

可见热厥的原因是身体下部阳胜阴虚，寒厥的原因是身体下部阳虚阴胜。正如《阴阳应象大论》中所说："阴胜则阳病，阳胜则阴病；阳胜则热，阴胜则寒。"

黄帝进一步发问，寒厥和热厥是什么过失造成的呢？"寒厥何失而然也？""热厥何失而然也？"也就是说在日常生活中哪些不当的行为方式导致了寒厥和热厥？岐伯分别作了回答，造成寒厥的原因主要是因为秋冬季节不知保养肾精，导致寒邪内生，损伤阳气，体内阴盛阳虚所致。"此人者质壮，以秋冬夺于所用，下气上争，不能复，精气溢下，邪气因从之而上也。"有人仗着自己体质健壮，在秋冬阳气渐衰时，劳累过度或纵欲，损伤肾精，导致肾向脾胃争夺精气，即使这样也不能使肾精恢复，肾失于固摄，造成精气向下溢出，阴寒邪气就从足向上逆行，所以手足就会感觉寒冷，就是寒厥。

造成热厥的原因，主要是酒醉食饱、房事过度，从而损伤肾阴，导致阳盛阴衰。

酒入于胃，则络脉满而经脉虚……阴气虚则阳气入，阳气入则胃不和，胃不和则精气竭，精气竭则不营其四支也。此人必数醉若饱以入房，气聚于脾中不得散，酒气与谷气相薄，热盛于中，故热遍于身，内热而溺赤也。夫酒气盛而慓悍，肾气有衰，阳气独胜，故手足为之热也。

酒进入胃里，就会使体表络脉气血充满，体内经脉空虚，饮酒过度会损伤脾阴……阴气虚衰就使阳气趁虚而入，阳气偏胜导致胃气不和，胃无法受纳腐熟水谷就不能化生精气，造成精气衰竭，不能营养四肢。这种病人必定是屡次酒醉或饱食后行房事，酒食之气聚集在脾中不能运化布散，酒气与谷气相互搏结，日久化热蕴结中焦，散发在体外所以全身发热，内热所以小便红。因为酒性是热的而且慓悍猛烈，酒醉饱食行男女房事就会导致肾阴受损，阴虚则阳胜，阳气独胜在内，所以手足就会发热，就是热厥。

厥病有不同的表现——

帝曰：厥或令人腹满，或令人暴不知人，或至半日远至一日乃知人者何也？岐伯曰：阴气盛于上则下虚，下虚则腹胀满，阳气盛于上则下气重上而邪气逆，逆则阳气乱，阳气乱则不知人也。

黄帝说：厥病有的令人腹部胀满，有的令人突然不省人事，有的半天甚至一天后才认识人，这是为什么？

岐伯说：阴气偏盛在上部就会使阳气虚衰在下，阳气下虚就会出现腹部胀满，阳气偏盛在上就使下部阴气向上逆行，邪气上逆造成阳气紊乱，导致病人突然不省人事。

在讲完寒厥和热厥之后，黄帝和岐伯又讨论了六经厥病，六经就是三阴三阳。先看足三阳厥病——

岐伯曰：巨阳之厥，则肿首头重，足不能行，发为眴（xuàn）仆。阳明之厥，则癫疾欲走呼，腹满不得卧，面赤而热，妄见而妄言。少阳之厥，则暴聋颊肿而热，胁痛，不可以运。

岐伯说：足太阳膀胱经发生厥病，就会头部肿胀沉重，两足不能行走，发病时眩晕昏倒。足阳明胃经发生厥病，就会发为癫疾——精神失常病，想要奔走呼叫，且腹部胀满，不能躺卧，面部发红发热，出现幻觉，胡言乱语。足少阳胆经发生厥病，就会突然耳聋，脸颊红肿发热，两胁疼痛，不能行动。

再看足三阴厥病——

太阴之厥，则腹满膜（chēn）胀，后不利，不欲食，食则呕，不得卧。少阴之厥，则口干溺赤，腹满心痛。厥阴之厥，则少腹肿痛，腹胀泾溲不利，好卧屈膝阴缩肿，内热。

足太阴脾经发生厥病，就会腹部胀满，大便不畅，不想进食，进食就会呕吐，不能安卧。足少阴肾经发生厥病，就会口干，小便色赤，腹部胀满心痛。足厥阴肝经发生厥病，就会小腹肿胀疼痛，腹部胀满，二便不通利，喜欢躺卧屈膝蜷腿，阴囊萎缩肿痛，腿内侧发热。

在讲完足三阳三阴厥病以后，岐伯还简要分析了手三阳三阴厥逆的情况。

那么怎么治疗六经厥病呢？岐伯提出了总的原则是："盛则泻之，虚则补之，不盛不虚，以经取之。"实证用泄法，虚证用补法，不实不虚的，取发病经脉的穴位。要"治主病者"，就是治疗时要选取发病经脉的穴位进行针刺。

总之，本篇所讲的"厥病"，都与经脉有关。"寒厥"是由于足三阳脉气衰于下部，导致阴盛而寒；"热厥"则是因足三阴之气衰于下部，导致阳盛而热。

所以，在学习这部分内容的时候，最好要参看《灵枢·经脉篇》，这一篇后面我们会讲到，把这两篇结合起来理解，就会很清晰了。

原穴应用与五味宜忌

十二原穴的妙用和养生法

这一讲我们讲《灵枢》的《九针十二原》，先讲讲人体的十二原穴，九针放到后面讲。

黄帝曰：愿闻五脏六腑所出之处。岐伯曰：五脏五腧，五五二十五腧；六腑六腧，六六三十六腧。

黄帝说：我想听听五脏六腑经气所出来的地方在哪里？

岐伯说：五脏经脉，各有井、荥、输、经、合五个腧穴，共五五二十五个腧穴，这二十五个穴位都在五脏的阴经上，也就是在手脚的内侧，在手上肘关节和足上膝关节以下。六腑经脉，各有井、荥、输、原、经、合六个腧穴，共六六三十六个腧穴，这三十六个穴位在六腑的三阳经上，也就是在手足的外侧，在肘关节和膝关节以下。

十二经脉的五输穴、六输穴都在肘关节和膝关节以下。六条阴脉都有自己的五输穴，一共三十个五输穴，也就是这里讲的五脏再加一脏就是心包，一共是六脏，六脏对应的六条阴经各有五个输穴，一共三十个五输穴；六条阳脉都有自己的六输穴，一共三十六个六输穴，两者合计六十六个穴位。

经脉十二，络脉十五，凡二十七气，以上下。所出为井，所溜为荥，所注为输，所行为经，所入为合。二十七气所行，皆在五输也。

人体脏腑有十二经脉，每经各有一条络脉，加上任脉之络脉、督脉之络脉、脾之大络，便有十五络脉了。这二十七脉之气周行全身，出入于上下手足之间。"所出为井"，经气刚刚出来的孔穴，叫作"井"，好像刚流出的山间泉水，水量不大，是水的源头，好像井水，所以叫井；"所溜为荥"，经气所流过的孔穴，叫作"荥"，大多位于手掌指或足跗趾关节之前，好像刚从泉源流出来的细小水流，还在萦绕迂回，还没有成为大流，所以叫作"荥"，说明经气还很微弱；"所注为输"，经气所灌注的孔穴，叫作"输"，多位于手掌指或足跗趾关节之后，好像水流汇聚，而能够转输运行，这时水流由小而大，由浅注深，是经气渐盛，由此注彼的部位，所以叫作"输"，表明经气逐渐盛大了；"所行为经"，经气所行走的孔穴，叫作"经"，多位于手腕、脚踝关节以上，像水流已成渠，水流变大，畅通无阻，是经气正当旺盛运行经过的部位；"所入为合"，经气所进入的地方，叫作"合"，像百川归流进入大海，经气由此深入，进而会合进入体内，进入脏腑了。"二十七气所行，皆在五输也"，二十七条经脉之气所出入流注的地方，都在五输穴上，是昼夜不息的。

岐伯接着说——

节之交，三百六十五会，知其要者，一言而终，不知其要，

流散无穷。所言节者，神气之所游行出入也，非皮肉筋骨也。

全身关节相交合的地方，共有三百六十五处，也就是三百六十五个穴位，都是经络之气聚集的地方，叫作气穴。知道这些奥妙所在，一句话就可说明白，否则就不能把握住头绪。这里所说的关节部位，是血气游行出入的部位，而不是皮肉筋骨的局部形态。

那么，在全身三百六十五个穴位、肘关节和膝关节以下的五输穴中，究竟哪十二个穴位是原穴呢？原穴究竟有什么作用呢？岐伯说——

五脏有六腑，六腑有十二原。十二原出于四关，四关主治五脏，五脏有疾，当取之十二原。十二原者，五脏之所以禀三百六十五节气味也。五脏有疾也，应出十二原，十二原各有所出。明知其原，睹其应，而知五脏之害矣。

五脏有在外的六腑相应，表里相应，五脏和六腑相应的还有十二原穴，十二原穴出于四肢关节部位。四肢关节的穴位——肘关节和膝关节以下的穴位都可以用来主治五脏的疾病，这就是远道取穴，治病效果反而很好的缘故。而在肘关节和膝关节以下的五输穴中，原穴又是十分重要的。所以五脏有病，就应取十二原穴。因为十二原穴是五脏禀受三百六十五节经气集中的部位，也就是说十二原穴是三百六十五个穴位中最重要的穴位。五脏发生病变，就会反应到十二原穴上，而十二原穴各有所属的内脏。只有明确了各原穴的特性，观察它的反应，才能知道五脏受病的情况。

那么，五脏的原穴究竟是什么穴位呢？岐伯说——

　　　　　　　　第三章 《黄帝内经》治百病

阳中之少阴，肺也，其原出于太渊，太渊二。阳中之太阳，心也，其原出于大陵，大陵二。阴中之少阳，肝也，其原出于太冲，太冲二。阴中之至阴，脾也，其原出于太白，太白二。阴中之太阴，肾也，其原出于太溪，太溪二。膏之原，出于鸠尾，鸠尾一。肓之原，出于脖胦（yāng），脖胦一。凡此十二原者，主治五脏六腑之有疾者也。

肺和心位于胸膈以上，属于阳位。其中肺是阳中的少阴，它的原穴是太渊穴，太渊穴在手腕掌横纹上靠前侧的位置，左右手各一个，共两个穴。心是阳中的太阳穴，它的原穴是大陵，大陵穴在手腕掌横纹的中点处，左右二穴。肝、脾、肾位于胸膈以下，属于阴位。肝是阴中的少阳，它的原穴是太冲穴，太冲穴在脚背上，第一、第二跖骨结合部凹陷的地方，左右脚上各一个，共两个。脾是阴中的至阴，它的原穴是太白穴，太白穴在脚大踇趾内侧第一跖骨后下方凹陷的地方，左右脚各一个。肾是阴中的太阴，它的原穴是太溪穴，太溪穴在足内侧，在脚的内踝与跟腱之间凹陷的地方，左右脚各一个，共两个。五脏的原穴加起来是十个。还有两个原穴是膏和肓的原穴。大家都听说过有一个成语叫"病入膏肓"。膏就是心尖的脂肪，肓指心脏与膈膜之间的部位。膏的原穴是鸠尾，鸠尾穴在胸前，胸壁前下端的剑突下半寸，属任脉，只有一个穴。肓的原穴为脖胦，就是气海穴，下气海，在肚脐下一寸半，两个手指并拢横放的地方，属任脉，只有一个穴。这十二原穴，是脏腑之气输送到体表的地方，所以能够治疗五脏六腑的各种疾病。

值得注意的是，这一篇讲的十二原穴和后一篇《本输》所讲的十二原穴不同，后面一篇主要讲六腑的原穴。后世医家将两者结合起来，将六脏（五脏加上心包为六脏）的原穴、六腑的原穴，合起来称为十二原穴。

原穴在所有穴位中是十分重要的穴位，是脏腑的原气经过和留止的部位。原气也就是元气，原，是本原、真元之义。原气来源于肾，这种肾间的动气，是人体生命的本源，是维持生命活动最基本的动力，也就是生命的最根本的能量。原气由先天之精所化生，发源于肾，通过三焦的通路传遍全身，推动脏腑等一切组织器官的活动。因此脏腑发生疾病时，就会反映到相应的原穴上来。通过原穴的各种异常变化，既可以推知脏腑的疾病，又可推知脏腑的盛衰。

我们按照十二脏腑对应的十二原穴的说法，可以发现十二原穴和五输穴关系十分密切，原来六脏的原穴就是五输穴的输穴，也就是井、荥、输、经、合五输穴中的第三个穴位，而六腑的原穴则在输穴之外另外有一个原穴，也就是井、荥、输、原、经、合六输穴中的第四个穴位。原穴基本分布在在腕关节、踝关节附近，在手掌指和足跖趾关节之后。

在临床上，针刺原穴能使原气强盛，并通达相应的脏腑，调节脏腑功能，从而达到维护生命的正能量，抵抗治愈病邪的作用。这里我教大家一种简单的拍打原穴的养生方法：先拍打手上的原穴，用右手掌拍打左手内侧和外侧的手腕，然后再用左手掌拍打右手内侧和外侧的手腕，基本上把每只手上的六个原穴都拍打到了；拍打完手上的原穴，再拍打脚上的原穴，用手掌拍打脚的内踝骨和外踝骨周围的地方，还有脚趾后方，范围可以大一些，这样就基本上把每只脚上的六个原穴拍打到了。拍打到皮肤微微泛红，有的人还会出痧。打了之后有点微微的痛，但会觉得很舒服，那就是合适的。如果觉得很痛，不舒服，那就是太过用力了。拍打十二原穴能调动全身的原气，提高人体免疫力。希望大家坚持。

经脉的起点和终点

如果你学过儒家经典《大学》，你一定知道这两句话："物有本末，事有终始。知所先后，则近道矣。"万事万物都是有根本有末梢，有开始有终结的。人体的经脉也不例外。这一讲我们要学习《灵枢》的《根结》就是讲经脉的本末终始的。"根"是经脉之气开始发生的地方，"结"就是经脉之气终结的地方。

经脉的根穴和结穴在哪里呢？这些穴位在治疗上有什么作用呢？请看岐伯的回答——

岐伯曰：天地相感，寒暖相移，阴阳之道，孰少孰多，阴道偶，阳道奇。发于春夏，阴气少，阳气多，阴阳不调，何补何泻？发于秋冬，阳气少，阴气多，阴气盛而阳气衰，故茎叶枯槁，湿雨下归，阴阳相移，何泻何补？奇邪离经，不可胜数，不知根结，五脏六腑，折关败枢，开阖而走，阴阳大失，不可复取。九针之玄，要在终始。故能知终始，一言而毕；不知终始，针道咸绝。

岐伯说：天地相互感应，寒热相互推移。阴阳大道，谁多谁少？——是阴多阳少还是阳多阴少？阴阳的象数各不相同，阴的法则是偶数，阳的法则是奇数。疾病发生在春夏之季，因春夏属阳，夜短昼长，是阴气少而阳气多的季节。故疾病的病性一般也是阴气少、阳气多，对于这一类阴阳不调的疾病，应该怎样使用补法和泻法呢？疾病发生在秋冬之季，因秋冬属阴，夜长昼短，是阳气少而阴气多的季节，故疾病的病性一般也是阴气多、阳气少，由于此时阴气旺盛而阳气偏衰，所以草木会因为茎叶得不到阳气的温煦而枯萎凋落，水湿会下渗到根部滋养它的根，因此根部就会变得粗壮，这样就顺应了自然界的阴阳消长而完成了阴阳的相互转化。根据这种阴阳盛衰相移的情况，发生在秋季的疾病又该如何使用补法和泻法呢？不正的邪气侵入经络而导致的疾病真是数不胜数。这主要是因为"不知根结"，即不懂经脉的起点和终点，才使异常的邪气侵入脏腑，使脏腑功能失调，枢机败坏，开阖不正常，精气走泻，最终体内的阴阳之气极大地耗损，正气也不能再起而抗邪。九针运用的玄妙关键就在于了解经脉的起点和终点——也就是根结。如果了解经脉的起点和终点，那么针刺的道理一说就清楚了；如果不了解经脉的起点和终点，针刺的理论也就要消亡了。

那么，十二经脉的根和结——起点和终点究竟在什么地方呢？岐伯首先说了足三阳经的根和结——

太阳根于至阴，结于命门，命门者目也。阳明根于厉兑，结于颡大，颡大者钳耳也。少阳根于窍阴，结于窗笼，窗笼者耳中也。太阳为开，阳明为阖，少阳为枢。

足太阳膀胱经的起点在足小趾外侧的至阴穴，终点在面部的命门。命门就是内眼角的睛明穴。足阳明胃经的起点在足第二趾末节外侧的厉兑穴（距趾甲角0.1寸），终点在额角处的颡大（额头的大角），在额头的大角入发际0.5寸的地方，也就是头维穴。足少阳胆经的起点在足窍阴穴——第四趾末节外侧，距趾甲角0.1寸处，终点在耳部的窗笼。所谓窗笼就是耳孔前面凹陷的听会穴（张口时呈凹陷处）。总的来说，足三阳经的起点都在脚趾上，终点都在头面部。

太阳为开，因为太阳是三阳的最外表（最后边），负责表面的疾病，称作开。阳明为阖，因为阳明是三阳最里边（最前边），负责身体内部的疾病，称作阖。少阳为枢，因为少阳介于表里之间，可转输内外，如门户之枢纽。

足三阳经	根部	穴位	结部	穴位
足太阳膀胱经	足小趾	至阴穴	命门（目）	睛明穴
足阳明胃经	足次趾	厉兑穴	颡大	头维穴
足少阳胆经	足四趾	足窍阴穴	窗笼（耳中）	听会穴

再看足三阴经的根和结——

太阴根于隐白，结于太仓。少阴根于涌泉，结于廉泉。厥阴根于大敦，结于玉英，络于膻中。太阴为开，厥阴为阖，少阴为枢。

足太阴脾经的起点在足大趾内侧端的隐白穴，终点在上腹部的太仓，即中脘穴（胸骨下端和肚脐连接线的中点）。足少阴肾经的起点在足心的涌泉穴，终点在咽喉部的廉泉穴（结喉上方，舌骨上缘凹陷处）。足厥阴肝经的起点在足大趾外侧端的大敦穴，终点在胸部的玉英穴，即玉堂穴（在胸部正中线上，第3肋间），络于膻中穴。总的来说，足三阴的起点都在脚趾或脚心，终点都在胸腹部或咽喉部。

太阴是三阴之表而为开，厥阴为三阴之里而为阖，少阴介于表里之间为枢。

足三阴经	根部	穴位	结部	穴位
足太阴脾经	足大趾内侧	隐白穴	太仓（上腹）	中脘穴
足厥阴肝经	足大趾外侧	大敦穴	玉英（胸）	玉堂穴
足少阴肾经	足心	涌泉穴	廉泉（颈喉）	廉泉穴

讲完足三阳、足三阴的根结以后并没有说手三阳和手三阴的根结，而是接着说了足三阳、手三阳的根、溜、住、入。

足太阳根于至阴，溜于京骨，注于昆仑，入于天柱、飞扬也。足少阳根于窍阴，溜于丘墟，注于阳辅，入于天容、光明也。足阳明根于厉兑，溜于冲阳，注于下陵，入于人迎、丰隆也。

足太阳膀胱经起源于至阴穴（井穴），流入京骨穴（原穴），注入昆仑穴（经穴），上面到达颈部的天柱穴，下面到达足部的飞扬穴（络穴）。

足少阳胆经起源于足窍阴穴（井），流入丘墟穴（原穴），注入阳辅穴（经穴），上面到达颈部的天容穴，下面到达足部的光明穴（络穴）。

足阳明胃经起源于厉兑穴（井穴），流入冲阳穴（原穴），注入足三里穴（合穴），上面进入颈部的人迎穴，下面进入足部的丰隆穴（络穴）。

总的来说，足三阳都是起源于六输穴的第一个穴位井穴（都在脚趾），流于六输穴的第四个穴位原穴（基本上在脚踝骨周围），注于六输穴的第五个穴位经穴或者第六个穴位合穴（大都在脚踝骨以上或者膝关节附近），上面到达颈部，下面到达足部。

再看手三阳的根、溜、注、入——

手太阳根于少泽，溜于阳谷，注于小海，入于天窗、支正也。手少阳根于关冲，溜于阳池，注于支沟，入于天牖、外关也。手阳明根于商阳，溜于合谷，注于阳溪，入于扶突、

偏历也。

手太阳小肠经起源于少泽穴（井穴，在手小指末节外侧，距指甲角0.1寸），流入阳谷穴（经穴），注入小海穴（合穴），上面进入头部的天窗穴，下面进入前臂外侧的支正穴。

手少阳三焦经起源于关冲穴（井穴，在手无名指尺侧端，距指甲角0.1寸），流入阳池穴（原穴），注入支沟穴（经穴），上面进入头部的天牖穴，下面进入前臂外侧的外关穴。

手阳明大肠经起源于商阳穴（井穴，在手食指末节外侧，距指甲角0.1寸），流入合谷穴（原穴），注入阳溪穴（经穴），上面进入颈部的扶突穴，下面进入前臂外侧的偏历穴。

总之，手三阳都是起源于井穴，流注于经穴、原穴、合穴，然后上到达头颈部，下到达前臂。

六阳经	根	溜	注	上入	下入
足太阳膀胱经	至阴穴	京骨穴	昆仑穴	天柱穴	飞扬穴
足少阳胆经	足窍阴穴	丘墟穴	阳辅穴	天容穴	光明穴
足阳明胃经	厉兑穴	冲阳穴	足三里穴	人迎穴	丰隆穴
手太阳小肠经	少泽穴	阳谷穴	小海穴	天窗穴	支正穴
手少阳三焦经	关冲穴	阳池穴	支沟穴	天牖穴	外关穴
手阳明大肠经	商阳穴	合谷穴	阳溪穴	扶突穴	偏历穴

要注意的是，这些经脉虽然都有起点和终点，但并不是断开的，而是互相连接的，一般都在手指、足趾和头面部相互连接，如环无端的，经气就在这个网络系统中不断运行。那么经气在经脉中是怎样运行的呢？岐伯说——

一日一夜，五十营，以营五脏之精，不应数者，名曰狂生。

所谓五十营者，五脏皆受气，持其脉口，数其至也，五十动而不一代者，五脏皆受气。四十动一代者，一脏无气；三十动一代者，二脏无气；二十动一代者，三脏无气；十动一代者，四脏无气；不满十动一代者，五脏无气。予以短期，要在终始。所谓五十动而不一代者，以为常也，以知五脏之期。予之短期者，乍数乍疏也。

　　经脉之气一昼夜在人体内运行五十周，以此来运行五脏的精气。如果运行太过或不及，不能恰好达到五十次的话，人就会生病，称作狂生。运行五十周的主要作用就是要使五脏都能得到精气的营养。经脉之气是否运行够五十周是可以从脉象上表现出来的，只要通过计算其搏动的次数就可以知晓。如果在切按寸口脉时，脉搏在五十次的跳动中未停止，说明五脏都能接受精气而健全。"五十动而不一代"的"代"字，在《难经》中作"止"，意为脉动五十次中没有一次停止。如果脉搏在四十次跳动中有一次停止，就说明其中有一脏衰败了。如果脉搏在三十次跳动中有一次停止，说明有两脏衰败了。如果在二十次跳动中有一次停止，说明有三脏衰败了。如果十次中便有一次停止，说明有四脏衰败了。如果脉跳不足十次就有停止，就说明五脏精气都衰败了。因此，根据脉搏的跳动停止就可以预测出患者的死期。这些要点在《终始》这篇已经详细地阐述过。脉搏跳动五十次而不歇止是五脏正常的脉象，可以借此预测五脏的精气情况。预测一个人在短期内是否会死亡，是可以从脉搏跳动是否有停止或出现忽快忽慢不规律的情况来断定的。

　　经气一昼夜周行体内五十次，这一点我们在后面的《灵枢·五十营》这一篇中还会再说，还有一个按照五十营调呼吸的养生方法，我后面再详细介绍。

这一篇的最后讲了形气与病气有余不足的四种不同临床表现，告诫我们针刺要领在于调和阴阳、合于形气："用针之要，在于知调阴与阳。调阴与阳，精气乃光；合形与气，使神内藏。"

五味食物的宜忌

这一讲我们重点讲一讲《灵枢》的《五味》，这一篇是讲饮食的，对食疗——饮食治疗、饮食养生都具有重要的指导意义。我先简单介绍一下《逆顺》篇，是讲气的逆和顺的情况，以及针刺的逆和顺的方法。所谓气的逆顺，是与天地阴阳、四时五行的变化规律相对应的。

如何根据气机的顺与逆进行针刺呢？伯高借用《兵法》来论述刺法——

兵法曰：无迎逢逢之气，无击堂堂之阵。刺法曰：无刺熇（hè）熇之热，无刺漉漉之汗，无刺浑浑之脉，无刺病与脉相逆者。

《兵法》上讲：不要去迎接气势强盛的敌人，不要去出击整齐盛大的方阵。

《刺法》上说：不要针刺热气炽盛，不要针刺汗水淋漓，不要针刺脉象浑浊不清，不要针刺病势与脉气相逆。

那应该在什么情况下针刺呢？伯高说——

上工刺其未生者也。其次刺其未盛者也。其次刺其已衰者也。下工刺其方袭者也，与其形之盛者也，与其病之与脉相逆

者也。故曰：方其盛也，勿敢毁伤，刺其已衰，事必大昌。故曰：上工治未病，不治已病，此之谓也。

高明的医生首先考虑在疾病还未发生时针刺，其次在疾病还未严重时针刺，再次在病气衰弱、正气恢复时针刺。低层次的医生却是在疾病刚刚袭击人体、病形正盛之时以及病势与脉象相反的时候针刺。……这就叫作"上工治未病，不治已病"，高明的医生治疗未发生的疾病，不治病邪正盛的疾病。

这是《逆顺》。下面我就重点讲一下《五味》。五味就是酸、苦、甘、辛、咸五种味道。为什么要分五种味道？显然是按照五行分类的。

黄帝曰：愿闻谷气有五味，其入五脏，分别奈何？伯高曰：胃者，五脏六腑之海也，水谷皆入于胃，五脏六腑皆禀气于胃。五味各走其所喜，谷味酸，先走肝；谷味苦，先走心；谷味甘，先走脾；谷味辛，先走肺；谷味咸，先走肾。谷气津液已行，营卫大通，乃化糟粕，以次传下。

黄帝说：我想知道五种味道的谷类，其谷气是如何进入五脏的？

伯高回答说：一个人的胃就像是五脏六腑营养汇聚的海洋，水谷都要进入胃中，五脏六腑都靠胃消化所得的气——营养物质来滋养。饮食的五味各自先进入它所喜受的脏腑：酸味的食物先进入肝，苦味的食物先进入心，甘味的食物先进入脾，辛味的食物先进入肺，咸味的食物先进入肾。食物所化生的营养物质在全身运行，营气和卫气的运行通畅，余下的废物变成糟粕向下依次传化，最后排出体外。

黄帝曰：营卫之行奈何？伯高曰：谷始入于胃，其精微者，先出于胃之两焦，以溉五脏，别出两行，营卫之道。其大气之抟而不行者，积于胸中，命曰气海，出于肺，循喉咽，故呼则出，吸则入。天地之精气，其大数常出三入一，故谷不入，半日则气衰，一日则气少矣。

黄帝问：营气卫气是如何运行的？

伯高回答说：食物先进入胃中，其中精微的部分从胃出来先到达中焦和上焦，然后灌溉五脏，另外又分出两条道路，一条是在血脉当中运行就是营气，一条在血脉以外运行就是卫气。又有大气抟聚——宗气积聚在胸中，称为气海。宗气出自于肺，沿着咽喉上行，呼则气出，吸则气入。天地的精气，大致上是"出三入一"——有多种解释，莫衷一是，我认为应该是指天地之精气化生出三份，吸收进一份。化生出哪三份？就是前面说的营气、卫气、宗气。吸收哪一份？就是谷气。所以若不吃食物，半天就会气衰，一天就会气短。

黄帝曰：谷之五味，可得闻乎？伯高曰：请尽言之，五谷：粳（jīng）米甘，麻酸，大豆咸，麦苦，黄黍辛。五果：枣甘，李酸，栗咸，杏苦，桃辛。五畜：牛甘，犬酸，猪咸，羊苦，鸡辛。五菜：葵甘，韭酸，藿咸，薤（xiè）苦，葱辛。

黄帝问：可以讲讲谷物的五味吗？

伯高回答说：我愿详尽地说明。在五种谷物中，粳米味甘，芝麻味酸，大豆味咸，小麦味苦，黄黍味辛；在五种水果中，枣味甘，李子味酸，栗子味咸，杏味苦，桃味辛；在五种家畜肉类中，牛肉味甘，狗肉味酸，猪肉味咸，羊肉味苦，鸡肉味辛；在五种蔬菜中，葵菜味甘，韭菜味酸，豆叶味咸，薤白（野蒜）味苦，葱味辛。

食物种类繁多，《黄帝内经》一般是分为四类：五谷、五果、五畜、五菜，每一类都分为五种味道。它的五味是如何划分的呢？主要有三种方法：一是食用过程中尝到的滋味，比如粳米味甘、葱味辛都属于这一类；二是这种食物——动物对应的地支五行，比如牛在十二地支对应的是丑，丑属土，所以牛肉是甘味；猪在十二地支对应亥，亥属水，所以猪肉味咸；三是这种食物成熟的季节，比如杏在夏季成熟，夏属火，所以杏的五味为苦，苦味对应的就是火。

五色：黄色宜甘，青色宜酸，黑色宜咸，赤色宜苦，白色宜辛。凡此五者，各有所宜。五宜：所言五色者，脾病者，宜食粳米饭牛肉枣葵；心病者，宜食麦羊肉杏薤；肾病者，宜食大豆黄卷猪肉栗藿；肝病者，宜食麻犬肉李韭；肺病者，宜食黄黍鸡肉桃葱。五禁：肝病禁辛，心病禁咸，脾病禁酸，肾病禁甘，肺病禁苦。

在五色中，黄色适宜甘，青色适宜酸，黑色适宜咸，赤色适宜苦，白色适宜辛。这五种颜色，各有其所适宜的味道。五脏病所适宜的饮食——适合食用符合该脏五行的食物：患有脾病的人，适宜食粳米饭、牛肉、枣、葵菜——这些食物都是甘味，五行属土；患有心病的人，适宜食小麦、羊肉、杏、薤白——这些食物都是苦味，五行属火；患有肾病的人，适宜食大豆黄卷、猪肉、栗子、豆叶——这些食物都是咸味，五行属水；患有肝病的人，适宜食芝麻、狗肉、李子、韭菜——这些食物都是酸味，五行属木；患有肺病的人，适宜食黄黍、鸡肉、桃、葱——这些食物都是辛味，五行属金。

当然，我再强调一下这些食物的味道并不都是吃到嘴里尝到的味道，有很多是按照五行属性归类的味道。

五禁：肝病禁辛，心病禁咸，脾病禁酸，肾病禁甘，肺病

禁苦。

五种禁忌——禁忌五行相克的食物：肝病禁食辛味——因为辛味在五行中属金，肝属木，金克木；心病禁食咸味——咸味属水，心属火，水克火；脾病禁食酸味——酸味属木，脾属土，木克土；肾病禁食甘味——甘味属土，肾属水，土克水；肺病禁食苦味——苦味属火，肺属金，火克金。

最后，伯高又说了一种五脏适合饮食的规则——

肝色青，宜食甘，粳米饭牛肉枣葵皆甘。心色赤，宜食酸，犬肉李韭皆酸。脾色黄，宜食咸，大豆豕肉栗藿皆咸。肺色白，宜食苦，麦羊肉杏薤皆苦。肾色黑，宜食辛，黄黍鸡肉桃葱皆辛。

肝属木，颜色为青色，适合食用甘味，粳米饭、牛肉、枣、葵都是甘味的。心属火，颜色为赤，适合食用酸味，狗肉、李子、韭菜都是酸味的。脾属土，颜色为黄，适合吃咸味，大豆、猪肉、栗子、豆叶都是咸味的。肺属金，颜色为白，适合食用苦味，麦子、羊肉、杏、薤都是苦味的。肾属水，颜色为黑色，适合吃辛味的，黄黍、鸡肉、桃、葱都是辛味。

这里伯高再次提出了五脏适合食用的食物，但和上文有所不同，这里伯高认为肝宜食甘，心宜食酸，脾宜食咸，肺宜食苦，肾宜食辛。如果从各自五行归属来看，这段话并不具有典型的规律，为什么伯高会这样说？王冰认为，这里应当从脏器与气味自身的性质来理解。五味具有辛开、苦降、甘缓、酸收、咸软坚的特点。肝性喜急，因此应当用甘味食物来和缓；心性喜缓，因此需要用酸味的食物来收敛；气逆会影响到肺的功能，因此这时需要用苦味的食物取其苦泻降气的特性；肾苦燥，以燥为病态，需要用辛味的食物来开散腠理，使气通畅，促进津液润下；而脾病之所以适宜吃咸味的食物，是由于在中医理论当中，肾为胃之关，掌控着人体的大小便，而大小便是胃中水谷在精微吸收完毕后形成的糟粕，因此肾的健康，决定着糟粕排出的顺利，同时脾与胃相合，使用咸味的食物，可以滋养肾，也就能起到通顺脾胃之气的作用了。因此脾病适宜吃具有咸味的食物。

总之，水谷饮食，具有不同的五味。它们进入胃腑后，其气总会首先趋向与自身五味属性相合的脏腑。当五脏生有疾患时，适合食用符合该脏五行气味的食物，不可以食用在五行上克制患病脏器的食物。这些原则在今天也应该作为食疗、食养的方法。

多食五味会导致什么疾病？

这一讲我们还要讲饮食五味，其实关于饮食五味前面已经讲得很多了，而《灵枢》的《五味论》则偏重于讲过食五味会导致什么疾病。

现在我们就重点讲《五味论》。这一篇的开头黄帝和少俞讨论了五味和经络、脏腑的关系——

黄帝问于少俞曰：五味入于口也，各有所走，各有所病。酸走筋，多食之，令人癃（lóng）；咸走血，多食之，令人渴；辛走气，多食之，令人洞心；苦走骨，多食之，令人变呕；甘走肉，多食之，令人悗（mán）心。余知其然也，不知其何由，愿闻其故。

黄帝问少俞说：饮食五味吃到嘴里，各有它行走的路线——脏腑经络，也各有它导致的疾病。酸味走筋，吃太多酸味会让人小便不通；咸味走血，吃太多咸味会让人口渴；辛味走气，吃太多辛味会让人心中悬吊如空洞；苦味走骨，吃太多苦味会让人呕吐；甘味走肉，吃太多甘味会让人心中烦闷。我知道这样的现象，但不知道其中的道理，希望听听它的原由。

少俞答曰：酸入于胃，其气涩以收，上之两焦，弗能出入也，不出即留于胃中，胃中和温，则下注膀胱，膀胱之胞薄以懦，得酸则缩绻，约而不通，水道不行，故癃。阴者，积筋之所终也，故酸入而走筋矣。

少俞回答说：酸味进入到胃里，它的气是涩的，具有收敛作用，只能上行至上中二焦，不能随气机出入而吸收转化，只能停留在胃中，胃中温和，就会向下注到膀胱，膀胱的外壁薄而且软，遇到酸味就会收缩蜷曲，膀胱口被约束而不通，影响水液通行，所以就会小便不通。前阴部，是宗筋汇聚的地方，肝主管筋，对应酸味，所以说酸入于胃而走筋。

酸味入肝走筋，其性收涩，会约束经筋，自然对阴器也会有所约束，所以酸味造成小便不通的原因体现在对膀胱和阴器两方面的约束上。

关于酸味使人癃，讲一个故事，这个故事记载在清代医家汪昂《本草备要》中：有一位大官的船经过金陵，因为喜爱木瓜的香气，就买了几百颗放在船上，结果整条船上的人都小便不通，医生用通利小便的药治疗，但是都没有效果。后来请汪昂前去诊治，汪昂上船后闻到四面都是木瓜的香气，哈哈大笑后对众人说：把木瓜扔掉，小便就能通了，不用吃药。于是人们把木瓜全都扔到了江中，一会儿工夫，小便就畅通如常了。当然，我们平时食用的水果木瓜是原产于南美洲的一种植物，学名番木瓜，是没有收涩之性的；《本草备要》中所提到的木瓜及平时中药中用的木瓜是我国的传统植物，以安徽宣城所产为佳，故又称宣木瓜，其味酸性温，有收敛之功。

这是解释了"酸走筋，多食之，令人癃"，那么"咸走血，多食之，令人渴"又是什么原因呢？——

少俞曰：咸入于胃，其气上走中焦，注于脉，则血气走之，血与咸相得则凝，凝则胃中汁注之，注之则胃中竭，竭则咽路焦。故舌本干而善渴。血脉者，中焦之道也，故咸入而走血矣。

少俞说：咸味进入到胃里，它的气向上走在中焦，灌注在脉道里，血气就会同它一起运行，血与咸味相遇就会凝滞，需要胃中的津液不断补充调和。这样胃中的津液就会减少，胃液不足，咽部就会干燥，所以会感到口渴。血脉是中焦精微运行的道路，血液也出于中焦，咸味上行到中焦，所以咸味入于胃中就会进入血分。

黄帝曰：辛走气，多食之，令人洞心，何也？少俞曰：辛入于胃，其气走于上焦，上焦者，受气而营诸阳者也，姜韭之气薰之，营卫之气不时受之，久留心下，故洞心。辛与气俱行，故辛入而与汗俱出。

黄帝说：辛味走气，多吃辛味，会令人心中空洞洞的，为什么？

少俞说：辛味进入胃里，它的气走上焦，上焦是禀受水谷精微之气来供养体表阳气的，葱、姜、蒜、韭菜的气味常常熏蒸上焦，使营卫之气也不时地受到影响，如果辛味长时间留在"心下"——胃脘部，就会有心中空洞的感觉。辛味与卫气一起运行，就会和汗一同散发出来，因为卫气是在体表运行的。

食入辛味就会发汗，汗为心之液，汗出必有心气泄出而心中空虚。

我想起小时候，有一日清晨在菜园中拔葱玩，那时还没有用早餐，因为顽皮就空着肚子把葱吃掉了，马上感觉心中空洞洞的，难受，吃了东西以后才好转。

黄帝曰：苦走骨，多食之，令人变呕，何也？少俞曰：苦入于胃，五谷之气，皆不能胜苦，苦入下脘，三焦之道皆闭而不通，故变呕。齿者，骨之所终也，故苦入而走骨，故入而复出，知其走骨也。

黄帝说：苦味走骨，吃太多苦味会让人呕吐，为什么？

少俞说：苦味进入胃中，五谷的气味都不能胜过苦味，苦味之气进入下脘后，那么三焦的通道都会闭塞不通，所以会呕吐。齿为骨之余——牙齿是露在外面的骨头，苦味经过牙齿进入胃中而走骨，又从齿门吐出来，所以说苦味是走骨的。

苦味的作用偏于沉降，故苦能沉入下脘。苦味吃多了能使三焦之道闭塞；苦味可以坚固肾精，多食苦就会坚之太过，所以三焦之道闭塞不通，下不通只能走上焦呕出，这是过食苦味导致呕吐的第一个原因；另一个原因，过食苦则脾燥太过，太过则涵养之力不足，又因脾主升清，故上逆为呕。

黄帝曰：甘走肉，多食之，令人悗心，何也？少俞曰：甘入于胃，其气弱小，不能上至于上焦，而与谷留于胃中者，令

人柔润者也。胃柔则缓，缓则虫动，虫动则令人悗心。其气外通于肉，故甘走肉。

黄帝说：甘味走肉，多吃甘味会让人烦闷，为什么？

少俞说：甘味进入胃中，它的气比较弱小，不能向上运行到上焦，而是会与水谷一同留在胃里，甘味是让人胃变柔润的，胃柔润了气机运行就会缓慢，气行缓慢就会化湿生虫，寄生虫吃了甘味就在胃中扰动，扰动不安就会令人烦闷。甘味在外通于肌肉，因为甘味入脾，脾主肌肉，所以说甘味走肉。

总结一下，《五味论》主要讲的是过食五味会导致不同疾病：过食酸，会导致小便不通；过食咸，会导致口渴；过食辛，会导致洞心；过食苦，会导致呕吐；过食甘，会导致心中烦闷。五味导致发病的机理都与五味的功能、五味进入三焦五脏的路线有关系。值得注意的是"五味入于口也，各有所走，各有所病"，千万不能偏食、多食，否则就会导致疾病。

针刺的秘密

九种针具的神奇作用

我在开始介绍《黄帝内经》的时候就说过,《黄帝内经》分为《素问》和《灵枢》两部分,《素问》主要讲人体生命的基本理论及治病的基本原则,而《灵枢》主要讲针灸、经络等。《灵枢》最早叫《九卷》,到三国西晋时期皇甫谧把它叫作《针经》,直到唐代王冰才把它改为《灵枢》。灵枢是什么意思?字面意思是主宰生命的枢纽,也就是神气、灵气运行的通道,这个通道就叫经络。由此可见《灵枢》是讲经络和针灸的。

说到这里,你可能就问了:我又不能给人针灸,为什么还要学经络和针灸呢?其实虽然很多人都不是医生,但是学一学还是很有好处的。第一,你可以了解自己生命的秘密,尤其是经络的秘密,这是西医里学不到的。第二,你可以了解一种特殊的、不用吃药就能治病的方法,就是针灸。千百年来的临床实践证明,针灸的疗效是可靠的、确切的。远的不说,就说最近几年有关针灸治疗尿失禁、治疗偏头痛、治疗心绞痛的研究论文已经在国际顶级医学期刊《美国医学会杂志》(*JAMA*)上发表,为国际科学界所认同。第三点,当然对我们普通朋友来说也是最重要的一点，就是学了以后可以养生、可以健康，我们自己可以按照经络、穴位进行艾灸、按摩、刮痧、导引，这些非药物疗法，不仅是治病的，更可以养生。如果说《素问》偏于理论，那么《灵枢》就是偏于应用，学了《灵枢》我们自己是可以应用的、可以实践的。

这一讲我们重点介绍九针，看一看是哪九种针，它们是什么形状，有什么用途，有什么疗效。还有针刺的时候要用什么手法，有什么注意事项，有什么禁忌。首先我们还是看原文——

黄帝问于岐伯曰：余子万民，养百姓，而收其租税。余哀其不给，而属有疾病。余欲勿使被毒药，无用砭石，欲以微针通其经脉，调其血气，营其逆顺出入之会。令可传于后世，必明为之法，令终而不灭，久而不绝，易用难忘，为之经纪。异其章，别其表里，为之终始。令各有形，先立《针经》。愿闻其情。

黄帝向岐伯发问：我将万民当作自己的子女，养育百姓，而向他们征收田赋税金。我哀怜他们生活不能自给，还不断生病。我想采用不服用药物和使用砭石的治法，只用细小的针就可以疏通经脉，调理气血，使气血在经脉中能够顺利运行、出入往来从而畅通融合，健康无病。为了让这种疗法在后世能代代相传，就必须制定出法则，使它永不失传；并且这个方法应该是容易运用又难以忘记的，要做到这一点，必须建立起纲纪，分出章节，区别表里，以确定气血周而复始的循环规律。同时还要把各种针具的形状及相应的用途加以说明，所以应该首先编写一部《针经》。我想听您说说这方面的想法。

岐伯答曰：臣请推而次之，令有纲纪，始于一，终于九焉。

请言其道。小针之要，易陈而难入。粗守形，上守神。神乎神，客在门。

岐伯答道：请允许我按次序来一一陈述，使它条理分明，从一到九，我来说说九针的道理。——为什么要从一到九？因为这是天地万物的数理变化的次序规律，所以九针其实就是取了天地之极数。小针的要诀，说起来容易，但要达到精微的境界却很难。低劣的医生只是拘守有形的东西，高明的医生却能把握无形的神气。

"神乎神，客在门。"对这六个字，有很多种解释，但我认为这里主要是讲神的重要性，是说"神"是神奇的、神妙的，虽然没有形体，却是无所不在的，它会客居在人体的所有地方，在人体所有门户出入自如。《黄帝内经》讲的神不是神仙，也不是鬼怪，而是主宰人生命的精神、意念、意识、思维。如果这个神受伤了，那么人体的门户就关不住了，外邪就会侵入，人就会生病。所以高明的医生一定能体察出神妙的变化，看出疾病的本质。

刺之微，在速迟。粗守关，上守机。机之动，不离其空。空中之机，清静而微。

针刺的微妙，在于怎样运用快慢的手法。一般的医生仅仅死守四肢关节附近的固定穴位，而高明的医生却能观察经脉穴位的气机变化。经脉气机的循行，是不会离开孔穴的。孔穴所反映的气机变化，是至清至静、极其微妙的。

岐伯说的这段话主要是讲运用九针的关键是要用神。一般的医生只懂得在患者形体的穴位上下功夫，高明的医生却非常注重神志的专一。请大家记住："粗守形，上守神"。

岐伯接着说——

凡用针者，虚则实之，满则泄之，宛陈则除之，邪胜则虚之。《大要》曰：徐而疾则实，疾而徐则虚。

大凡用针时，正气虚弱就要用补法，邪气盛实就要用泻法，有长久瘀血就要用泄血法，邪气亢胜就要用攻下法。《大要》说：慢慢进针而快速出针，并急按针孔是补法，能够使正气充实；反过来，快速进针而慢慢出针，不按住针孔是泻法。

虚实之要，九针最妙。补泻之时，以针为之。泻曰必持内之，放而出之，排阳得针，邪气得泄。按而引针，是谓内温，血不得散，气不得出也。补曰随之，随之意，若妄之，若行若按，如蚊虻止，如留如还。去如弦绝，令左属右，其气故止，外门已闭，中气乃实。

虚实补泻的要领，就在于九种针具的不同妙用。补或泻都可用针刺手法实现。所谓泻法，指的是要很快地持针刺入，得气之后，摇大针孔，转而出针，排出表阳，使邪气随针而出。针拔出来后不要按住针孔，如果出针时按闭针孔，邪气就会蕴积在里面，血气就不得疏散，起不到泻的作用。所谓补法，就是指顺着经脉循行的方向施针，要轻微，仿佛若无其事，行针导气就像有蚊子叮在皮肤上一样，似有似无。留针和出针时，更要像蚊子叮完皮肤悄然飞去，而感觉它仍停留在那一样。出针时，又如箭离弦，右手出针，左手马上按住针孔，让经气留住，等针孔闭合，中气就会充实了。这样就起到补充正气的作用。

"持针之道，坚者为宝。"持针的准则，以握针具坚实有力最为可贵。那么，到底是哪九种针具呢？岐伯说——

九针之名，各不同形。一曰镵（chán）针，长一寸六分；二曰员针，长一寸六分；三曰鍉（dí）针，长三寸半；四曰锋针，长一寸六分；五曰铍（pī）针，长曰四寸，广二分半；六曰员利针，长一寸六分；七曰毫针，长三寸六分；八曰长针，长七寸；九曰大针，长四寸。

九针之名，依据形状的不同而各有不同。第一种叫镵针，长一寸六分；第二种叫圆针，长一寸六分；第三种叫作鍉针，长三寸半；第四种叫锋针，长一寸六分；第五种叫作铍针，长四寸，宽二分半；第六种叫圆利针，长一寸六分；第七种叫毫针，长三寸六分；第八种叫作长针，长七寸；第九种叫作大针，长四寸。

九针如果按长短排列，最长的是长针（七寸），然后依次是大针、铍针（都是四寸）、毫针（三寸六分）、鍉针（三寸半），还有四种针都是一寸六分，分别是镵针、圆针、锋针、圆利针。

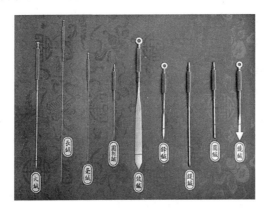

现代复原古代九针模型

九针的起源很早，传说是七千年以前的伏羲氏创造的。如三国西晋时期著名针灸学家皇甫谧在《帝王世纪》中就记载说："伏羲氏……乃尝味百药而制九针。"从历代古籍的记载和出土的古代针具可以看出，九种针具是随着人们对疾病认识的不断深入和冶炼技术的逐渐提高而不断改进的。

这九种针具有什么作用呢？——

镵针者，头大末锐，去泻阳气。员针者，针如卵形，揩摩分间，不得伤肌肉，以泻分气。锓针者，锋如黍粟之锐，主按脉勿陷，以致其气。锋针者，刃三隅，以发痼疾。铍针者，末如剑锋，以取大脓。员利针者，大如氂（máo），且员且锐，中身微大，以取暴气。毫针者，尖如蚊虻喙，静以徐往，微以久留之而养，以取痛痹。长针者，锋利身薄，可以取远痹。大针者，尖如挺，其锋微员，以泻机关之水也。九针毕矣。

镵针，针头大而针尖锐利，适于浅刺以泻肌表阳热。圆针，针形如卵，针尖是椭圆形的，适合于按摩肌肉，不会损伤肌肉，却能够疏泄肌肉的邪气。锓针，针尖像黍粟米粒圆而微尖，适用于按压经脉，不会陷入皮肤内，可以导引正气，排除邪气。锋针，三面有刃，就是今天说的三棱针，可以用来治疗积久难治的疾病。铍针，针尖锐利如剑锋，可以用来刺痈排脓。圆利针，针尖如牦牛尾，圆而锐利，针的中部比较粗，可以用来治疗急性病。毫针，针尖很细像蚊子嘴，轻缓地刺入皮肉，轻微地持久留针，可以使正气得到补养，还可以治疗痹痛。长针，针尖锐利，针体细长，可以治疗时间已久的痹证。大针，针体较粗，针尖微圆，可用来泻去关节积水。九针的情况，大致就是如此了。

最后我要提一下，随着针灸学的发展，现代针灸学家在古代九针的基础上研制出了"新九针"，即镵针、铍针、锋钩针、三棱针、火针、梅花针、磁圆梅针、锃针、圆利针、毫针、长针，丰富发展了九针的内容。有的是新研制的针具，比如梅花针、火针，有的虽然还用原来的名字，但实际已经改制成新型针具了，如毫针，和古代的毫针完全不同，它的针尖很细，一般可避开血管，针刺时少有出血。

用针的守神与补泻

这一讲我们讲《灵枢》的第三篇《小针解》，这一篇是对第一篇《九针十二原》中关于小针的内容的解释，所以叫"小针解"。主要解释了四点内容：一是针刺的关键——守神与守机；二是针刺的原则——补不足而损有余；三是针刺的方法——根据邪气侵入人体不同部位针刺不同经脉；四是全面诊断、正确用针。

因为这一篇是解释，所以就没有用黄帝和岐伯问答的形式，而是直接进入主题。

首先是解释针刺的守神与守机，《九针十二原》说："小针之要，易陈而难入。粗守形，上守神。"

所谓易陈者，易言也。难入者，难著于人也。粗守形者，守刺法也。上守神者，守人之血气有余不足，可补泻也。神客者，正邪共会也。神者，正气也。客者，邪气也。在门者，邪循正气之所出入也。

所谓"易陈"，是容易陈说。"难入"，就是难以深入。运用小针容易说却难以深入。"粗守形者，守刺法也。"粗浅的医生只能遵守刺法的形式。"上守神者，守人之血气有余不足，可补泻也。"高明的医者，可以根据病人的气血虚实情况来分别采用补法和泻法。"神乎神，客在门"是什么意思？"神客"是说正气与邪气共处于血脉之中，互相交争。"神"指正气，"客"指邪气。"在门"是指邪气循着正气所出入的门户侵入人体，内外上下，无所不至。

什么是"粗守关，上守机"？——

刺之微在数迟者，徐疾之意也。粗守关者，守四肢而不知血气正邪之往来也。上守机者，知守气也。机之动不离其空中者，知气之虚实，用针之徐疾也。空中之机清净以微者，针以得气，密意守气勿失也。

"刺之微在数迟者"是说针刺的微妙之处在掌握进针出针的速度快慢。"粗守关"是指水平低的医者在针刺时仅仅会依据症状而在关节附近选取与症状相对应的穴位来治疗，却不懂气血盛衰和正邪的进退胜负情况。"上守机"是指高明的医者，能够观察并把握气机的变化规律，并顺势进行补泻治疗。"机之动不离其空中"是指气机的活动都会在腧穴中有所反映，所以可以根据诊察出来的气机变化采用徐疾补泻的手法。"空中之机，清静以微"是指针下已经产生"得气"的感觉，此时要仔细地感受气的往来运行情况，要守住这个"气"，只有这样才不致错过针刺的时机。

这一篇提出了针灸中的一个重要概念"得气"。"得气"这个概念最早就出现在这篇文章中。那么得气是什么意思呢？"得气"又称"气至"，就是现在我们说的"有针感"。这是针刺有效的关键。那么医者与患者如何判断是否得气了呢？针刺穴位后，患者如果有酸、麻、胀、痛或有蚁走样、触电样、烧灼样、温热样、吹风样的感觉，部分患者还会有不同程度的感应扩散与传导，这些就说明已经得气了。医者进针后，如果感觉针下沉紧，针处皮肤略紧、微微凸起，如鱼上钩的感觉，就证明得气了。临床表明，如果得气迅速，则疗效较好；如果得气缓慢，或不明显，则疗效较差；如果感觉没有得气，一般就没有效果。

什么是补？什么是泻呢？接着往下看——

其来不可逢者，气盛不可补也。其往不可追者，气虚不可泻也。不可挂以发者，言气易失也。扣之不发者，言者不知补泻之意也，血气已尽而气不下也。

"其来不可逢"是指邪气正盛时，切不可迎其势采用补的手法。"其往不可追"是指邪气已去，正气仍虚时，不可使用泻法，以免使得真气泄脱。"不可挂以发"是指针下产生得气的感觉，就应该及时地运用针刺手法且不能有差池。因为这种得气的感觉是很容易消失的。"扣之不发"是指不懂得要根据气机的虚实变化抓住时机进行补泻，而使得血气耗损，邪气不能被祛除。——也就是说邪气旺盛时要用泻法，正气虚弱时要用补法。

这是说要按照虚实来补泻，而虚实往往是和逆顺连在一起的——

知其往来者，知气之逆顺盛虚也。……往者为逆者，言气之虚而小，小者逆也。来者为顺者，言形气之平，平者顺也。明知逆顺，正行无问者，言知所取之处也。迎而夺之者，泻也。追而济之者，补也。

"知其往来"就是能够知道气的往来运行，了解气机的逆顺盛衰情况。"往者为逆"是指经气已去，脉中的气就变得虚弱，虚弱叫作逆。"来者为顺"是指经气渐来时，形气平和，平和的叫作顺。"明知逆顺，正行无问"是指倘若明白了气机的顺逆就可以毫无疑问地选穴针刺了。"迎而夺之，泻也"是说迎着来的方向而进针，这是泻法。"追而济之，补也"是说追着去的方向而下针，这是补法。

所谓虚则实之者，气口虚而当补之也。满则泄之者，气口盛而当泻之也。宛陈则除之者，去血脉也。邪胜则虚之者，言诸经有盛者，皆泻其邪也。

徐而疾则实者，言徐内而疾出也。疾而徐则虚者，言疾内而徐出也。言实与虚若有若无者，言实者有气，虚者无气也。察后与先若亡若存者，言气之虚实，补泻之先后也，察其气之已下与常存也。为虚与实若得若失者，言补者佖（bì）然若有得也，泻则恍（huǎng）然若有失也。

所谓"虚则实之"是说当寸口部位（就是我们看到中医把脉的部位）出现了虚弱的脉象时，就当用补的针法，以充实正气。"满则泄之"是说当寸口出现满盛的脉象时，应当用泻的针法，以泻除邪气。"宛陈则除之"是指用泻法来排除血脉中久积的病邪。"邪胜则虚之"是说经脉中邪气亢盛应当用泻法，使邪气外泄。

"徐而疾则实"是说缓慢地进针而快速地出针，这属于补法，可以补益正气。"疾而徐则虚"是说疾速地进针而缓慢地出针，这属于泻法，可以泄除邪气。"言实与虚若有若无"是说所谓虚与实，指的是针下有得气感的属于实，没有得气感的属于虚。"察后与先若亡若存"是指必须根据各条经脉的虚实以及邪气是退了还是尚存，来决定针刺时先用补法还是先用泻法。"为虚与实若得若失者，言补者佖然若有得也，泻则恍然若有失也"，是指用补法就要使患者感觉到正气充实似有所得（佖然，满足的样子），用泻法就要使患者感到轻松而似其病状有所失（怅然，失落的样子）。

要注意的是，补泻手法在《黄帝内经》中说了很多种，这些在上文中已经提到过。本篇主要讲的是徐疾补泻法。从文中可以知道，"徐而疾则实者，言徐内而疾出也。疾而徐则虚者，言疾内而徐出也"，就是进针慢、出针快为补，进针快、出针慢为泻。但是在《素问·针解篇》却认为"徐而疾则实者，徐出针而疾按之；疾而徐则虚者，疾出针而徐按之"，意思是慢慢出针，出针后立马按压住穴位的属于补法；很快出针而不用按压的属于泻法。看似两者有些矛盾，但因第二种是属于开阖补泻法，因此两者实际上并不是冲突的。

到底什么可以称为补，什么可以称为泻？本文中也给出了明确的衡量标准，即"补者必然若有得也，泻则怅然若有失也"。要以患者的感觉作为标准。无论是使用哪一种方法，只有患者主观可以感受到"有得"时，才可以称为是补法，患者自觉"有失"时才能称为是泻法。这也是检验医者手法是否准确的金标准。

接着解释了不同的邪气侵犯人体的不同部位，应该针刺不同的经脉。比如——

夫气之在脉也，邪气在上者，言邪气之中人也高，故邪气在上也。浊气在中者，言水谷皆入于胃，其精气上注于肺，浊溜于肠胃，言寒温不适，饮食不节，而病生于肠胃，故命曰浊气在中也。清气在下者，言清湿地气之中人也，必从足始，故曰清气在下也。针陷脉则邪气出者，取之上。针中脉则浊气出者，取之阳明合也。

所谓"气之在脉，邪气在上"的意思，就是说邪气侵入人体经脉后，风寒邪气一般先在头部发作，所以说邪气在上。"浊气在中"是说人食水谷，都是先入于胃，胃消化后经脾上输于肺，然后借着肺宣发肃降的功能，供应全身精微，其中一些浊气就滞留在肠胃，如果此时对寒温变化无法适应，或者饮食不节，就会导致肠胃发生疾病，所以说浊气在中。"清气在下"是指清冷潮湿的地气侵入人体后，多从足部开始发病，所以说"清气在下"。"针陷脉则邪气出"意思是风热等邪气侵袭人体上部，在头部发病时，应该根据外邪所侵的经脉在头部取穴治疗。"针中脉则浊气出"是指肠胃中的浊气引发的疾病，应该取用中土阳明胃经上的穴位进行治疗。

这一篇的最后还解释了要全面诊断疾病、正确运用针刺，否则就会误诊误治，带来严重的后果。

邪气侵入脏腑及针刺治疗

我们都知道当外在的邪气侵入人体就会导致发病，那么邪气侵入人体的不同部位会导致什么样的疾病呢？这一讲我们要学习《灵枢》的《邪气脏腑病形》就回答了这个问题。从题目上我们可以看出这一篇是讲邪气侵入人体脏腑，五脏六腑受到邪气侵袭以后的疾病形态。全篇可以分为三大部分，第一部分讲邪气侵入脏腑会发什么病，第二部分讲了怎么诊断，第三部分讲了怎么用针刺治疗，逻辑非常清晰。

我们先看第一部分——

黄帝问于岐伯曰：邪气之中人也奈何？岐伯答曰：邪气之中人高也。黄帝曰：高下有度乎？岐伯曰：身半已上者，邪中之也；身半已下者，湿中之也。故曰，邪之中人也，无有常，中于阴则溜于府，中于阳则溜于经。

黄帝问岐伯说：外邪侵袭人体的情况是怎样的呢？

岐伯回答说：外邪伤人，大多数会侵袭人体的上部。

黄帝说：邪气侵袭人体部位的高低上下，有一定的规律吗？

岐伯说：上半身发病的，是受了风寒等外邪侵袭所致；下半身发病的，是受湿邪侵袭所致。——风邪伤人时多伤于上部，这个我们在生活中也都有体会，比如洗澡后，头发未干又遇上刮风的天气，就容易犯头疼病。而湿邪就不同了，因为湿性重浊黏滞，侵犯人体后就会表现在人体的下部，生活中常见的有双脚水肿的情况。一般的规律如此，但也不是绝对的，因为邪气的传变还需要一个过程，所以说：外邪侵袭人体，没有固定的部位。外邪侵袭阴经，会流传到属阳的六腑；外邪侵袭阳经，会流传到本条经脉循行的通路上，引起发病。

黄帝曰：阴之与阳也，异名同类，上下相会，经络之相贯，如环无端。邪之中人，或中于阴，或中于阳，上下左右，无有恒常，其故何也？

黄帝说：阴经和阳经，虽然在名称上有所不同，但是都属于同样的经络系统，是运行气血的通道，它们在人体的上部或下部相交接，经络之间彼此贯通，好像圆环一样没有端点，循环往复。外邪侵袭人体，有的侵入阴经，有的侵入阳经，或上、或下、或左、或右，没有固定的部位，这是什么道理呢？

岐伯曰：诸阳之会，皆在于面。中人也方乘虚时，及新用力，若饮食汗出腠理开，而中于邪。中于面则下阳明，中于项则下太阳，中于颊则下少阳，其中于膺背两胁亦中其经。

岐伯说：手足三阳经的会合之处，都聚集在头面部。邪气侵袭人体，往往是在人体有虚可乘的时候，如人劳累过度，或者因吃饭而出汗以致腠理开泄，就容易被邪气侵袭。邪气侵袭面部，就由此下行到足阳明胃经；邪气侵袭项部，就由此下行到足太阳膀胱经；邪气侵袭颊部，就由此下行到足少阳胆经。如果外邪直接侵袭前面的胸部、后面的脊背以及两侧的胁肋部，也会分别下行到上述的三阳经，并在这些经络上发病。

黄帝曰：其中于阴奈何？岐伯答曰：中于阴者，常从臂胻（héng）始。夫臂与胻，其阴皮薄，其肉淖泽，故俱受于风，独伤其阴……故中阳则溜于经，中阴则溜于腑。

黄帝说：外邪侵袭阴经的情况是怎么样的？

岐伯回答说：外邪侵袭阴经，常常从手臂或小腿的内侧开始。因为手臂和小腿的内侧皮肤较浅薄，肌肉也比较柔润，所以全身各处同样受到风邪侵袭，而这些部位却最容易受到伤害。……如果邪气侵袭阳经，会直接在本经上发病；而邪气侵入阴经，如果五脏之气充实，邪气会传到与五脏相表里的六腑而发病。

黄帝进一步发问——

黄帝曰：邪之中人，其病形何如？岐伯曰：虚邪之中身也，洒淅动形。正邪之中人也微，先见于色，不知于身，若有若无，若亡若存，有形无形，莫知其情。

黄帝说：外邪侵袭人体，其表现出来的病情是怎么样的？

岐伯说：虚邪侵袭人体，病人会有恶寒颤栗的病象。正邪侵袭人体，发病比较轻微，刚开始会表现在气色上和正常人有所不同，而身体上没有什么感觉，好像有病，又好像没病，好像病邪已经消失，又好像能感受到病邪的存在，表面上有一些病象表现出来，但又好像毫无形迹，所以说不容易知道他的病情。

什么是正邪？就是指正常的自然气候。本来正常气候是不会使人生病的，可是如果是在人体劳累出汗的时候侵入人体，也会造成人体的不适，不过不会导致什么严重的病，所以称为"正邪"。与正邪相对的是"虚邪"，也就是虚邪贼风，虚邪是指四时不正常的邪气，虚邪导致的疾病就比较严重了。

接下来黄帝和岐伯就讨论第二个大问题：怎样才能诊断脏腑的疾病？岐伯提出来"色脉与尺相应"的方法，也就是观察面色、切寸口脉和观察尺肤三者相配合进行诊断的方法。尺肤在哪里？我们前面已经讲过，就是前臂内侧，也就是从手腕横纹到肘横纹这样一段皮肤。三者结合起来就会收到立竿见影的效果，是不会出差错的。

接下来黄帝和岐伯重点讨论了五脏之脉出现缓、急、小、大、滑、涩六种脉象分别对应的病证。以心脉为例——

心脉急甚者为瘛疭（chì zòng），微急为心痛引背，食不下。缓甚为狂笑，微缓为伏梁，在心下，上下行，时唾血。大甚为喉吤（jiè），微大为心痹引背，善泪出。小甚为善哕（yuě），微小为消瘅（dān）。滑甚为善渴，微滑为心疝引脐，小腹鸣。涩甚为喑；微涩为血溢、维厥、耳鸣、颠疾。

心脉很急的，会手足抽搐；心脉微急的，会心痛而牵引后背，饮食不下。心脉很缓的，会神散而狂笑不休；心脉微缓的，是气血凝滞成形、伏于心胸之下而发生的伏梁病，会出现滞塞感或上或下，能升能降，有时会发生唾血。心脉很大的，喉中会感觉有物阻塞；心脉微大的，会发生心痹病，心痛牵引肩背，并常常流泪。心脉很小的，会感觉呃逆时作；心脉微小的，是多食善饥的消瘅病。心脉很滑的，血热而燥，会经常口渴；心脉微滑的，会出现热在于下的心疝，牵引肚脐周围疼痛，并且会有少腹部的肠鸣。心脉很涩的，会发生喑哑而不能说话；心脉微涩的，会出现血溢、四肢逆厥、耳鸣以及癫疾等头部疾病。

岐伯还对肺、肝、脾、肾的六种脉象对应的病证一一作了分析。总的来说——

诸急者多寒；缓者多热；大者多气少血；小者血气皆少；滑者阳气盛，微有热；涩者多血少气，微有寒。

凡是脉象急的大多是寒性病；脉象缓的大多是热性病；脉象大的病证，多属气有余而血不足；脉象小的病证，多属气血都不足；脉象滑的病证，多属于阳气盛实而微有热；脉象涩的病证，多属血有余，阳气不足而微有寒。

最后黄帝和岐伯讨论了对疾病的针刺治疗问题。对六种脉象对应的疾病，应该怎样针刺呢？——

是故刺急者，深内而久留之。刺缓者，浅内而疾发针，以去其热。刺大者，微泻其气，无出其血。刺滑者，疾发针而浅内之，以泻其阳气而去其热。刺涩者，必中其脉，随其逆顺而久留之，必先按而循之，已发针，疾按其痏（wěi），无令其血出，以和其脉。诸小者，阴阳形气俱不足，勿取以针，而调以甘药也。

所以在针刺治疗脉象急的病证时，要深刺并长时间留针。在针刺治疗脉象缓的病证时，要浅刺并迅速出针，从而使热邪随针外泄；在针刺治疗脉象大的病证时，要微泻其气，但不能出血。在针刺治疗脉象滑的病证时，进针后要迅速出针，且进针也要较浅，以疏泄体表的阳气而宣散热邪。在针刺治疗脉象涩的病证时，针刺必须刺中病人的经脉，并且随着经气的运行方向行针，还要长时间留针，在针刺前先按摩经脉的循行通路，使其气血流通，从而有利于经气的运行，出针后，更要迅速地按揉针孔，不使其出血，这样可使经脉中的气血调和。至于各种脉象小的病证，因其阳虚阴弱，气血都不足，所以不适宜用针法治疗，应使用甘药来进行调治。

对脏腑疾病应该选用什么穴位针刺呢？这一篇提出来一个重要方法："荥治外经，合治内府。"就是说五输穴中的荥穴、输穴适合治疗体表和经脉上的病变；合穴适合治疗内腑的病变。为什么？因为荥穴、输穴是五输穴中的第二、第三个穴位，脉气比较浮；合穴是五输穴中的最后一个穴位，脉气比较深。所以六腑疾病多"取之于合"。"合治内腑"这是一个非常重要的针刺选穴的方法。

六腑的合穴在哪里呢？胃的合穴在足三里穴；大肠的合穴在曲池穴；小肠的合穴在小海穴；三焦的合穴在天井穴；膀胱的合穴在委中穴；胆的合穴在阳陵泉穴。

最后岐伯强调针刺这些穴位，"必中气穴，无中肉节"，一定要刺中它们的穴位，不可刺到皮肉或骨节相连的地方。

不同体质人的针刺有什么不同？

这一讲我们来学习《灵枢》第六卷最后的三篇，这三篇都是有关针灸治疗的。先看《逆顺肥瘦》，这一篇黄帝和岐伯讨论了不同年龄、不同体质的人所适用的针刺方法。"逆顺"，就是人体经脉气血循行的顺正和邪逆；"肥瘦"，就是胖瘦，是指不同体质的人。岐伯说——

圣人之为道者，上合于天，下合于地，中合于人事，必有明法，以起度数，法式检押，乃后可传焉。

圣人所总结的道理，对上符合于天道，对下符合于地道，对中符合于社会人事，一定要有明确的法则，来确立尺度的长短、模式规矩，然后才能传之后世。

就针刺之道而言，针刺要有法则、有规矩，针刺之道要根据经脉的顺和逆，以及各人气血情况的不同来采取最佳的治疗方法。针刺之道必须要遵从自然之道。自然之道是什么呢？岐伯做了如下比喻——

临深决水，不用功力，而水可竭也；循掘决冲，而经可通也。此言气之滑涩，血之清浊，行之逆顺也。

在水的深处决堤放水，不必耗费大的气力，就能把水放完。循着地下洞穴疏通地道，就能使水流通畅无阻。这个道理在人体就是：气有滑涩之分，血有清浊之别，而气血运行有逆有顺，治疗时应当顺应人体气血运行的自然规律。

黄帝曰：愿闻人之白黑肥瘦小长，各有数乎？岐伯曰：年质壮大，血气充盈，肤革坚固，因加以邪，刺此者，深而留之，此肥人也。广肩腋项，肉薄厚皮而黑色，唇临临然，其血黑以浊，其气涩以迟，其为人也，贪于取与，刺此者，深而留之，多益其数也。

黄帝说：希望听您讲讲人的肤色黑白、形体胖瘦、年龄长幼，在针刺时，是否有不同的标准？

岐伯说：身体强壮的壮年人，气血充盛，皮肤致密，由于感受病邪而治疗，所以针刺时应采用深刺法并且留针时间要长，这是肥壮的人的标准。肩腋部宽阔，肌肉薄、皮肤厚且颜色偏黑，口唇肥大的人，他们的血液发黑而浑浊，气的运行滞涩缓慢，性格争强好胜，对这种人，针刺时应刺得深而留针时间长，并增加针刺的次数。

这是形体太过之人、肥胖之人的针刺方法。形体太过，往往与水湿泛溢有关。水气太过，气的运行滞涩，气道不通畅，得气就缓慢，所以针刺时间要长，要深刺、久刺，还要增加针刺次数。

那么，针刺瘦人又要用什么方法呢？岐伯回答——

瘦人者，皮薄色少，肉廉廉然，薄唇轻言，其血清气浊，易脱于气，易损于血，刺此者，浅而疾之。

瘦的人，皮肤薄而血色浅淡，肌肉消瘦，嘴唇薄，说话声音轻，他的血液清稀而气机滑利，气容易虚脱，血容易消耗，因此针刺这样的人应浅刺而快速出针。

这是气血不足之人的针刺方法。针刺作为一种治疗方法，它也会对人体之气造成一定的消耗。因此对这种人针刺，需要浅刺并且快速出针。

那么，针刺常人——普通人又要采用什么方法呢？岐伯说——

视其白黑，各为调之，其端正敦厚者，其血气和调，刺此者，无失常数也。

要根据其肤色的黑白分别进行调治，对于端正敦厚的人，因其血气调和，针刺时不违背常规。

对于骨骼坚实、肌肉结实的壮士，如果是稳重不好动的，说明他的气机运行比较滞涩缓慢，所以要深一点针刺而长时间留针，并增加次数；如果是轻劲好动的，说明他的气血流动比较滑利、血液清稀，所以应当浅刺并且迅速出针。

对于婴儿怎么针刺呢？岐伯说——

婴儿者，其肉脆血少气弱，刺此者，以毫针，浅刺而疾发针，日再可也。

婴儿的肌肉脆薄，血少气弱，应当用毫针浅刺而迅速出针，一天可以针刺两次。

总之，针刺之道就是要随其自然——顺应气血的强弱来调整针刺的用法。

再看《血络论》，血络就是瘀血的络脉。这一篇主要讲述了对瘀血的络脉进行针刺所出现的八种不同情况，并分析了产生这些情况的原因。

一开篇黄帝就问了"愿闻其奇邪而不在经者"，他希望听岐伯讲讲奇邪不在经脉的情况。岐伯说：这就是血络。什么意思？我们都知道络脉在外面，经脉在里面。血络就是在皮肤表面的络脉瘀血，被堵住了，外邪停滞在这里，不能深入到经脉了。

那么，针刺瘀血的络脉，病人会发生哪些情况呢？岐伯一一做了分析。简单说主要有八种情况：

针刺放血有的使病人昏厥，有的血出呈喷射状，有的血量少但色黑浓稠，有的血质清稀且其中一半像水液，有的起针后局部肿起，有的无论出血多少都面色苍白，有的拔针后面色虽然不变但胸中烦闷，有的虽然出血很多但没有什么不适应。岐伯主要是从经脉之气血的盛和虚、阴阳的相合和相离的角度进行分析。

最后，我们看《阴阳清浊》，这一篇主要讲述了人体清气与浊气的生成来源、具体分类、输注部位，还有针对清浊属性的不同应当采用什么针刺方法。

黄帝曰：余闻十二经脉，以应十二经水者，其五色各异，清浊不同，人之血气若之，应之奈何？岐伯曰：人之血气，苟能若一，则天下为一矣，恶有乱者乎。黄帝曰：余问一人，非问天下之众。岐伯曰：夫一人者，亦有乱气，天下之众，亦有乱人，其合为一耳。

黄帝说：我听说人体的十二经脉，与地上的十二条河流对应，这十二条河流的颜色有青、赤、黄、白、黑五种颜色，有的清，有的浊，但人的气血却是一样的，怎么说二者相应呢？

岐伯说：如果人的气血都是一样的，那么天下万物也可以说是一样的了，怎么还会混乱呢？

黄帝说：我问的是一个人的气血情况，并不是问天下的众人。

岐伯说：一个人体内有逆乱之气，和天下众人有逆乱之人是一样的，都是一个道理。

岐伯说"人有乱气，众有乱人"，乱气指的是人体内清气与浊气升降间出现的异常，是一种反常状况。具体地说——

受谷者浊，受气者清。清者注阴，浊者注阳。浊而清者，上出于咽。清而浊者，则下行。清浊相干，命曰乱气。

饮食谷物所化生的是浊气，呼吸的空气所化生的是清气。清气注入属性为阴的五脏，浊气注入属性为阳的六腑；浊气中的清气，向上出于咽部；清气中的浊气，则向下运动。如果清气和浊气相互扰乱，而不能正常地升降，就叫乱气。

可见清气在这里指的是人呼吸所化生的人身之气，浊气指的是食物所化生的人身之气。古人在将事物进行阴阳的划分时，往往将趋向上的、趋向大的、趋向光明的事物划分为阳，而将趋向下的、趋向小的、趋向阴暗的事物划分为阴，呼吸是与天之气有关的，空气是轻的、透明的，与阳的性质一致，因此称它所化生的气为清气；而饮食吃下的谷物，是与大地有关的，是实质的，更偏向阴的性质，因此称它化生的气为浊气。清气注入五脏，为五脏所收藏；浊气注入六腑，为六腑所排泄。

夫阴清而阳浊，浊者有清，清者有浊。

清者上注于肺，浊者下走于胃。胃之清气，上出于口，肺之浊气，下注于经，内积于海。

清气注入阴，浊气注入阳，浊气中有清气，清气中有浊气。

清气向上输送到肺，浊气向下进入到胃。胃中水谷化生的清气部分，上出于口；肺中清气所含的浊气部分，可向下注入经脉之中，并且在内积聚于气海。

这是对人体之气的清浊做了进一步划分，好像阳中又分出阴阳，阴中又分出阴阳，也就是两仪分出四象。其中，浊气的轻清部分，会上行至口；清气的重浊部分，积聚在气海。

气海究竟指哪里？气海有两个，一上一下，也就是上气海膻中穴，下气海下丹田关元穴，我认为这里应该指下气海下丹田。

在六腑中，手太阳小肠接受的浊气最多；在五脏中，手太阴肺接受的清气最多。那么，对于清浊之气，应当怎样治疗呢？岐伯说——

清者其气滑，浊者其气涩，此气之常也。故刺阴者，深而留之；刺阳者，浅而疾之；清浊相干者，以数调之也。

清气的性质是滑利的，浊气的性质是滞涩的，这是清浊气的属性。因此针刺浊气引起的病变，应当深刺而长时间留针；针刺清气引起的病变，应当浅刺而快速出针。要是清气与浊气相互干扰而导致升降失常，就应当根据具体情况采取适当的方法进行治疗了。

为什么人的针刺感是不同的？

不知道大家扎过针灸没有，扎针时你有没有胀、麻、酸等感觉？有的人有明显的感觉，不仅扎针的这个地方发麻，而且延伸出去一道线都会发麻，这道线就是经络。但有的人就没有胀、麻的感觉。这究竟是怎么回事呢？我们今天要学习的这一篇就告诉你这个秘密。这一篇就是《灵枢》的《行针》，它主要讲述了针刺出现的六种情况：有的人先于针刺就得气，有的人针刺之后马上得气，有的人起针后得气，有的人多次针刺后才得气，这是四种得气的情况，还有两种针刺的不良反应：一种是气机紊乱，一种是疾病加剧。

这些究竟是什么原因造成的呢？请听黄帝的发问——

黄帝问于岐伯曰：余闻九针于夫子，而行之于百姓，百姓之气血各不同形，或神动而气先针行，或气与针相逢，或针已出气独行，或数刺乃知，或发针而气逆，或数刺病益剧。凡此六者，各不同形，愿闻其方。

黄帝向岐伯请教说：我从您那里学习了九针，并在百姓身上运用，百姓的气血有盛有衰，体质各不相同，有的人心神敏感，还没下针就有了针感；有的一进针马上就有针感；有的出针后获得针感；有的需要多次针刺才有针感；有的下针后出现气逆的不良反应；有的经过多次针刺，病情反而加重。这六种情况，各不相同，希望听您讲解一下其中的道理。

这里说的针感，也叫"得气"。得气，就是针刺部位产生经气的感应。得气之时，医者手下的针会有沉紧之感，如鱼咬钩，而患者会在被刺的部位产生酸、麻、胀、痛等感觉。这里讨论的六种得气现象，主要是指患者自身的感觉，其中前四种从还没有下针就有针感，到下针当时就有针感，到出针后有针感，到下针多次才有针感，其针感的灵敏程度是逐渐降低的。产生针感的源头是人体之气的运动，气不可触摸，无形无色，在经隧通道中循环流转不休，气之中有阴有阳，而正是阴阳之气的多寡之不同，决定了个体对针刺的灵敏程度：阳气多的，气行就迅速流利，得气就快；阴气多的，气行就相对滞涩，得气就慢，甚至起针之后，因针刺而抟聚的气还需要一定时间来散开。这前四种情况是病人自身原因，但后两种情况"或发针而气逆，或数刺病益剧"，有的下针后出现气逆、气机紊乱；有的经过多次针刺，病情反而加重，则是医生造成的，是针刺不正确的原因。

岐伯曰：重阳之人，其神易动，其气易往也。黄帝曰：何谓重阳之人？岐伯曰：重阳之人，熇（hè）熇高高，言语善疾，举足善高，心肺之脏气有余，阳气滑盛而扬，故神动而气先行。

岐伯回答：重阳的人，他的心神灵敏，针感容易出现。

黄帝说：什么是重阳的人？

岐伯回答：重阳的人，勇武气盛，言语迅速，走路高抬足，这是心肺脏气有余，阳气运行滑利、充沛、激扬的表现，所以心神稍有触动，就会出现反应。

这里讨论了重阳之人得气敏锐的原因。重阳之人，指的是阳气旺盛之人。心肺在五脏中属阳，阳盛之人心、肺之气有余，阳主动，阴主静，因为阳气盛，所以他的神思与气行也十分敏捷迅速。这种敏捷也反映在得气的速度上，当医者选好穴位，还未下针之时，他的心神就已经萌动，而气也就随之流行到了将要针刺的穴位，因此针刺前，自身就会有得气感。

黄帝曰：重阳之人而神不先行者，何也？岐伯曰：此人颇有阴者也。

黄帝说：有的重阳的人，并没有心神灵敏的表现，这是为什么呢？

岐伯回答：这类人阳气中有少许阴气。

这些人虽然同样属于阳盛之体，心思却并不十分敏锐，那是因为其阴气相对纯阳盛之人来说偏多，阴气迟滞钝缓，从而影响了阳气迅捷的性质。心为阳中之阳，心藏神，在志为喜，重阳之人多喜悦；肝为阴中之阳，肝藏魂，在志为怒，所以阴气多就会容易愤怒。对于有一些阴气的重阳之人来说，阴阳自相结合而难以分离，那么阳气就无法十分快速地做出反应。

黄帝曰：何以知其颇有阴者也？岐伯曰：多阳者多喜，多阴者多怒，数怒者易解，故曰颇有阴，其阴阳之离合难，故其神不能先行也。

黄帝问：怎样才能知道有少许阴气呢？

岐伯回答：阳气多的人常常喜悦，阴气多的人经常发怒。总爱发怒但怒气容易消解，这就是阳中有少许阴气的表现，阳中有阴，难免阳受阴滞，阴阳不容易分开，所以心神不能有灵敏的表现。

黄帝曰：其气与针相逢奈何？岐伯曰：阴阳和调，而血气淖泽滑利，故针入而气出，疾而相逢也。

黄帝问：一进针马上就有针感是怎么回事呢？

岐伯回答：阴阳和调的人，它的血气湿润滑利，所以进针后气感就出现了，迅速地随针而至。

下针便有针感的人，其气血特征是阴阳之气调和。有一点值得我们注意，针感的产生，并不只靠阳气的运动，而是有"气"到了针刺部位。这个气可以是阳气，也可以是阴阳结合之气。那么为什么不能只是阴气呢？是因为阴气的性质是下降的、安静的，所以必须要靠阳气带动它上升。阴阳调和的人，阳气不会过分活跃，阴气不会过分沉潜，所以针感会在下针之时，适时出现。

黄帝曰：针已出而气独行者，何气使然？岐伯曰：其阴气多而阳气少。阴气沉而阳气浮。沉者内藏，故针已出，气乃随其后，故独行也。黄帝曰：数刺乃知，何气使然？岐伯曰：此

人之多阴而少阳，其气沉而气往难，故数刺乃知也。

黄帝问：有的人出针后获得针感，是什么气促使他这样的呢？

岐伯回答：这类人是阴气多而阳气少，阴气主沉潜，阳气主上浮。阴气多的，气多沉潜收敛，因此针刺反应缓慢，出针后，阳气才随针上浮，单独出现针感。

黄帝问：多次针刺才有反应，是什么气促使他这样的呢？

岐伯回答：这类人阴气重而阳气少，阴气沉缓滞涩，阳气沉伏在内，很难向上升，所以气血难以往复，就很难出现针感，所以需要多次针刺才有反应。

这一节讨论了两种阴多阳少所引起的针感迟缓，一是起针之后才有针感，二是多次针刺才有针感。第一种阴多阳少，造成阴阳难以结合，所以要在起针之后才有微阳之气随针外泄，产生针感。第二种阴多阳少，造成阴阳都深深潜伏在体内，气机难以升浮，所以要多次针刺才会获得针感。

还有两种不良反应又是怎么回事呢？——

黄帝曰：针入而气逆者，何气使然？岐伯曰：其气逆与其数刺病益甚者，非阴阳之气浮沉之势也，此皆粗之所败，工之所失，其形气无过焉。

黄帝问：进针后发生气逆，是什么气促使这样的呢？

岐伯回答：针刺后发生气逆与多次针刺造成病情加重的，并不是由阴阳的盛衰和浮沉状态引起的，这都是那些医术不精、技艺不纯的人治疗失误造成的，与形气无关。

岐伯指出针刺后不良反应的出现，究其原因在于医生而不在于患者。如果针刺的医生水平低下，没有采取正确的治疗或者运针方法，那么针刺反而会伤害到患者的身体。像重阳之人，其阴气本来就少，如果针刺不当，就容易伤害到其阴气，造成阴气的亡失；阴多阳少的人，微阳容易自针孔外泄，如果不懂得防护，就会造成阳气的流失。这些情况，都会导致患者疾病的进一步加重，或者导致患者出现气机的紊乱。

总之，这一篇《行针》是《黄帝内经》讲针刺反应最全面、最深入的一篇。除了医生误治导致的两种不良反应外，这一篇明确解答了患者在针刺后出现的四种不同反应，根本的原因就是不同体质的人体内阴阳之气有着多与少的差异。阳气盛的人，气行迅疾，容易得气，往往在下针之前，要针刺的部位就会获得针感；阴气盛于阳气的人，阳气升浮腾跃之性被压制，因此得气就缓慢。无论是得气太快还是得气太慢都不是最佳状态，只有阴阳调和，气血平顺，"适时得气"，才是最佳状态。

用针之理与用针之法

这一讲我们开始学习《灵枢》的第十一卷，这一卷有五篇文章，其中有两篇是讲针刺的，那就是第七十三篇《官能》和第七十五篇《刺节真邪》。这一讲就讲一讲这两篇。

先讲《官能》篇，这一篇主要讲了"用针之理"和"用针之法"，也就是针灸治病的道理和方法。

这一篇讲针灸之理，内容很多，我把它概括一下，主要有四个"明"，第一是"明人体"，要明白人体的结构功能，包括脏腑、经络、腧穴、气血运行等。

用针之理，必知形气之所在，左右上下，阴阳表里，血气多少，行之逆顺，出入之合，谋伐有过。知解结，知补虚泻实，上下气门，明通于四海，审其所在，寒热淋露，以输异处，审于调气，明于经隧，左右支络，尽知其会。

用针灸治病的道理，一定要知道形气所处的位置，身体上下左右都是什么，还要明白阴阳表里关系，气血的多少，经脉运行的顺逆方向，出入离合的位置，这样才能攻克病邪。还要知道如何解除积聚，虚证如何补，实证如何泻，了解气机的上下，明通四海之理（《海论》：髓海、血海、气海、水谷之海），审查虚实所在，辨别寒热久病，了解荥输区别，还要详细审查，调节气机，对于经脉、左右的支络，也都要知道其关键所在。

明于五输，徐疾所在，屈伸出入，皆有条理。言阴与阳，合于五行，五脏六腑，亦有所藏。

要明白五输穴的位置所在、脉气运行的徐急、经络的屈伸出入，这些都是有条理的。要明白阴阳五行的对应关系，五脏六腑各有所藏。

第二是"明诊断"，要能区分寒热、虚实——

寒与热争，能合而调之，虚与实邻，知决而通之，左右不调，把而行之，明于逆顺，乃知可治，阴阳不奇，故知起时。审于本末，察其寒热，得邪所在，万刺不殆。

寒热相争，要有能力去调和它；虚实夹杂，要抓住要点去解决它；左右不协调，要把握机会治疗；明白疾病的逆顺，才知道能否治疗；阴阳不偏，才知道疾病何时产生。详细地审查疾病的本末、寒热、病邪所在，再去针刺治疗才不会发生错误。

察其所痛，左右上下，知其寒温，何经所在。审皮肤之寒温滑涩，知其所苦。膈有上下，知其气所在。

要根据疼痛部位，是在左还是在右，在上还是在下，了解疾病的寒热属性，知道是哪一条经脉发生了问题。审查皮肤的温度是寒是温，表面是光滑还是滞涩，知道疾病的痛苦的原因。再审查膈膜的上下，知道病气所在的位置。

第三是"明治则"——

先得其道，稀而疏之，稍深以留之，故能徐入之。大热在上，推而下之；从下上者，引而去之；视前痛者，常先取之。大寒在外，留而补之；入于中者，从合泻之。针所不为，灸之所宜。上气不足，推而扬之；下气不足，积而从之；阴阳皆虚，火自当之。厥而寒甚，骨廉陷下，寒过于膝，下陵三里。阴络所过，得之留止，寒入于中，推而行之；经陷下者，火则当之；结络坚紧，火所治之。不知所苦，两蹻（qiāo）之下，男阴女阳，良工所禁。针论毕矣。

要先了解经脉运行的通路，如果正气不足的，取穴要少而精，进针要慢，进到一定深度要留针，以等待正气慢慢恢复。如果病人上部出现热证，应当用"推而下之"的针法——把热慢慢往下推；如果病邪是从下向上发展，就用"引而去之"的针法——把往上逆行的邪气引出来去除掉。（中略）如果是寒邪侵袭肌表，在针刺时，采用"留而补之"的针法——留针以补阳气；如果寒邪侵入于体内，要采用"从合泻之"的针法——选用五输穴中的合穴将寒邪泻出来。（下略）

第四是"明天时"，要明白阴阳五行、四时八风、天光八正等内容——

用针之服，必有法则，上视天光，下司八正，以辟奇邪，而观百姓，审于虚实，无犯其邪。是得天之露，遇岁之虚，救而不胜，反受其殃。故曰：必知天忌，乃言针意。法于往古，验于来今，观于窈冥，通于无穷。四时八风，尽有阴阳，各得其位，合于明堂，各处色部，五脏六腑。

学习用针，一定要有法则。上要观察日月星辰之运行规律，下要了解八个时令之正常情况，避免四时不正之气，要提示百姓审查虚实，预防邪气侵袭。如天之风雨不时，或遇到时令不正，医生不能掌握气候胜复变化的情况，反而会受到灾祸。所以说必须知道天时的禁忌，然后才可以涉及针法的意义。取法于古人，用现实来检验，内视人体细微不可见的东西，通晓变化无穷的道理。四时八风之气，也是有阴阳属性的，有相应的季节方位与之对应，明堂阙庭等面部的色泽，都与内在五脏六腑相对应。

以上是用针之理，接着讲用针之法，《官能》篇重点讲了针灸的补法和泻法，有一句非常有名的话就是"泻必用员（圆），补必用方"。古人说天圆地方，天道为乾，地道为坤，《象传》解释乾卦："天行健，君子以自强不息。"解释坤卦："地势坤，君子以厚德载物。"所以"用员"就是说行针像天道乾一样，不断行针，圆活流利。"用方"就是说用针法要像地道一样，厚重沉稳，不快不慢，柔和细致。原文说——

泻必用员，切而转之，其气乃行；疾而徐出，邪气乃出；

伸而迎之，遥大其穴，气出乃疾。

泻法要用圆活的手法，将针刺入病处并转动针，经气就可以正常运行。进针快，出针慢，邪气就会随针而出；进针时，伸而迎其气之来，出针时，摇大针孔，就更促使邪气极快外出。

补必用方，外引其皮，令当其门，左引其枢，右推其肤，微旋而徐推之，必端以正，安以静，坚心无解，欲微以留，气下而疾出之，推其皮，盖其外门，真气乃存。

补法用端正的手法，外引皮肤，使正当其穴，左手持针，右手推针进入皮肤，轻微捻转，缓缓进针，针身一定端正，心神安静，坚持不懈，略微留针，等到气到以后，就要极快出针，随即按压皮肤，扣住针孔，真气就内存不泻。

讲完了"泻必用员，补必用方"，最后岐伯说"用针之要，无忘其神"，用针的关键，千万不要忘了"神"。这一句是针灸治疗中最重要的一点，也可以说是中医治疗、中医思维、中医体系中最重要的一点。"神"这个字太重要啦，哪里都不能够缺少它，这里的"神"是什么意思？是指用神、得神、调神。前面说的针灸的"得气"本质就是"得神"，得神才能得气。

下面我们来看一看第七十五篇《刺节真邪》，这一篇主要讲针刺的五种方法。针刺有哪五种方法呢？——

一曰振埃，二曰发蒙，三曰去爪，四曰彻衣，五曰解惑。……振埃者，刺外经去阳病也。发蒙者，刺府输去府病也。去爪者，刺关节肢络也。彻衣者，尽刺诸阳之奇输也。解惑者，尽知调阴阳补泻，有余不足相倾移也。

第一种叫作振埃，第二种叫作发蒙，第三种叫作去爪，第四种叫作彻衣，第五种叫作解惑。……针刺中振埃的方法是指针刺浅表的经脉，用以治疗阳病。发蒙的方法是指针刺六腑的腧穴，用以治疗腑病。去爪的方法是指刺关节的支络。彻衣的方法是指遍刺六腑的别络。解惑的方法是指根据阴阳的变化机理，补其不足，泻其有余，使偏颇的阴阳归于平衡，达到治愈疾病的目的。

这里概括性地提出了五节针法，因为解释得太笼统，因此下文逐一做了详尽解释。

第一种振埃，振埃就是振落尘埃，是打比喻，表示治病收效极快，像抖掉尘埃一样。这是指治疗阳气暴逆的疾病，针刺手太阳小肠经的天容穴和任脉的廉泉穴，浅刺就马上能取得效果。

第二种是发蒙，发蒙就是启蒙，也是打比喻，比如针刺手太阳小肠经的听宫穴治疗耳鸣、耳聋。

第三种是去爪，就是去掉多余的指甲。按照经文的意思是针刺关节的肢络的穴位以去除多余的积水，好比是去掉指甲一样。

第四种是彻衣，本指脱去衣物，这里指发散阳气就像脱去衣服一般。如针刺手太阴肺经的天府穴、足太阳膀胱经的大抒穴以及膀胱经上的中膂穴可以马上泻热退烧，就像脱掉衣服一样。

第五种是解惑，就是解除迷惑，此处是指对于那些颠倒无常、虚实迷乱的疾病，比如对于中风一类的病，必须泻其有余的邪气，补其不足的正气，使之达到阴阳的平衡。

在讨论完五节针法以后，黄帝和岐伯又讨论了对五邪的针刺方法，哪五邪？就是痈肿、实邪、虚邪、寒邪、热邪。还讨论了结刺法、推引法以及真气和邪气等问题。其中有几句论述非常重要。

第一句是——

与天地相应，与四时相副，人参天地，故可为解。

人与天地相互适应，与四季的气候变化相联系。只有搞清楚人体与自然界相互参合的道理，才可以"解结"——"解结"本是指一种针法，也可以引申为解除所有疑惑。

第二句是——

用针之类，在于调气。

用针灸治病，关键在于调节气机。

第三句是——

六经调者，谓之不病。虽病，谓之自已矣。

只要三阴三阳六经调和，人体就不会生病。即使生病，也能够自愈。

希望大家记住以上这几句话。

知行合一，生命就掌握在我们自己手中

这本书终于被你学完了。你可能没有医学的背景，也没有学过中医，你能把《黄帝内经》这部博大的经典学完，真的为你骄傲，为你点赞！也特别感谢你！此时此刻，除了说感激的话，还真有点不舍。我相信只要有缘，一定还会有各种形式的相遇。在这最后一讲，我想给《黄帝内经》作一个总结。

一、《黄帝内经》的核心是生命

我曾经给《黄帝内经》做出三个界定：《黄帝内经》是第一部中医学的经典，第一部养生学的宝典，第一部生命的百科全书。

是的，《黄帝内经》告诉我们生命的真谛，我们每一个人的生命就掌握在我们自己手里，我们可以用自己的手、自己的眼睛、自己的体悟去把握自己的生命。《黄帝内经》的内容虽然涵盖了天地万物，但核心只有一个，那就是自己的生命，它教我们认知自己的身体、自己的情志、自己的疾病、自己和天地宇宙的关系，目的就是护持好自己的生命，延长生命的长度，增加生命的厚度，提高生命的维度。

那么，《黄帝内经》博大精深的内容究竟可以分为几类呢？明代伟大的医学家张景岳对《黄帝内经》作了三十多年的研究，把《黄帝内经》分为十二类。张景岳为什么要下这么大的功夫为《黄帝内经》作分类、作注释呢？那是因为当时有一种不好的风气，一般人"目医

为小道"，把《黄帝内经》视为无用之物，而从医的人也往往置《黄帝内经》于不顾。张景岳意识到这种情况的严重性，发展下去势必"遗人夭殃，致邪失正，而绝人长命"。他认为《黄帝内经》是医学至高经典，学医者必应学习。但《黄帝内经》"经文奥衍，研阅诚难"，确有注释的必要。于是他专心研究《黄帝内经》。一开始他是把《黄帝内经》中的重要章句摘录下来作为个人学习之用。日子久了，摘录多了，反而觉得《黄帝内经》中所言句句是金石，字字有珠玑，结果竟不知要摘录哪句、舍弃哪句。于是他决定全方位地重新整理、注释《黄帝内经》。他花了三十多年的时间，四易其稿，结合自己的体会，将《黄帝内经》分成十二个大类，撰成《类经》三十二卷。后又以图解形式解释《黄帝内经》，撰写成《类经图翼》十一卷；又用《易经》来解释《黄帝内经》，以"医易同源"为指导写成《类经附翼》四卷。在明代天启四年（1624年）刊行，距今将近四百年了。世人称张景岳为"仲景以后，千古一人"。我认为就中医理论而言，张景岳是《黄帝内经》之后的第一人。如果说《黄帝内经》是对中医理论的第一次伟大的整合，那么张景岳就是第二次伟大的整合。其最大的特点就是以易解医——用《易经》的原理解释《黄帝内经》。

二、《黄帝内经》的纲目

现在我们来看一下，张景岳的《类经》把《黄帝内经》分了哪十二类。这十二类是：摄生、阴阳、藏象、脉色、经络、标本、气味、论治、疾病、针刺、运气、会通。这十二类是对《黄帝内经》——《素问》《灵枢》一百六十二篇的最好的分类总结。让我们按照这十二类简单地回顾一下：

　　　　　后记　知行合一，生命就掌握在我们自己手中第一类是摄生（养生），把养生排在第一类，说明《黄帝内经》重视养生、重视治未病，比如《黄帝内经·素问》第一篇《上古天真论》就提出了养生的一条总原则"法于阴阳，和于术数"，四大方法，三大要素；第二篇《四气调神大论》提出春夏养阳、秋冬养阴，也就是春天养生、夏天养长、秋天养收、冬天养藏的原则和方法。

　　第二类是阴阳，阴阳五行是《黄帝内经》的理论基础，正如《阴阳应象大论》所说："阴阳者，天地之道也，万物之纲纪，变化之父母，生杀之本始，神明之府也，治病必求于本。"阴阳是天地宇宙、万事万物的总纲领、总源头，是生命的根本，也是治病的根本。

　　第三类是藏象，五脏六腑是《黄帝内经》生命科学的核心，它将那么复杂的人体功能结构按照阴阳五行的天地规律分为五大功能系统，不仅将人体内在各组织器官和四肢百骸、五官七窍等有机结合在一起，而且将人体和天地自然、宇宙万物有机结合在一起，构成了一个宇宙生命的互动系统。

　　第四类是脉色，主要是讲诊断的，中医有四种诊断方式——望闻问切，其中脉就是切脉，《黄帝内经》不仅讲了寸口脉，还讲了人迎脉、趺阳脉，讲了三部九候。色主要指望面色，还有望舌头。

　　第五类是经络，《灵枢》中很多篇章讲经络，经络是气血的通道，也是联系脏腑和体表及全身各部分的通道。"经"和"络"是有区别的，经是大路，是主要路径，是纵向的，存在于身体内部，贯穿上下，沟通内外；"络"就是网络，是从主路分出的支路，存在于身体的表面，纵横交错，遍布全身。"经"主要有十二正经和奇经八脉，"络"主要是十五络脉。

　　第六类是标本，就是疾病的枝节和根本，首先要区分什么是标病，什么是本病，然后再确定是先治标还是先治本，还是标本兼治。

　　第七类是气味，主要是指食物和药物的四气五味，四气就是寒热温凉，五味是酸苦甘辛咸。中国古人对药物的分析不是讲有效成分，而是讲四气五味。

第八类是论治，主要讲了治疗思想、治疗原则及治疗大法。

第九类是疾病，《黄帝内经》不少篇章都讲到了病因、病机，还有很多专病专论，比如对热病、痹证、痿证、风证、十二经病等都做了论述，这一部分内容比较多。

第十类是针刺，有九针，有四时刺法，以及对不同疾病的针灸方法。

第十一类是运气，就是五运六气，"运气"有七篇大论。自然界五运六气的变化与人体五脏六经之气的运动是内外相通相应的，也就是说自然界的五运六气影响到人体的生理、病理变化。可以根据一年的天干推测出这一年五个阶段五运——也就是木、火、土、金、水的气候变化规律，可以根据一年的地支推测出这一年六个阶段六气——也就是厥阴风木、少阴君火、少阳相火、太阴湿土、阳明燥金、太阳寒水的气候变化情况，并进而推测出这一年人的疾病流行情况。

第十二类是会通，就是总论，是对上述十一类综合论述。

总之，《黄帝内经》这十二类又可以简单概括为六大类内容，那就是：阴阳五行、藏象经络、病因病机、诊法治则、预防养生和运气学说。

三、学习《黄帝内经》要知行合一

我在自己撰写的《中医生命哲学》专著和主编的《中医哲学基础》规划教材中，将以《黄帝内经》为代表的中医生命哲学概括为三个特征：以"气"为本体、以"阴阳五行"为模型、以"取象运数"

为思维方法。《黄帝内经》"天人合一"的整体思想、"阴阳变化"的辩证思想、"顺应自然"的生态思想、"调和致平"的中道思想，凝聚着中国人民的博大智慧，是中华民族的伟大创造，是中国古代科学的瑰宝，是打开中华文明宝库的钥匙！

怎么学好《黄帝内经》呢？我想要两个结合。第一是学思结合，"学而不思则罔，思而不学则殆"，在学习的过程中要思考，思考什么？思考古人为什么这么说，可以怀疑，但不要轻易否定，要想一想古人这么说道理何在。还要和《易经》，和儒家、道家甚至佛家的经典联系起来思考一下，对比一下，看看有什么相同点，"智者察同，愚者察异"。

第二是学练结合，学了之后立即实践，"学而时习之，不亦说乎？"这个"习"就是练习、实践，比如我说到某一个穴位、某一条经络，你就在自己身上立即去找。学了之后要去练，要持之以恒，坚持下去。这样知行合一，理论和实践相结合，你就真正领悟了《黄帝内经》的大智慧。

最后，衷心地祝福大家在人生的旅途上健康、快乐、智慧，幸福美满！